全国高职高专护理类专业规划教材

生理学

（供护理及助产类专业使用）

主　编　张　健　张　敏

副主编　曹延平　张晓丽　姚丹丹

编　者　（以姓氏笔画为序）

田　琴（武汉民政职业学院二级学院）

张　晟（安徽医学高等专科学校）

张　健（长春医学高等专科学校）

张　敏（安徽医学高等专科学校）

张晓丽（北京卫生职业学院）

单留全（兴安职业技术学院医学护理学院）

姚丹丹（广州医科大学卫生职业技术学院）

高　玲（长春医学高等专科学校）

曹延平（长春医学高等专科学校）

中国医药科技出版社

内容提要

本教材是全国高职高专护理类专业规划教材之一。以培养技术型、应用型高级护理人才为目标，以培养职业能力为根本，以职业岗位群所需要的基础知识为度，以体现“三基”、“五性”、“三特定”为要求进行编写。可读性强，可作为高职高专院校护理专业及助产专业师生教学使用教材，也可作为普通百姓了解和认知生命活动的启蒙教材，适用广泛。

全书共分为绪论、细胞的基本功能、血液的功能、血液循环、呼吸、消化与吸收、能量代谢与体温、尿液的生成与排出、感觉器官、神经系统的功能、内分泌、生殖等12章，每章除基本内容还按需设有“要点导航”、“案例”、“知识链接”、“护理应用”、“考点”及“目标检测”栏目。教材紧紧围绕护士职业需求和相关后续课程学习的需求，在内容选取上以“必需、够用”为度，既保留了传统教材的精华之锦，又大胆增添了教学改革后的创新之花，主线突出，内容丰富，语言浅显易懂，具有可读性，是一本能够被高职高专学生所接受，喜欢读、读得懂、用得着的《生理学》教材。

图书在版编目（CIP）数据

生理学/张健，张敏主编 . —北京：中国医药科技出版社，2015. 7
全国高职高专护理类专业规划教材
ISBN 978 - 7 - 5067 - 7468 - 0

Ⅰ. ①生…　Ⅱ. ①张…　②张…　Ⅲ. ①人体生理学 - 高等职业教育 - 教育
Ⅳ. ①R33

中国版本图书馆 CIP 数据核字（2015）第 158809 号

美术编辑　陈君杞
版式设计　郭小平

出版　中国医药科技出版社
地址　北京市海淀区文慧园北路甲 22 号
邮编　100082
电话　发行：010 - 62227427　邮购：010 - 62236938
网址　www. cmstp. com
规格　787 × 1092mm $^{1}/_{16}$
印张　16 $^{1}/_{2}$
字数　307 千字
版次　2015 年 7 月第 1 版
印次　2015 年 7 月第 1 次印刷
印刷　北京市昌平百善印刷厂
经销　全国各地新华书店
书号　ISBN 978 - 7 - 5067 - 7468 - 0
定价　38. 00 元

全国高职高专护理类专业规划教材建设指导委员会

出版说明

全国高职高专护理类专业规划教材，是根据《国务院关于加快发展现代职业教育的决定》及《现代职业教育体系建设规划（2014~2020年）》等文件精神，在教育部、国家食品药品监督管理总局、国家卫生和计划生育委员会的领导和指导下，在全国卫生职业教育教学指导委员会相关专家指导下，由全国高职高专护理类专业规划教材建设指导委员会、中国医药科技出版社，组织全国30余所高职高专院校近300名教学经验丰富的专家教师精心编撰而成。

本套教材在编写过程中，一直以“五个坚持”为原则。一是坚持以高职高专护理类专业人才培养目标和教学标准为依据、以培养职业能力为根本的原则，充分体现高职高专教育特色，力求满足专业岗位需要、教学需要和社会需要，着力提高护理类专业学生的临床操作能力；二是坚持“三基”“五性”“三特定”的原则，并强调教材内容的针对性、实用性、先进性和条理性；三是坚持理论知识“必需、够用”为度，强调基本技能的培养；四是坚持体现教考结合、密切联系护士执业资格考试的要求；五是坚持注重吸收护理行业发展的新知识、新技术、新方法，体现学科发展前沿，并适当拓展知识面，为学生后续发展奠定必要的基础。

在做到以上“五个坚持”的基础上，使此套教材的内容体现以下六个方面的特点：

1. 创新教材模式　本套教材为了更好地适应现代职业教育发展要求，以案例教学为特色，突出实践教学环节及特点。《护理药理学》《基础护理与技术》《护理心理学》《护理临床思维及技能综合应用》等课程用了创新的任务引领编写方式。专业课程教材均在书后附实训内容。

2. 紧密联系双纲　紧密联系新颁布的教学标准及护士执业资格考试大纲要求。对于护士执业资格考试相关科目，将护士执业资格考试考点与真题分类体现于每门教材中，使教材更具有实用性。

3. 充实编写队伍　每门教材尤其是专业技能课教材，在由教学一线经验丰富的老师组成编写团队的基础上，吸纳了多位具有丰富临床经验的医护人员参与编写，满足培养应用型人才的需要。

4. 科学整合内容　特别注重相近课程、前期课程与后续课程内容之间的交叉衔接，科学整合内容知识，避免知识点的遗漏、重复，保证整套教材知识模块体系构架系统、完整。

5. 活泼体例格式 教材使用形式活泼的编写模块和小栏目如“要点导航”“知识链接”“案例”“考点”“目标检测”等，以及尽量增加图表如操作步骤的流程图、示例图，从而更好地适应高职高专学生的认知特点，增强教材的可读性。

6. 配套数字化平台增值服务 为适应当前教育信息化发展的需要，加快推进“互联网+医药教育”，提升教学效率，在出版纸质教材的同时，免费为师生搭建与纸质教材配套的“中国医药科技出版社在线学习平台”（含数字教材、教学课件、图片、视频、动画及练习题等），从而使教学资源更加多样化、立体化，更好地实现教学信息发布、师生答疑交流、学生在线测试、教学资源拓展等功能，促进学生自主学习。

本套规划教材（26种）及公共课程规划教材（6种），适合全国高职高专护理、助产及相关专业师生教学使用（公共课程教材适合医药类所有专业教学使用），也可供医药行业从业人员继续教育和培训使用。

编写出版本套高质量的全国高职高专护理类专业规划教材，得到了护理学专家的精心指导，以及全国各有关院校领导和编者的大力支持，在此一并表示衷心感谢。希望本套教材的出版，将会受到全国高职高专院校护理类专业广大师生的欢迎，对促进我国高职高专护理类专业教育教学改革和护理类专业人才培养做出积极贡献。希望广大师生教学中积极使用本套教材，并提出宝贵意见，以便修订完善，共同打造精品教材。

全国高职高专护理类专业规划教材建设指导委员会

中国医药科技出版社

2015年7月

全国高职高专公共课程规划教材

（供医药类专业使用）

序号	名　称	主　编	书　号
1	大学生心理健康教育*	郑开梅	978-7-5067-7531-1
2	应用文写作	金秀英	978-7-5067-7529-8
3	医药信息技术基础*	金　艳　庞　津	978-7-5067-7534-2
4	体育与健康	杜金蕊　尹　航	978-7-5067-7533-5
5	大学生就业指导	陈兰云　王　凯	978-7-5067-7530-4
6	公共关系基础	沈小美　谭　宏	978-7-5067-7532-8

全国高职高专护理类专业规划教材

（供护理及助产类专业使用）

序号	名　称	主　编	书　号
1	人体解剖学与组织胚胎学*	滕少康　汲　军	978-7-5067-7467-3
2	生理学	张　健　张　敏	978-7-5067-7468-0
3	病原生物与免疫学	曹元应　徐香兰	978-7-5067-7469-7
4	病理学与病理生理学	唐忠辉　甘　萍	978-7-5067-7470-3
5	护理药理学	张　庆　陈淑瑜	978-7-5067-7471-0
6	预防医学	朱　霖　林斌松	978-7-5067-7472-7
7	护理礼仪与人际沟通	王亚宁　洪玉兰	978-7-5067-7473-4
8	基础护理与技术	李丽娟　付能荣	978-7-5067-7474-1
9	健康评估	陈瑄瑄　钟云龙	978-7-5067-7475-8
10	护理心理学	李正姐	978-7-5067-7476-5
11	护理伦理与法规	陈秋云	978-7-5067-7477-2
12	社区护理学*	郑翠红　刘　勇	978-7-5067-7478-9
13	老年护理学	王春霞　汪芝碧	978-7-5067-7479-6
14	中医护理学	郭宝云　张亚军	978-7-5067-7480-2
15	内科护理学*	陈宽林　王　刚	978-7-5067-7481-9
16	外科护理学*	陈玉喜　张　德	978-7-5067-7482-6
17	妇产科护理学*	尹　红　杨小玉	978-7-5067-7483-3
18	儿科护理学	兰　萌　王晓菊	978-7-5067-7484-0
19	急危重症护理	张　荣　李钟锋	978-7-5067-7485-7
20	康复护理学	谭　工　邱　波	978-7-5067-7486-4
21	护理管理学	郭彩云　刘耀辉	978-7-5067-7487-1
22	传染病护理学*	李大权	978-7-5067-7488-8
23	助产学	杨　峥	978-7-5067-7490-1
24	五官科护理学*	王珊珊　庞　燕	978-7-5067-7491-8
25	妇科护理学*	陈顺萍　谭　严	978-7-5067-7492-5
26	护理临床思维及技能综合应用*	薛　梅	978-7-5067-7466-6

“*”示本教材配套有“中国医药科技出版社在线学习平台”。

前言 Preface

为满足高职高专护理专业教育教学改革的需要，更好地为临床一线培养技术型、应用型高级护理人才，中国医药科技出版社组织全国数十所院校编写了全国高职高专护理类专业规划教材。本教材是系列教材之一，编写主旨是以培养学生职业能力为根本，以职业岗位群所需要的基础知识为度，体现高职高专教育特色，力求满足专业岗位需求。

全书共分为绪论、细胞的基本功能、血液的功能、血液循环、呼吸、消化与吸收、能量代谢与体温、尿液的生成与排出、感觉器官、神经系统的功能、内分泌、生殖等12章。除正文内容每章设有“要点导航”、“案例”、“知识链接”、“护理应用”、“考点”及“目标检测”等栏目，特点是：①“要点导航”引领全章，通过一些浅显易懂的生活及医学常识问题，使学生通过学习本章能够获得的知识一目了然，内容简明扼要，可提高学生的学习兴趣。②每节下均设有“案例”，将生理学知识融入其中，以用促学，学以致用。③“知识链接”栏目能构建本课程与相关课程之间的联系，可为后续课程的学习奠定基础。④“护理应用”栏目能架起生理学内容与专业课内容的桥梁，突出本门课程的知识点在护理岗位中的应用，初步给予学生临床护理的概念。⑤“考点”及“目标检测”与国家执业护士资格考试及护理专业卫生技术资格考试接轨，为以后学生获取执业或职称资格奠定基础。⑥本教材重点突出、难点分散，语言浅显易懂；在编写过程中适时地利用图表，以便于学生理解、记忆。整本教材既保留了传统教材的精华之锦，又大胆增添了教学改革后的创新之花，力争做到主线突出，内容丰富，重点难点明确，可读性强。

本教材编写组全体人员均来自于高职高专院校一线，有着丰富的教育教学经验。教材在编写过程中，充分体现“三基、五性、三特定”的原则，即基本理论、基本知识和基本技能，思想性、科学性、先进性、启发性和适用性，特定学制、特定专业方向和特定对象，并在此基础上，强调教材的针对性、实用性、先进性和条理性。教材内容以“必需、够用”为度，为学生后续发展奠定必要的基础。

本教材可供全国高职高专院校护理专业及助产专业师生教学使用，也可作为普通百姓了解和认知生命活动的启蒙教材，适用范围广泛。为避免教材内容的重复，部分知识在不同章节详略有别，涉及的相关内容请详见相关章节。

本教材在筹备和编写过程中得到各参编单位领导的大力支持，得到各位编审人员的通力合作，在此一并表示衷心的感谢。由于编者学识及水平有限，加之时间紧迫，难免会有缺欠不足之处，恳请各位读者在使用过程中提出宝贵意见和建议，以利于修订和完善。

编者

2015 年 6 月

目录 Contents

第一章 绪　　论

要点导航

生理学是研究正常机体生命活动规律的一门学科。人体是一个完整统一的整体，人和构成人体的细胞、组织、器官乃至系统，均与周围环境保持着密切联系。人善于自我调控，当内、外环境变化时能够将全身各器官或系统动员起来，从而维持人体功能的正常运转。通过本章的学习，我们能够知道：

1. 生命活动有哪些基本特征？
2. 何为兴奋？兴奋性用什么指标来衡量？
3. 什么样的环境利于人体的生存？
4. 内、外环境发生变化时人体是如何与之相适应的？
5. 人是如何进行自我调控的？

生理学隶属于生物科学，是研究有生命个体即机体正常功能的一门学科。按照研究对象，生理学可分为人体生理学、动物生理学、植物生理学等，在医学领域，通常是指人体生理学。生理学研究的是正常人体生命活动规律，主要内容包括功能活动的现象、过程及规律、发生机制、影响因素及调控等。生理学的研究内容从三个相互联系并相辅相成的层面展开：整体水平是用整合的观点研究完整人体的各系统功能活动之间的相互联系，以及内、外环境发生变化时各系统的功能活动变化等；器官和系统水平研究的是构成人体的各个器官、系统的功能活动规律、影响因素及调节机制等；细胞和分子水平揭示器官、系统乃至整体功能的奥秘，研究细胞及细胞内结构的功能、产生机制、影响因素等。

生理学知识主要是通过实践获得的，包括临床实践和生理实验研究，其中常以动物实验来间接反映人体的功能活动。随着研究的深入和方法的创新，生理学知识也在不断地得到补充、更新和深化，但对人体生理功能的基本规律的认识，有些是不会有大的改变的。

学习生理学需要有物理学、生物学、解剖学、组织胚胎学、生物化学等学科知识作基础，学好生理学又可为病理学、病理生理学、药理学及其他专业课程的学习奠定坚实基础。对于护理专业的学生来说，学好生理学能够对疾病的发生、临床表现、治疗效果评估、健康与疾病的关系、护理方法及注意事项等有更深的理解和认识，以便于在今后的护理工作中掌握主动权，协调好医患关系，避免工作盲目。

第一节　生命活动的基本特征

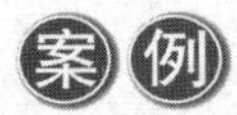

器官移植是指将健康的器官植入到另一个个体，并使之在新的个体内迅速恢复功能的一种手术治疗措施。器官移植的目的是让健康的器官代替因致命性疾病而丧失功能的器官，从而使患病的个体在拥有新的相应器官后能够正常生活。目前人类已能移植除了人脑外几乎所有的重要组织器官。请根据本节所学内容解释：

1. 被移植的器官离开人体后是否还具有生命？为什么？
2. 器官植入新的个体后为什么可能会存活？

细胞是人体的基本结构和功能单位，众多细胞聚集在一起构成组织、器官、系统，乃至人整体。从细胞到人整体，生命活动都显现出四个基本特征，即新陈代谢、兴奋性、适应性和生殖，其中新陈代谢是最基本的生命活动特征。

一、新陈代谢

在适宜的环境中，机体总是与环境不断地进行物质和能量的交换，以实现自我更新，这个过程称为新陈代谢。新陈代谢包括物质代谢和能量代谢两个方面，二者密不可分。物质代谢是指机体利用从环境中摄取的营养物质合成自身成分，又不断地将自身成分分解并将分解的终产物排到环境中，前者为合成代谢（同化），后者为分解代谢（异化）。合成代谢的过程贮存能量，分解代谢的过程释放能量，可见能量代谢是建立在物质代谢基础上的。

生命活动的其他基本特征都是在新陈代谢的基础上产生的，新陈代谢一旦停止，生命活动必将消失，生命也将终止。临床上开展的造血干细胞移植、器官移植等就是最好的证明。

二、兴奋性

机体处于适宜的环境中是进行新陈代谢的前提，当其所处的环境发生一定程度的变化时，机体又能主动地做出相应的反应以适应环境变化。能被机体感受到并产生反应的各种环境变化统称为刺激，机体对刺激发生反应的能力或特性称为兴奋性。兴奋性是生命活动另一个重要的特征。

（一）刺激与反应

机体受到的刺激可概括为以下几类：①物理性刺激，如温度、机械、声、光、电等。②化学性刺激，如药物、酸、碱、盐等。③生物性刺激，如细菌、病毒、寄生虫等。④社会心理性刺激，如工作压力、竞争环境、情绪变化等。对于机体来说，环境变化能否成为有效刺激，取决于该刺激是否具备以下三个条件，即：刺激强度、刺激作用时间和刺激强度－时间变化率。在一定范围内，使机体发生反应所需的最小刺激强度与该刺激的作用时间呈负相关关系，即刺激强度较低时需作用较长时间才能引起机体发生反应；刺激强度较高时作用较短时间就可引起机体发生反应。刺激强度－时间变化率是指作用到机体的刺激需多长时间其强度才能增大到引起机体发生反应，成为有效刺激。刺激强度过小或作用时间过短，均不能引起机体发生反应。

护理应用

肌内注射是一种临床常用的给药方法，是护士必须掌握的基本护理技能之一。肌内注射时为减少患者的疼痛，通常采取“两快一慢”的手法，即：进针快、出针快，推药慢。进针快、出针快，可以缩短刺激作用的时间；推药慢可以降低刺激强度－时间变化率。掌握刺激的三要素并将之应用于护理工作中，可以减轻患者痛楚，并可增强护理人员的自信心，提高护理工作的热情。

反应是指机体受到刺激后发生的功能活动变化，是刺激的结果。反应形式有两种：兴奋和抑制。机体受到刺激以后，由相对静止状态转为活动状态或活动状态由弱到强称为兴奋；相反，机体由活动状态转为相对静止状态或活动状态由强到弱则称为抑制。兴奋和抑制是相对的，互为前提，对立统一，可相互转化。

（二）衡量兴奋性的指标——阈值

适宜的刺激是引起机体发生反应的外在条件，若刺激施加于没有生命活动的机体，反应则无从谈起。因此，兴奋性是机体受到刺激后能够产生反应的内在因素和前提条件。

人体内不同的组织细胞兴奋性并不相同。固定刺激作用时间和刺激强度－时间变化率，逐渐增加刺激强度，把刚能引起机体发生反应的最小刺激强度称为其阈强度，或称阈值。阈值是衡量机体兴奋性高低的客观指标，机体的兴奋性与阈值呈负相关关系，即阈值小，兴奋性高；阈值大，则兴奋性低。在人体的各种组织中，神经、肌肉和腺体的兴奋性较高，受到刺激后反应迅速而明显，被称为可兴奋组织。

同一组织细胞在不同环境中或不同功能状态下，兴奋性也不相同。根据刺激强度的不同，以阈值为参照，可将刺激分为三类：刺激强度等于阈值的，称为阈刺激；刺激强度大于阈值的，称为阈上刺激；刺激强度小于阈值的，称为阈下刺激。组织细胞兴奋性正常时，用阈刺激或阈上刺激可引起其兴奋；用阈下刺激即可引起组织细胞兴奋，表明其兴奋性高于正常；用阈上刺激才能引起组织细胞兴奋，则表明其兴奋性低于正常。

（三）兴奋性的周期性变化

组织细胞受到一次刺激发生兴奋时，其兴奋性会发生规律性变化（图1－1），依次经历绝对不应期、相对不应期、超常期和低常期。各期的兴奋性及特点见表1－1。

表1－1 组织细胞一次兴奋中兴奋性的变化

时期	兴奋性	特点	意义
绝对不应期	零	对任何刺激不产生反应	决定两次兴奋间的最短时间间隔
相对不应期	低于正常	对阈上刺激可能产生反应	

续表

时期	兴奋性	特点	意义
超常期	高于正常	对阈下刺激即可产生反应	
低常期	低于正常	对阈上刺激可能产生反应	

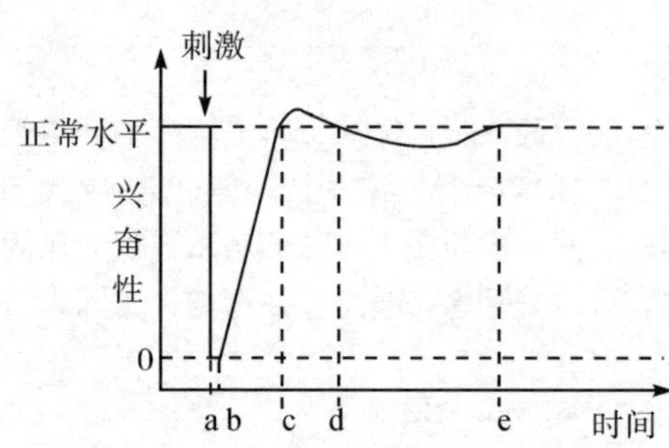

图 1－1　组织兴奋时兴奋性变化示意图

ab：绝对不应期　bc：相对不应期　cd：超常期　de：低常期

三、适应性

机体的生命活动离不开环境。机体长期在某一特定环境中，根据环境变化调整自身生理功能去适应环境的能力，称为适应性。例如，长期在高原地区居住的人，其血液中红细胞数量比平原地区的人高得多，血液运氧能力非常强，可克服高原缺氧环境对人体生命活动产生的不良影响。

四、生殖

机体的寿命是有限的，当其生长发育到一定阶段后，通过产生与自己相似子代的方式实现生命延续的生命活动现象即为生殖（详见本书第十二章），其也是生命活动的基本特征。

第二节　人体的内环境与稳态

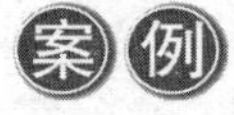

患者，女，61 岁。自述近来多饮、多食、多尿，体重减轻。经查：空腹血糖 7.8mmol/L，餐后血糖 19.6mmol/L，均高于正常，且尿糖 3＋。诊断：糖尿病。请根据本节所学内容解释：

1. 血糖升高对机体的内环境会产生什么影响？
2. 正常人进食后血糖会升高，又会逐渐下降至正常水平，这是为什么？

机体的功能与其生存的环境有着密不可分的联系。人作为整体所生存的环境为外环境。人体内绝大多数细胞并不与外环境直接接触，而是浸浴在细胞外液。

一、人体的内环境

成年人体内的液体（体液）约占体重的60%，其中约2/3分布在细胞内，称为细胞内液；约1/3分布在细胞外，称为细胞外液。细胞外液的1/4分布于心血管管腔中，即血浆；约3/4分布于全身组织、细胞间隙内，称为组织液。细胞外液是细胞直接生存的环境，称为内环境。细胞从内环境中摄取 O_2 和其他营养物质，并将新陈代谢产生的 CO_2 和其他代谢产物直接排到内环境中。因此，内环境的成分和理化性质保持相对稳定对细胞的生存及正常生理功能的维持至关重要。

二、内环境的稳态

与外环境不同，内环境的各种离子浓度、pH、温度、渗透压等理化性质经常保持相对恒定的状态，这种状态称为稳态。内环境稳态是相对的。在正常情况下，内环境的理化性质只在一个很小的范围内发生变动，不会随外环境的改变而发生大幅度的波动。例如，正常人的体温总是维持在37℃左右，变化范围不超过1℃，不会因季节更替而发生太大的变化。

内环境稳态是一种动态平衡。一方面，细胞的新陈代谢活动和外环境的变化会扰乱或破坏内环境稳态；另一方面，通过组织液与血浆的物质交换、血液的运输和各个器官的协调工作，内环境与外环境之间又不断地进行物质交换，使破坏了的内环境得以恢复。由此可见，内环境稳态的维持，是细胞与内环境之间、内环境与外环境之间物质交换达到动态平衡的结果，这有赖于各细胞、组织、器官功能活动的正常进行，并协调一致。

☞ **考点：** 内环境与稳态。

目前，稳态的概念已不仅仅局限用于内环境，已经扩大到器官、系统，乃至人体正常生理功能的相对恒定。

知识链接

血液是实验室检查常用的送检物之一。血液的循环流动，与机体所有组织均发生联系，且参与机体的每一个功能活动。因此，当组织器官功能异常时，改变了内环境的理化性质，在内环境与血液进行物质交换过程中，这些变化就会出现在血液中，故通过血液的实验室检查能够反映出来。如肝功能、肾功能、内分泌与代谢疾病等，都需要取血送检。

第三节 人体生理功能的调节

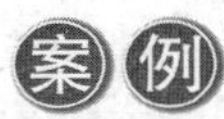

经常进行运动锻炼的人，许多生理指标有异于常人，如心脏功能增强、肺活量增大、免疫力提高、精力充沛等。我们可以明显地体会到，当运动时心率加快，呼吸加强，血压升高，体温上升。请根据本节所学内容解释：

1. 从运动的瞬时和长期效果看，人体为什么会出现这些变化？

2. 运动瞬时即发生的变化为什么不会一直延续下去?

人体各细胞、组织、器官的功能活动之所以能够相互协调配合，使人体适应内、外环境的变化，缘于人体有完善的调节机制。

一、生理功能的调节方式

人体对各种功能活动的调节方式有三种：神经调节、体液调节和自身调节。

（一）神经调节

通过神经系统的活动对人体的生理功能进行调节称为神经调节。神经调节是人体功能调节的主要方式，对许多生理活动都有影响。神经调节的基本方式是反射，反射活动的结构基础是反射弧。反射弧由5部分构成，即感受器、传入神经、神经中枢、传出神经和效应器（图1-2）。感受器能将感受到的各种刺激转变成电信号，沿传入神经上传至神经中枢，神经中枢对该信号进行整合分析后做出指令，并通过传出神经下传至效应器，使效应器的活动发生相应改变，这个过程即为反射。反射弧的任一环节受损或功能障碍，反射都不能正常进行。

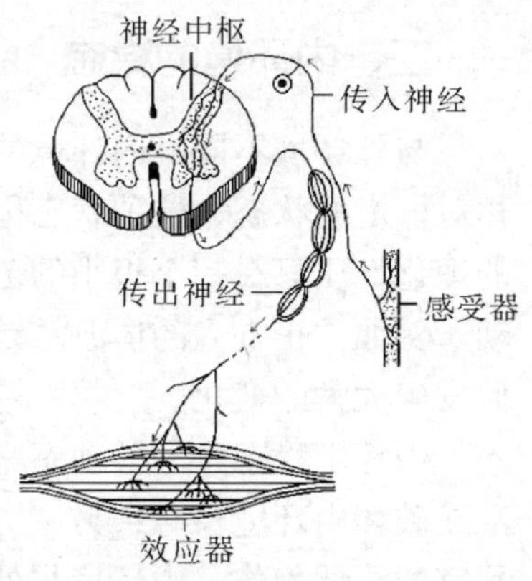

图1-2 反射与反射弧模式图

反射可分为非条件反射和条件反射两大类。非条件反射是先天遗传的，其反射弧和反应方式比较固定，在人体内数量有限，多是维持生命的本能活动，如吸吮反射、角膜反射、缩手反射等。条件反射是后天获得的，需要通过学习训练才能建立起来，具有易变性和适应性，是一种高级神经活动（详见本书第十章）。

神经调节的特点可概括为反应迅速、作用精确、持续时间短暂，常见于对躯体运动、内脏活动的快速调节。

（二）体液调节

体内的某些特殊化学物质（如激素、组胺、缓激肽、CO_2等）对人体生理功能的调节称为体液调节，一般主要是指激素参与的调节。激素是由内分泌腺或内分泌细胞分泌的，接受激素调节的细胞、组织、器官，分别称为该激素的靶细胞、靶组织、靶器官。激素对生理功能的调节作用详见本书第十一章。

体液调节的特点可概括为反应迟缓、作用范围广、作用持久，常见于对新陈代谢、生长发育等缓慢持续进行的生理过程的调节。

一般来说，内分泌系统是一个独立的调节系统，但许多内分泌腺的活动受神经支配，从而使体液调节成为神经调节的延续。这种由神经调节调控激素的分泌，再由激素对人体功能进行调节的复合调节方式称为神经-体液调节（图1-3）。神经-体液调节在人体内广泛存在。

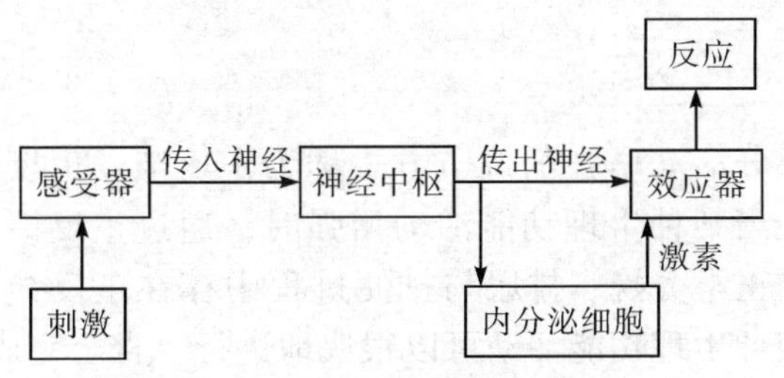

图1-3 神经-体液调节示意图

（三）自身调节

组织细胞受到刺激时，不依赖神经调节和体液调节，自动对周围环境的变化产生适应性反应，这种调节方式称为自身调节。动脉血压在一定范围内变动时，小动脉通过收缩和舒张调节局部血流阻力，从而维持局部血流量的相对恒定就是自身调节的结果。

自身调节的特点可概括为调节范围局限、调节幅度小、灵敏度低。

二、生理功能调节的控制系统

人体功能的调节可用控制论的原理和方法来分析、研究。按照控制论原理，人体功能的调节系统由控制部分和受控部分组成，控制部分发出指令（控制信息）指示受控部分活动，受控部分的活动变化作为反馈信息回送到控制部分，控制部分再根据反馈信息纠正、调整自己的活动和指令，从而实现对受控部分的精确调节。如此反复，控制部分与受控部分形成一个闭环联系，构成自动控制系统（反馈控制系统）。神经调节的控制部分是神经中枢，发出的控制信息是神经递质，受控部分是效应器；体液调节的控制部分是内分泌腺（内分泌细胞），发出的控制信息是激素，受控部分是靶细胞（靶组织、靶器官）。受控部分发出反馈信息影响控制部分活动称为反馈（图1-4），按照反馈的结果可将其分为两种类型，即正反馈和负反馈。

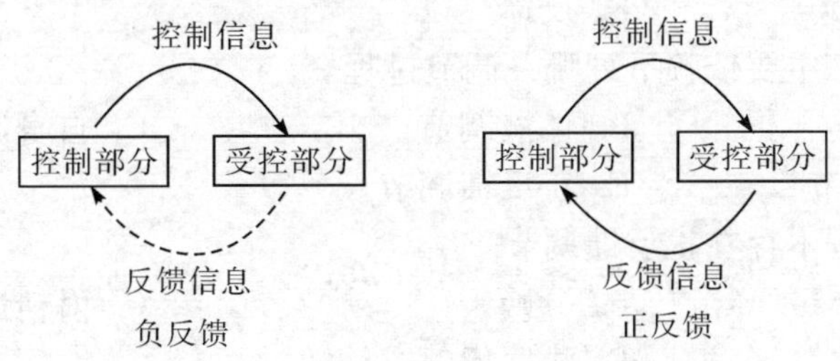

图1-4 人体功能调节的自动控制示意图
实线：表示兴奋 虚线：表示抑制

（一）负反馈

反馈信息使控制部分活动减弱的调节方式称为负反馈。负反馈在人体功能的调节过程中广泛存在，当某种生理功能活动过强或过弱时，通过负反馈调节可使该生理功能活动向正常水平方向变化。因此，负反馈调节对维持机体的稳态具有重要意义。例如，动脉血压的调节过程、甲状腺激素分泌的调节过程、体温的调节过程等，都存在负反馈调节机制。

（二）正反馈

反馈信息使控制部分活动增强的调节方式称为正反馈。正反馈在正常人体功能的调节过程中相对较少，当某种生理功能活动增强时，通过正反馈调节可使该生理功能活动更强。血液凝固、正常分娩、排尿与排便过程中存在正反馈调节机制。正反馈调节的意义是使人体的某种生理功能活动可以很快地进行，直至完成。

目标检测

A1 型题

1. 人体生命活动最基本的特征是
   A. 新陈代谢　B. 兴奋性　C. 兴奋
   D. 生殖　E. 适应性
2. 能使人体发生反应的各种环境变化，统称为
   A. 兴奋　B. 反应　C. 刺激
   D. 反射　E. 兴奋性
3. 衡量组织兴奋性的指标是
   A. 刺激强度－时间变化率　B. 阈值
   C. 阈电位　D. 静息电位　E. 动作电位
4. 内环境是指
   A. 细胞内液　B. 细胞外液　C. 体液
   D. 淋巴液　E. 血浆
5. 神经调节的基本方式是
   A. 反应　B. 反射　C. 负反馈
   D. 正反馈　E. 反馈
6. 维持机体稳态主要依赖下列哪一调节过程
   A. 神经调节　B. 体液调节　C. 自身调节
   D. 负反馈调节　E. 正反馈调节
7. 下列哪一过程不存在正反馈调节
   A. 血液凝固　B. 分娩　C. 射精过程
   D. 降压反射　E. 排尿反射

（张健）

第二章 细胞的基本功能

要点导航

细胞是构成人体最基本的结构和功能单位，人体各种生命活动都是在细胞的基础上进行的。通过本章的学习，我们能够知道：

1. 细胞是一个怎样的结构，细胞膜又是由哪些物质构成的?
2. 葡萄糖、氨基酸和电解质等物质如何跨膜转运?
3. 什么是细胞的生物电现象?
4. 细胞在安静时和受刺激时分别会出现什么样的电位变化?
5. 骨骼肌是怎样收缩的，其收缩会受到哪些因素的影响?

人体内约有200多种不同的细胞，构成不同的器官或组织，执行特定的功能。虽然这些细胞所具有的功能有异，如腺细胞可以分泌、肌细胞可以收缩，但在基本的活动方面却有许多共同的特征。本章主要介绍的就是这些共同特征，包括细胞膜的物质转运功能、细胞的生物电现象和肌细胞的收缩功能。

第一节 细胞膜的结构与物质转运

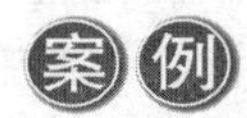

患者，男，32岁。因外伤入院抢救，输血1000ml，自觉极度倦怠，肌肉无力。查体：心率55次/分，律不齐，心音低钝，腱反射消失。实验室检查：血钾6.5mmol/L。初步诊断：高钾血症。请根据本节所学内容解释：

1. 人体中的K^+是怎样分布的?
2. 细胞外K^+浓度发生变化，是如何对细胞内的K^+浓度产生影响的?
3. K^+是怎样进出细胞的?

人体的细胞由细胞膜、细胞质和细胞核三部分组成。细胞膜又称质膜，它不仅是隔开细胞内外环境的屏障，也是细胞内外进行物质、能量转换及信息传递的桥梁。

一、细胞膜结构的概述

细胞膜主要由脂质、蛋白质和极少量的糖组成。目前对细胞膜的结构还存在很多争论，其中获得较多认可的液态镶嵌模型学说是Singer和Nicholson在1972年提出的。

该模型对细胞膜的结构做出了如下解释：细胞膜是以液态的脂质双分子层为基架，其间镶嵌有许多结构与功能各异的蛋白质（图2-1）。

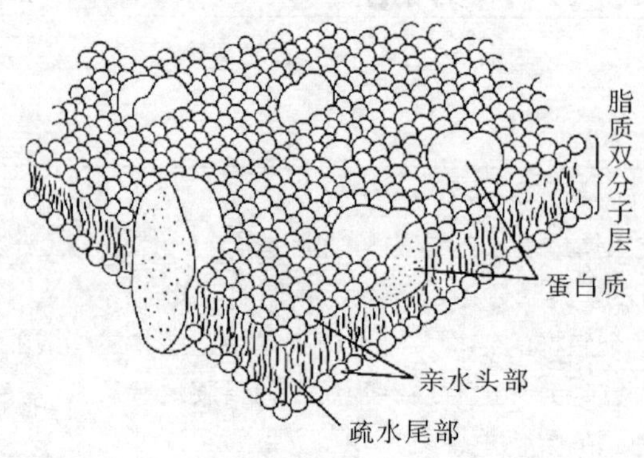

图2-1 细胞膜的液态镶嵌模型示意图

（一）脂质双分子层

膜的脂质主要由磷脂、胆固醇和鞘脂组成。磷脂是构成膜脂质的主要成分，占膜脂质的70%以上；其次是胆固醇，不超过30%；鞘脂则数量很少。膜脂质的熔点较低，在体温条件下呈液态，所以膜具有流动性，但仅限于脂质分子在同一分子层内作侧向运动。磷脂和胆固醇是双嗜性分子，一端为亲水极性基团，另一端为疏水非极性基团。在构成细胞膜时，亲水性基团朝向细胞外液或胞质与水相接触，疏水性基团相对折叠在内部（图2-1）。

（二）蛋白质

镶嵌于细胞膜上的各种蛋白质，有的贯穿整个脂质双分子层，两端露出膜内外；有的则靠近膜内侧或膜外侧。细胞膜所具有的各种功能，在很大程度上取决于膜所含的蛋白质。细胞和周围环境之间的物质、能量交换以及信息交流，大部分都与细胞膜上的蛋白质分子有关。

（三）糖类

细胞膜所含有的糖类较少，主要是一些寡糖和多糖链，它们以共价键形式与膜蛋白或膜脂质结合，生成糖蛋白或糖脂。这些糖类绝大多数裸露在细胞膜外侧，由于其单糖排列顺序上的特异性，可以作为细胞的特异性“标志”。

二、细胞膜的物质转运方式

对于细胞内外的绝大多数物质来说，细胞膜是一道具有高度选择性通透能力的屏障（图2-2），是保持细胞内液和细胞外液相对稳定的结构基础。理论上，由于细胞膜主要是由脂质双分子层构成的，那么只有脂溶性的物质才有可能通过它。但事实上，进出细胞的物质种类繁多，且多数不溶于脂质或难溶于脂质。这些物质中除极少数小分子能够直接通过脂质层进出细胞外，大多数物质的跨膜转运过程，都与各种特殊的膜蛋白有关。根据被转运物质的分子量、脂溶性和是否带电等理化性质的不同，细胞的跨膜物质转运主要有以下几种方式。

（一）单纯扩散

脂溶性小分子物质由细胞膜的高浓度一侧向低浓度一侧转运的过程，称为单纯扩散。体液中存在的脂溶性物质数量并不多，目前靠单纯扩散方式进出细胞膜比较肯定的是 O_2 和 CO_2 等气体分子，它们能溶于水，也溶于脂质，因而可以靠各自的浓度差通过细胞膜。影响物质单纯扩散的因素主要有两个：①膜两侧该物质浓度差，这是物质扩散的动力。②细胞膜对该物质的通透性，即物质穿越细胞膜的难易程度。

（二）易化扩散

非脂溶性或脂溶性较小的小分子物质，在特殊膜蛋白的帮助下，顺浓度差或电位差进行的跨膜转运过程，称为易化扩散。它包括两种方式，载体转运和通道转运。

1. 载体转运　载体膜蛋白介导的易化扩散的简称。载体是一种贯穿脂质双分子层的蛋白质，具有一个或多个能与被转运物相结合的位点（图2－2）。当它在溶质浓度较高的一侧与溶质分子结合后，引起载体蛋白发生构象改变，并将溶质分子在其浓度较低的一侧解离出来，从而完成了物质的跨膜转运。葡萄糖、氨基酸、核苷酸等物质的跨膜转运主要以这种方式来进行。

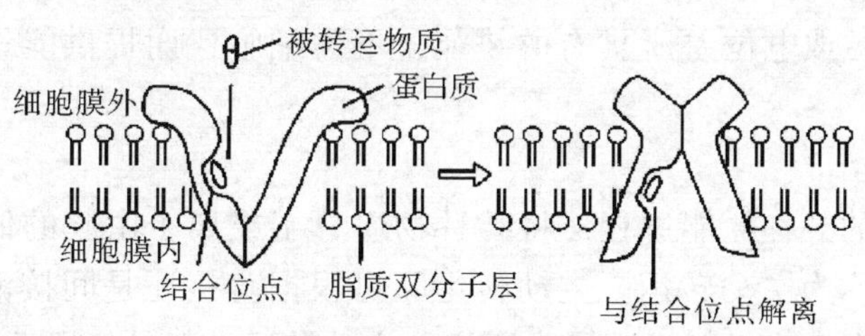

图2－2　载体转运示意图

载体转运具有以下特点。①特异性：载体蛋白对于转运对象具有比较强的选择能力。例如负责转运葡萄糖的载体只能转运葡萄糖而不能转运氨基酸，这是因为载体的结合位点与被转运对象之间具有严格的化学结构上的适配性。②饱和现象：载体蛋白及其结合位点的数量都是有限的，所以转运物质的能力有上限。当转运某一物质的载体蛋白已被全部结合并利用时，则转运速度不会随转运物质浓度的提高而加快。③竞争性抑制：当同一载体蛋白能转运化学结构相似的几种物质时，其转运过程会出现竞争，一种物质浓度的增加，将会减少对其他物质的转运。

2. 通道转运　是通道蛋白介导的易化扩散的简称。通道蛋白贯穿脂质双分子层，具有两种状态：当特定条件出现时，蛋白质分子内部可以通过构象变化形成亲水性孔道（图2－3），即为开放状态；当另一特定条件出现时，蛋白质构象再次改变使得孔道消失，即关闭状态。当孔道开放时，离子可以在浓度差或电位差推动下经孔道跨膜移动而无需与脂质双分子层接触，从而使某些带电离子能够快速跨越细胞膜。

通道转运具有以下特点。①门控性：通道内有一些特殊结构起到了类似于“闸门”的作用，它们在特定条件下可发生移动，从而导致通道的开放或关闭，这一过程称为门控。根据各种通道的门控特点，可以将通道分为两种类型，电压门控式，通道状态受膜两侧电位差控制；化学门控式，通道状态受某些特殊化学物质如神经递质控制；机械门控式，通道状态受机械作用力的控制。②特异性：一般来说每种通道只对一种或少数几种离子有较高的通透性，而其他离子则不易通过，据此可将通道分为Na^+通道、K^+通道、Ca^{2+}通道、Cl^-通道等。③转运速度快：离子经通道的转运速率远大于葡萄糖、氨基酸等物质经载体的转运速率。膜两侧的电－化学梯度越大，驱动力就越大，离子的转运速度就越快。

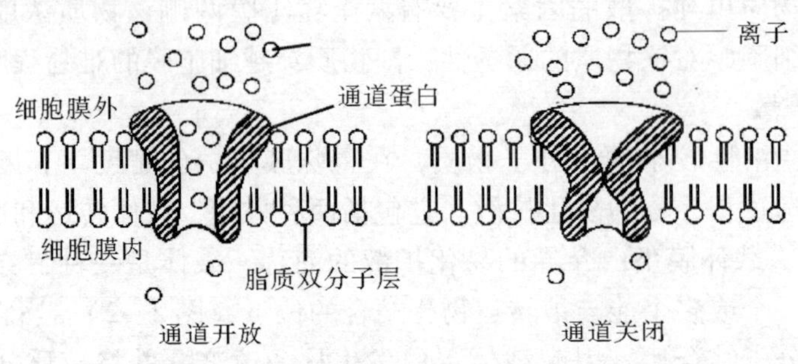

图2－3　通道转运示意图

在单纯扩散和易化扩散中，物质都是顺浓度差或电位差进行转运的，其动力来自膜两侧物质的浓度差或电位差所具有的势能，不需细胞代谢提供能量，故都属于被动转运。

（三）主动转运

细胞通过自身的某种耗能过程，将某种物质分子或离子由膜的低浓度一侧移向高浓度一侧的过程，称为主动转运。主动转运又可根据直接还是间接消耗能量，分为原发性主动转运和继发性主动转运。通常所说的主动转运一般是指原发性主动转运。

1. 原发性主动转运　细胞直接利用代谢所产生的能量（ATP）将物质逆浓度差或电位差进行跨膜转运的方式，称为原发性主动转运。介导这一过程的膜蛋白称为离子泵，离子泵种类很多，通常以其转运对象来进行命名，如钠－钾泵（钠泵）、钙泵、质子泵、碘泵等。离子泵通常同时具有水解ATP的能力，所以又称为ATP酶。

人类细胞膜上存在的一种非常重要的离子泵是钠－钾泵，简称钠泵，也可称为钠－钾依赖式ATP酶。钠泵每分解1个ATP分子，便可将3个Na^+移出细胞膜外，同时将2个K^+移入膜内（图2－4）。当细胞内Na^+浓度或细胞外K^+浓度升高时，钠泵被激活开放并将细胞内的ATP水解为ADP，利用高能磷酸键贮存的能量完成Na^+和K^+的逆浓度差转运。人体每天消耗代谢产能的20%～30%来维持钠泵的持续工作，从而使细胞内K^+的浓度保持在细胞外浓度的30倍左右，而细胞外Na^+的浓度约维持为细胞内浓度的10倍左右。

钠泵活动具有以下生理意义：①钠泵活动造成的膜内外Na^+和K^+浓度差，是细胞生物电活动产生的基本物质条件。②钠泵将进入到细胞内的Na^+转运到细胞外，可维持细胞内渗透压和细胞形态体积的相对稳定。③钠泵活动造成的细胞内高K^+是细胞内许多生化反应所必需的。④细胞外高Na^+的状态，可以为继发性主动转运的物质提供势能储备。⑤钠泵的活动是生电性的，可使膜内电位降低，使细胞膜两侧电位差增大。

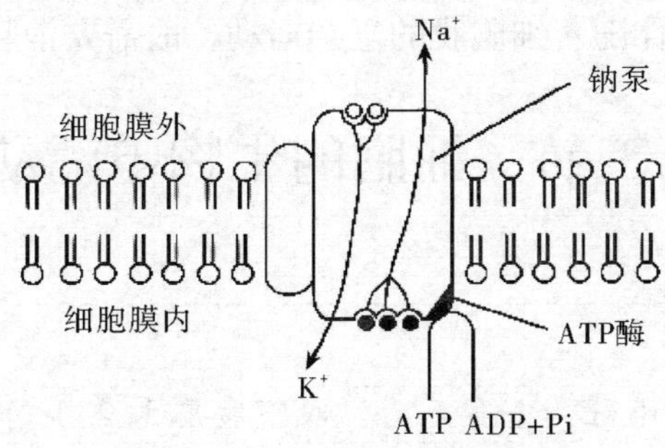

图 2－4　钠泵主动转运示意图

2. 继发性主动转运　物质逆浓度差或电位差转运的能量并不是直接来自 ATP 的分解，而是原发性主动转运所形成的离子浓度梯度，这种间接利用 ATP 能量的主动转运过程称为继发性主动转运（图 2－5）。葡萄糖和氨基酸在小肠黏膜上皮细胞的吸收和肾小管上皮细胞的重吸收过程均属于继发性主动转运。

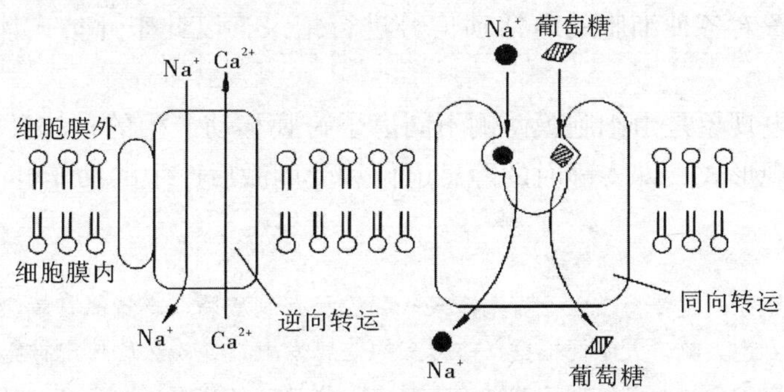

图 2－5　小肠上皮细胞的继发性主动转运示意图

（四）入胞和出胞

大分子物质或团块物质是不能通过上述转运方式直接穿越细胞膜的，它们需要借助细胞膜的“变形运动”，以入胞或出胞的方式完成跨膜转运。

☞ 考点：细胞的跨膜转运方式。

1. 入胞　大分子物质或团块物质（如细菌、病毒和异物等）借助于与细胞膜形成囊泡的方式进入细胞的过程称为入胞（图 2－6）。根据入胞的对象不同，入胞可分为两种类型，即吞噬和吞饮。吞噬是指一些固态物质颗粒或团块进入细胞的过程，通常只发生在单核细胞、巨噬细胞和中性粒细胞等特殊细胞；吞饮是指某些液态物质进入细胞的过程，是一些大分子物质如蛋白质进入细胞的唯一途径。

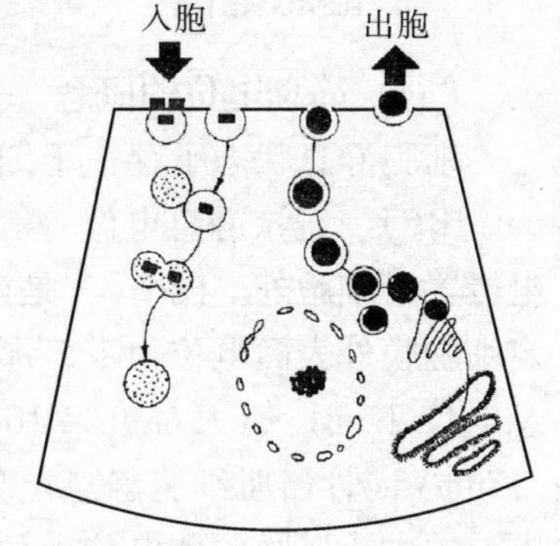

图 2－6　入胞和出胞

2. 出胞　胞质内的大分子物质以分泌囊泡的形式排出细胞的过程称为出胞（图 2－6）。主要见于细胞的分泌活动，如神经末梢神经递质的释放、外分泌腺细胞将酶原颗粒和黏液排放到腺导管、内分泌腺细胞将激素分泌到血液和组织液等。

出胞和入胞的过程均伴随着细胞膜的复杂运动，故需要消耗能量。

第二节 细胞的生物电活动

患者，女，65岁。因呕吐，全身无力，双下肢麻木2小时就诊，以低钾血症收入急诊观察，入院后检查血钾浓度：2.8mmol/L。请根据本节所学内容解释：

1. 血液中的钠、钾等离子有什么作用？
2. 低血钾对人体细胞的生物电活动有什么影响？

生物电是一种人体生命活动过程中出现的非常普遍又十分重要的现象，是细胞实现各种功能活动的基础。临床上的心电图、脑电图和肌电图等，就是利用体表电极、放大器和描记装置对各种细胞的电活动信号进行记录，以此来评估人体的健康和诊断疾病。

细胞的生物电现象是由细胞膜两侧不同离子跨膜移动产生的，故又称为跨膜电位。它主要有两种表现形式，即安静时的静息电位和受刺激后产生的动作电位。

知识链接

生物电是活组织的主要特性之一。人体某一部位受到刺激后，感觉器官就会产生兴奋。兴奋沿着传入神经到达大脑，大脑便根据兴奋传来的信息发出指令；然后传出神经将大脑的指令传给相应的效应器官，从而产生相应的动作。这一过程传递的信息——兴奋，就是生物电。也就是说，感觉器官和大脑之间的刺激反应主要是通过生物电的传导来实现的。事实上，不仅是神经纤维能传导生物电，在人体里进行的几乎每个生理过程都与生物电有关，如心脏跳动、肌肉收缩、大脑思维等，临床上通过心电图、肌电图和脑电图作为疾病诊断的依据原理也在于此。

一、静息电位

（一）静息电位的概念

细胞静息状态下存在于细胞膜内、外两侧的电位差，称为静息电位（resting potential，RP）。记录静息电位一般采用细胞内电位记录法，将记录电极插入细胞内，参照电极置于细胞外。图2-7是记录神经纤维跨膜电位的示意图，将细胞外电极接地，设定细胞膜外表面电位为零，那么细胞内电极记录的负值即为静息电位。不同的细胞静息电位不同，但大都在-10～-100mV之间，如哺乳动物神经细胞静息电位约为-70mV，骨骼肌细胞静息电位约为-90mV，平滑肌细胞静息电位约为-55mV。静息电位的大小以膜两侧电位差值来判断，差值减小，膜内电位负值就小，称为静息电位减小；反之，则称为静息电位增大。通常细胞静息时膜两侧外正内负的电位状态称为极化；静息电位减小的过程称为去极化；去极化至电位差为零后膜内电位继续上升为正值的过程称为反极化；膜电位高于零电位的部分称为超射；反极化至最大值后，膜电位再恢复到原来静息时的极化状态的过程称为复极化；静息电位增大的过程称为超极化。

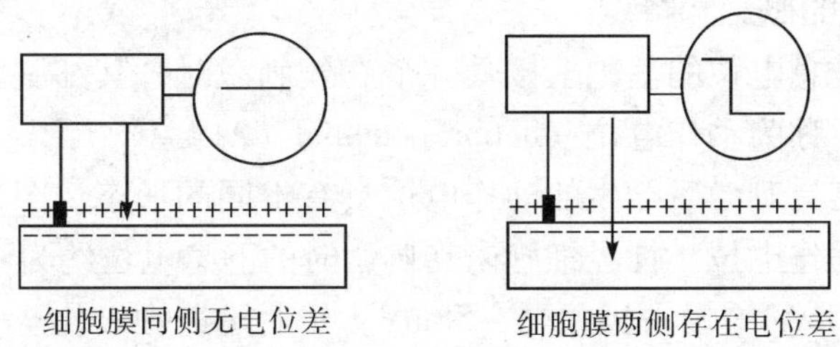

图2-7　神经纤维静息电位观察示意图

(二) 静息电位的产生机制

跨膜电位产生的主要原因有两个：一是由于静息状态下细胞膜对各种离子的通透性不同，主要对 K^+ 具有通透性，而对 Na^+ 的通透性非常小；二是细胞膜两侧各种离子分布不均（表2-1）。在这样的条件下，细胞内的 K^+ 顺浓度差向膜外移动，使膜外正电荷增多；细胞内带负电荷的大分子有机物在正电荷的吸引下也有随 K^+ 外流的趋势，但细胞膜对其没有通透性，因而留在了膜的内侧面，使膜内电位下降，从而形成了膜两侧外正内负的电位差。这种电位差可以产生一种阻止 K^+ 外流的电场力。当促使 K^+ 外流的浓度差和阻止 K^+ 外流的电场力这两种力量达到平衡时，K^+ 的净移动为零，细胞膜两侧的电位差将稳定在某一数值，此时的电位差就是静息电位。因此静息电位主要是 K^+ 外流形成的电-化学平衡，也可以称之为 K^+ 平衡电位。事实上静息电位的实测值略小于根据 K^+ 浓度差所计算出的 K^+ 平衡电位，这是因为静息电位形成过程中也有少量的 Na^+ 和 Cl^- 内流，另外钠泵的活动也对静息电位的数值产生了一定的影响。实验证明，通过药物四乙胺阻断 K^+ 通道，可使静息电位显著减小。

表2-1　哺乳动物骨骼肌细胞内外主要离子浓度及平衡电位

主要离子	离子浓度（mmol/L）		膜内与膜外离子比例	平衡电位（mV）
	膜内	膜外		
Na^+	12	145	1:12	+67
K^+	155	4	39:1	-95
Cl^-	4.2	116	1:29	-89
有机负离子	155			

☞ **考点：** 血钾浓度对静息电位的影响。

综上所述，静息电位的大小主要取决于以下三点：①细胞膜两侧的 K^+ 浓度差，若改变 K^+ 浓度差，则可以改变静息电位的大小。②膜对 K^+ 和 Na^+ 的相对通透性，如果膜对 K^+ 的通透性相对增大，静息电位将增大；反之则静息电位减小。③钠泵活动的水平，若钠泵活动增强则会发生一定程度的超极化。

二、动作电位

（一）动作电位的概念和特点

可兴奋细胞在静息电位的基础上接受一个有效刺激时，其细胞膜两侧发生的快速、可传播的电位波动，称为动作电位（action potential，AP）。

不同类型的细胞受刺激后产生的动作电位具有不同的形态。图2-8是细胞内电极记录的神经纤维的动作电位。神经细胞未受刺激时的静息电位约为-70mV。受刺激后，膜内电位首先从-70mV缓慢去极化至-55mV，然后迅速去极化至+30mV左右，形成动作电位的上升支（去极相）；随后从+30mV处迅速复极至接近静息电位的水平，形成动作电位的下降支（复极相）。上升支和下降支共同形成的尖峰状电位变化称为锋电位，持续约1ms。锋电位之后，膜电位还要经历一些微小而缓慢的波动，称为后电位。后电位包括两个部分，前一部分的膜电位仍然小于静息电位，称为负后电位；后一部分的膜电位大于静息电位，称为正后电位（图2-8）。

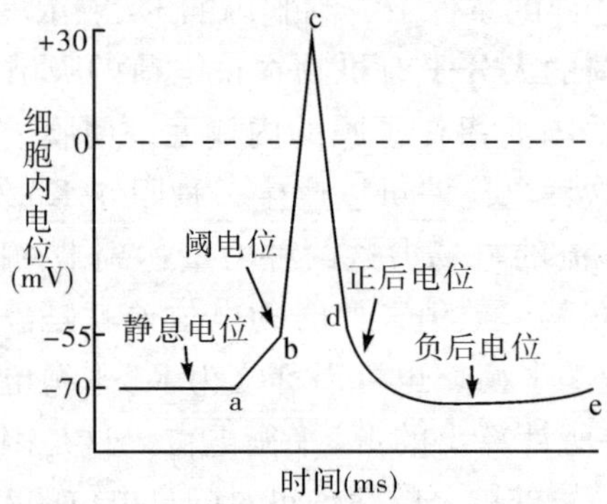

图2-8　神经纤维动作电位

ab：膜电位去极化至阈电位；bc：动作电位去极相；
cd：动作电位复极相；bcd：锋电位；de：后电位

动作电位具有以下特性：①具有“全或无”现象：要使细胞产生动作电位，必须给予足够大的刺激。若刺激强度达到该数值，动作电位一旦发生，其幅度就将达到最大，不会再因刺激的强度的增加而增大（全）；若刺激未达到该强度，则不会引起动作电位（无）。②不衰减性传导：细胞膜某一部位产生的动作电位可以传导至整个细胞膜，而且其幅度和波形在传播过程中始终保持不变。③脉冲式发放：连续刺激所引起的多个动作电位之间必然存在间隔，相邻动作电位不发生融合，呈独立的脉冲式发放。

（二）动作电位的产生机制

动作电位的产生也是离子跨膜移动的结果。下面我们以神经纤维为例讨论动作电位产生的机制。

1. 阈电位　当细胞受到一次足够强度的刺激，细胞膜电位去极化达到某一数值时，Na^+通道突然大量开放导致Na^+迅速内流，从而引发动作电位。这个能使Na^+通道开放、触发动作电位的细胞膜电位临界值称为阈电位（threshold potential，TP）。阈电位的绝对值一般比静息电位大约小10~20mV。如神经细胞的静息电位和阈电位分别是

－70mV和－55mV，骨骼肌细胞分别是－90mV 和－70mV。细胞的阈值取决于静息电位与阈电位之差，可影响细胞的兴奋性，如两者的距离增大，细胞的兴奋性下降。

2. 动作电位上升支　当细胞受到刺激时，细胞膜电位去极化至阈电位，此时细胞膜上的电压门控式 Na^+ 通道大量开放引发 Na^+ 内流，使膜内电位急剧上升，进而出现负电位消失直至转为正电位，形成动作电位的上升支。同时，当膜内电位转为正电位时，会形成阻碍 Na^+ 内流的电场力，而当这种电场力增大至足以对抗由浓度差所致的 Na^+ 内流时，Na^+ 的净移动为零，膜两侧的电位差达到一个新的平衡点，即为 Na^+ 平衡电位，其值与动作电位的超射值基本一致。

3. 动作电位下降支　由于电压门控式 Na^+ 通道的开放时间很短，在反极化状态下很快失活关闭，使膜对 Na^+ 通透性下降导致 Na^+ 停止内流。此时，细胞膜上的电压门控 K^+ 通道大量开放，膜对 K^+ 的通透性增大，细胞内的 K^+ 便顺浓度差和反极化状态下的电场力快速大量外流，导致膜内电位迅速降低，形成动作电位的下降支，直至恢复静息电位的水平。因此，动作电位的下降支是 K^+ 外流引起的。

在复极化的后期，虽然细胞的膜电位和膜对 Na^+、K^+ 的通透性已恢复到静息电位水平，但细胞内、外的离子分布尚未恢复至细胞安静时的初始状态。细胞内 Na^+ 浓度和细胞外 K^+ 浓度都有所增加会激活钠泵，将动作电位期间内流增多的 Na^+ 泵出细胞外，同时将外流至细胞外的 K^+ 泵入细胞内，使细胞内、外的离子分布恢复至正常状态。若用河豚毒阻断 Na^+ 通道，可以影响动作电位的产生和时程。

（三）局部电位

当细胞受到单次阈下刺激时，可引起细胞膜的 Na^+ 通道少量开放，静息电位减小。此时去极化幅度未能达到阈电位水平，不能引发动作电位，我们将这种局部去极化的电位变化称为局部电位。局部电位的特点是：①局部电位的幅度与刺激强度呈正相关关系，不具有"全或无"特性。②局部电位的传播呈衰减性，其幅度随传播距离延长而缩小，称为电紧张性扩布。③局部电位的幅度可以总和，即局部电位没有不应期，可持续一段时间，因而可以叠加，称为总和。连续多个阈下刺激引起的局部电位的叠加，称为时间性总和；同时多个阈下刺激引起的局部电位的叠加，称为空间性总和。总和可以使膜电位去极化达到阈电位，从而引发动作电位（图2－9）。因此，动作电位可以由一次阈刺激或阈上刺激引起，也可以由多个阈下刺激产生的局部电位总和而引发。

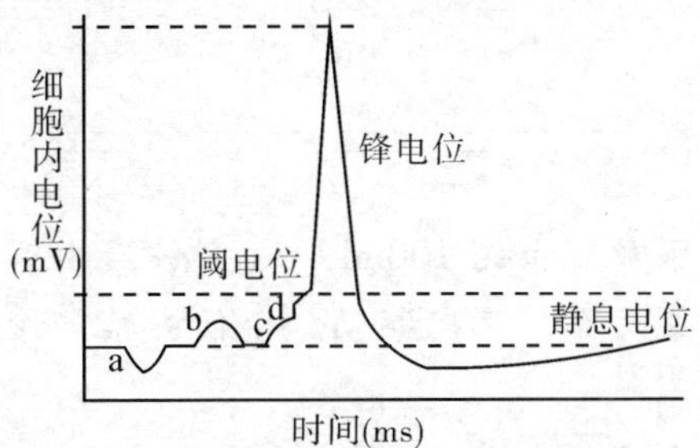

图2－9　阈电位、局部电位示意图

a：超极化；b：单个阈下刺激引起局部电位；c、d：多个阈下刺激引起局部电位的总和

（四）动作电位的传导

动作电位一旦在细胞膜上某个位置产生，就会迅速沿细胞膜向周围传播，直到传遍整个细胞。动作电位在同一细胞上的传播过程称为传导。动作电位的传导机制常用局部电流学说来解释。以无髓神经纤维为例，当神经纤维在某点受刺激兴奋产生动作电位时，该兴奋部位出现膜电位的暂时反转，由静息时“内负外正”的极化状态转变成“内正外负”的反极化状态，而其相邻的静息部位仍处于“内负外正”的极化状态。于是在膜的已兴奋部位和邻近静息部位之间就有了电位差，从而引起电荷移动，形成局部电流。膜外的正电荷从静息部位流向兴奋部位，膜内的正电荷则从已兴奋部位流向静息部位。局部电流的结果使未兴奋部位的膜发生去极化，当去极化至阈电位时便引发动作电位。这样的过程在同一细胞膜上连续进行下去，很快能使整个细胞膜都依次产生兴奋，即动作电位在细胞膜上的传导。所以，动作电位的传导实际上是通过局部电流对细胞膜未兴奋部位进行刺激来引起的（图 2－10）。在神经纤维上传导的动作电位也称为神经冲动。

可兴奋细胞传导兴奋的机制都相同，但在有髓神经纤维上兴奋呈跳跃式传导。由于髓鞘的绝缘作用，动作电位只能在相邻的郎飞结处产生并传导，所以有髓纤维的传导速度要比无髓纤维快得多，同时也可以减少能量消耗。

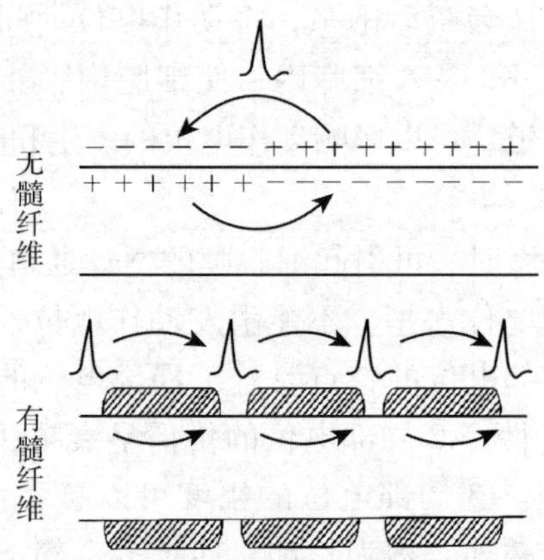

图 2－10　动作电位在神经纤维上的传导

第三节　肌细胞的收缩功能

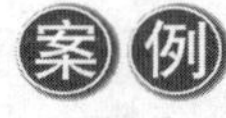

患者，男，46 岁。自服敌百虫约 100ml，30 分钟后由家属紧急送入医院。入院时神志模糊，呕吐，伴有全身大汗、肌肉颤动，小便失禁。诊断：有机磷农药中毒。请根据本节所学内容解释：

1. 有机磷农药中毒病人为何会出现肌肉颤动？

2. 肌肉是如何收缩的，会受到哪些因素的影响？

人体的肌肉分为骨骼肌、心肌和平滑肌三种肌，虽然不同肌肉组织的结构和功能上各有特点，但其收缩过程和原理却有许多相同之处。人体各种形式的运动也都是依靠肌细胞的收缩和舒张活动来完成的。本节以骨骼肌组织为例来介绍肌细胞的收缩功能。

一、神经－肌接头处的兴奋传递

人体骨骼肌的收缩活动在中枢神经系统的控制下完成。每个肌细胞都受到运动神经支配，当支配肌肉的神经纤维发生兴奋时，动作电位便通过神经－肌接头传递到肌肉，继而引起肌肉兴奋和收缩。

（一）神经－肌接头处的兴奋传递

神经－肌接头是指运动神经末梢和骨骼肌细胞膜相接触的部位。它是神经细胞和骨骼肌细胞之间传递兴奋的结构基础（图 2－11）。

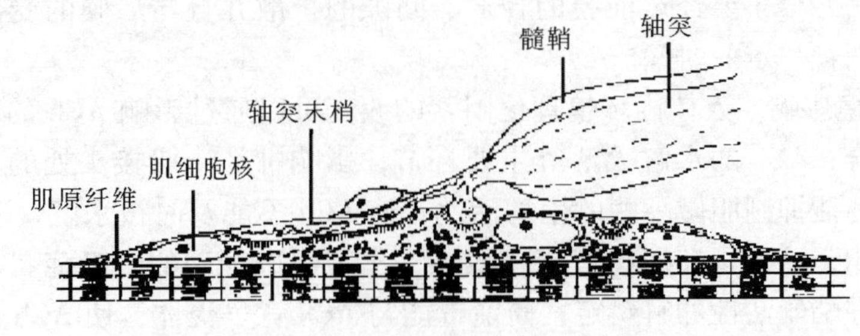

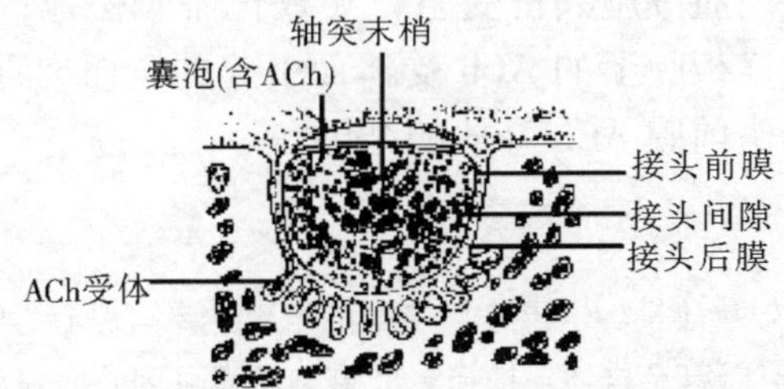

图 2－11　骨骼肌神经－肌接头的结构及兴奋传递

运动神经末梢在抵达骨骼肌细胞处时失去髓鞘，以裸露的轴突末梢深入到肌细胞膜的凹陷中，这部分轴突末梢膜称为接头前膜，与之相对应的肌膜凹陷部分则称为接头后膜，也称终板膜。接头前膜与接头后膜之间的缝隙称接头间隙，约 15～50nm，其间充满细胞外液。在轴突末梢的轴浆中含有大量囊泡，内含大量乙酰胆碱（ACh）。终板膜上有 ACh 受体，能与 ACh 特异性结合，并引起通道开放；终板膜的表面还存在大量胆碱酯酶，它可将 ACh 分解为醋酸和胆碱，使作用结束后的 ACh 迅速失活。

当动作电位沿神经纤维抵达轴突末梢，引起接头前膜电压门控式 Ca^{2+} 通道开放以及 Ca^{2+} 内流，末梢轴浆内 Ca^{2+} 浓度升高，使囊泡向接头前膜移动。囊泡与接头前膜融合，以出胞的方式将其内部的 ACh 释放到接头间隙并扩散至终板膜。ACh 与终板膜上的 ACh 受体（N_2型受体）结合，引起终板膜 Na^+ 内流，导致终板膜去极化，产生终板电位。终板电位是一种局部电位，其大小取决于结合受体的 ACh 数量。终板电位可通过电紧张扩布的形式使终板膜邻近肌膜去极化，当去极化达阈电位时，肌膜上的电压门控 Na^+ 通道大量开放而引发动作电位，并最终传导至整个肌细胞膜，引起肌细胞兴奋，从而完成神经纤维与肌细胞之间的信息传递。ACh 在结合受体产生终板电位的同时，即被终板膜表面的胆碱酯酶迅速分解，中止其作用，保证了每一次神经冲动只引起肌细胞一次有效的兴奋和收缩。

神经－肌接头处的兴奋传递过程是通过化学信号分子 ACh 来介导的，整个过程经历了电信号到化学信号再到电信号的转变，因此可以简单地概括为电－化学－电传导。

（二）神经－肌接头处兴奋传递的特点

1. 单向性 即兴奋只能由接头前膜传递到接头后膜，不能反向传递。这是因为只有前膜具有释放神经递质 ACh 的能力，而后膜只具有接收信号的能力。

2. 时间延搁 兴奋经过神经－肌接头大约需要 0.5～1ms 的时间，这样的传导速度远不如神经纤维表面的电信号。这是因为接头处的信息传递方式为电－化学－电传导，ACh 这种化学信号分子要经过前膜的释放、间隙的扩散并且与后膜的受体结合才能发挥作用，需要消耗一定的时间。

☞ **考点：** 有机磷农药中毒与解救。

3. 易受环境影响 人体内环境理化因素的改变可以通过影响 ACh 的释放，ACh 与受体蛋白的结合，ACh 的水解灭活等主要环节，影响神经－肌接头处的兴奋传递。例如，有机磷农药能抑制胆碱酯酶的生物活性，使 ACh 不能及时被水解，造成 ACh 在接头间隙大量堆积，导致骨骼肌持续兴奋收缩，出现肌肉颤动的中毒症状，其解救药物主要是恢复胆碱酯酶活性的解磷定；筒箭毒能与 ACh 竞争受体，使 ACh 的作用不能发挥，无法引发终板电位，肌细胞兴奋受阻，导致骨骼肌松弛；重症肌无力病人是因为自身免疫性抗体破坏了终板膜上的 ACh 受体而引起的；而肉毒杆菌中毒导致的肌无力则是由于毒素抑制了接头前膜 ACh 释放的结果。

护理应用

急性有机磷农药（如敌敌畏、乐果等）中毒的表现主要有恶心、呕吐、口角流涎、瞳孔缩小、大小便失禁、肌肉震颤甚至昏迷、抽搐，严重的患者可因呼吸衰竭而死亡。确诊后应配合医生进行如下工作：一方面要保证患者呼吸道通畅，必要时用呼吸机辅助呼吸；另一方面要清除有毒物质，经皮肤吸收中毒者需除去污染衣物并清洗体表和毛发，若为口服中毒则需要反复洗胃。除此之外，还应给予阿托品和解磷定治疗。病人中毒后的 2～7 天可能发生“反跳”和猝死，因此住院期间应密切观察病情进展，一旦发生胸闷、流涎、口齿不清等先兆症状，应立即通知医生及时治疗。

二、骨骼肌的兴奋－收缩耦联

骨骼肌细胞在兴奋之后会出现收缩现象，将骨骼肌细胞的电兴奋和机械收缩联系起来的中介机制，称为兴奋－收缩耦联。兴奋－收缩耦联的实现主要是依靠骨骼肌细胞内的肌管系统，而 Ca^{2+} 对于整个过程起到了关键性的作用。

（一）肌管系统

肌管系统是指包绕在每一条肌原纤维周围的膜性管状结构。骨骼肌细胞内有两套独立的肌管系统，横管和纵管（图2－12）。横管由肌细胞膜垂直向内凹陷并延伸至细胞深部，它使沿肌膜传导的电信号能迅速传播至细胞内部的肌原纤维周围；纵管走行方向与肌原纤维平行，是骨骼肌的肌质网的一部分，负责储存 Ca^{2+}。纵管两端靠近横管处的膨大部分称为终池，肌质网内储存的 Ca^{2+} 有90%以上都在终池。横管和两侧的终池组成三联管结构，是完成骨骼肌兴奋－收缩耦联最重要的结构基础。三联管结构负责将细胞外的兴奋引入细胞内，并引发终池释放 Ca^{2+}，从而最终引起骨骼肌细胞的收缩。

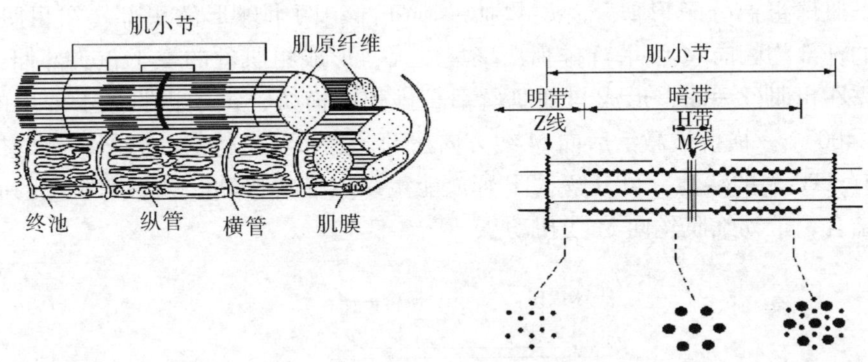

图2－12　肌原纤维和肌管系统示意图

知识链接

与骨骼肌细胞不同，心肌细胞和平滑肌细胞内终池不发达，它们在发生兴奋－收缩耦联时所需的 Ca^{2+} 有一部分需要由细胞外摄取。在心肌和平滑肌细胞膜表面存在大量的 Ca^{2+} 通道，临床上利用 Ca^{2+} 通道阻滞剂阻断 Ca^{2+} 进入细胞的过程，可以起到抑制心脏、舒张血管和降低血压的效果。

（二）骨骼肌兴奋－收缩耦联的过程

☞ 考点：三联管和兴奋－收缩耦联。

兴奋－收缩耦联主要包括以下几个阶段：①肌膜动作电位通过三联管结构传至肌细胞深部的终池。②终池释放 Ca^{2+}。③胞质内 Ca^{2+} 浓度上升引发肌肉收缩。④终池膜上的钙泵将胞质中的 Ca^{2+} 回收入肌质网，肌肉舒张。从以上过程可以看出，兴奋－收缩耦联过程中的关键物质是 Ca^{2+}，我们通常将其称为“耦联因子”。如果肌质网中缺乏 Ca^{2+}，即使肌细胞能够兴奋，也不能引起肌细胞的收缩。

三、骨骼肌的收缩原理

骨骼肌的收缩活动受神经系统的控制，只有当支配骨骼肌细胞的神经纤维发生兴奋，动作电位沿神经纤维通过神经－肌接头传递到肌细胞时，才能引起肌肉兴奋和收缩。

（一）肌原纤维和肌小节

每个骨骼肌细胞内都含有上千条肌原纤维。每条肌原纤维沿长轴呈现规律的明、暗交替，分别称为明带和暗带。明带的中央有一条线，称为Z线；暗带的中央有一段相对较亮的区域，称为H带，H带的中央也有一条横向的线，称为M线。明、暗带的形成是因为肌细胞内含有粗、细两种不同的肌丝，并呈交错排列。粗肌丝主要排列在暗带，中央相对较亮的H带只含粗肌丝，而M线是用来锚定粗肌丝的细胞骨架结构的。细肌丝主要排列在明带，明带主要是细肌丝，由Z线向两侧的明带伸出，其末端伸入暗带与粗肌丝重叠。我们将两条相邻Z线之间的区域，包括中间的暗带和两侧明带的各1/2，称为肌小节或肌节。肌小节是肌细胞收缩的基本功能单位（图2－12）。

肌丝包括粗肌丝和细肌丝两种（图2－13）。粗肌丝由肌球蛋白（也称肌凝蛋白）分子组成，肌球蛋白分子形似豆芽，包括一个杆部和两个球形的头部。在粗肌丝中，肌球蛋白的杆部均朝向M线平行排列，聚集成束，形成粗肌丝的主干；头部伸出，有规则地裸露在粗肌丝表面，形成与细肌丝垂直排列的横桥，每条粗肌丝上伸出的横桥约有300～400个。横桥被激活后向M线方向扭动，是肌丝滑行的动力。横桥的主要作用：①具有ATP酶的活性，可分解ATP释放能量以供横桥扭动。②与细肌丝的肌动蛋白可逆性结合，带动细肌丝向M线扭动。

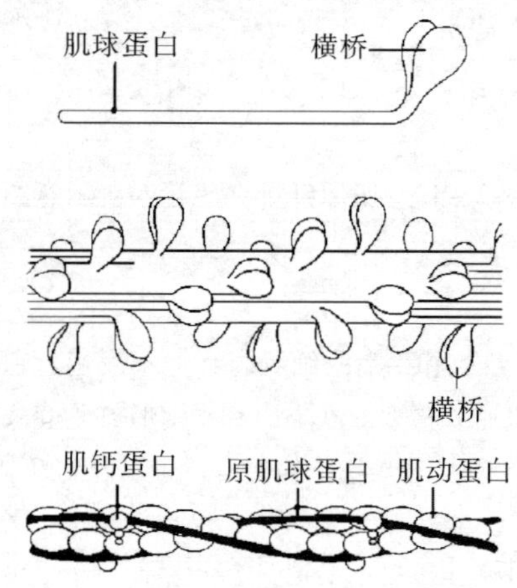

图2－13　粗、细肌丝的分子组成示意图

细肌丝由三种蛋白分子组成，分别是肌动蛋白（也称肌纤蛋白）、原肌球蛋白（也称原肌凝蛋白）和肌钙蛋白。肌动蛋白构成细肌丝的主干，具有横桥结合位点，可与横桥结合；原肌球蛋白在肌肉安静时位于横桥与肌动蛋白之间，恰好挡住肌动蛋白上的横桥结合位点，阻止横桥与肌动蛋白结合；肌钙蛋白以一定的间隔出现在原肌球蛋白上，可以结合Ca^{2+}并使肌动蛋白的横桥结合位点暴露出来。

粗肌丝中的肌球蛋白和细肌丝中的肌动蛋白是引发肌丝之间相互作用的主要成分，被称为收缩蛋白；细肌丝中的原肌球蛋白和肌钙蛋白不直接参与肌丝的相互作用过程，但可对其产生影响和控制，故称为调节蛋白。

（二）骨骼肌的收缩机制

目前公认的肌肉收缩机制是肌丝滑行理论，即肌肉的缩短是通过粗、细肌丝在肌小节内的相对滑动而发生，肌丝本身的长度不变。肌细胞舒张时，虽然横桥对细肌丝的肌动蛋白有高度亲和力，并且分解ATP处于高势能状态，但原肌球蛋白遮盖了肌动蛋白与横桥的结合位点，故横桥未能与肌动蛋白结合。当肌细胞兴奋时，终池内的大量 Ca^{2+} 进入胞质，肌浆 Ca^{2+} 浓度上升并与肌钙蛋白发生结合引起变构，导致原肌球蛋白发生移位，暴露出肌动蛋白与横桥结合的位点，横桥头部即与肌动蛋白结合。这种结合导致横桥头部发生构象改变，使头部向 M 线扭动，进而拖动细肌丝向 M 线滑动，使肌小节缩短。扭动完成后，横桥头部与肌动蛋白解离，迅速分解 ATP 并复位。如此时肌浆 Ca^{2+} 浓度仍较高，横桥头部则与肌动蛋白的下一个位点结合，发生同样的横桥扭动。通过这样的横桥与肌动蛋白结合、扭动、解离，复位再结合的反复动作，使粗肌丝不断拖动细肌丝向 M 线滑行，肌小节长度不断缩短，表现为肌肉的收缩。

当终池膜上的钙泵将胞质中的 Ca^{2+} 泵回终池内，使胞质中的 Ca^{2+} 浓度降低时，肌钙蛋白与 Ca^{2+} 解离，肌钙蛋白构象恢复原状，导致原肌球蛋白的构象恢复并重新遮盖肌动蛋白与横桥结合的位点，细肌丝滑行回复原位，缩短的肌小节长度恢复，表现为肌肉的舒张（图 2－14）。

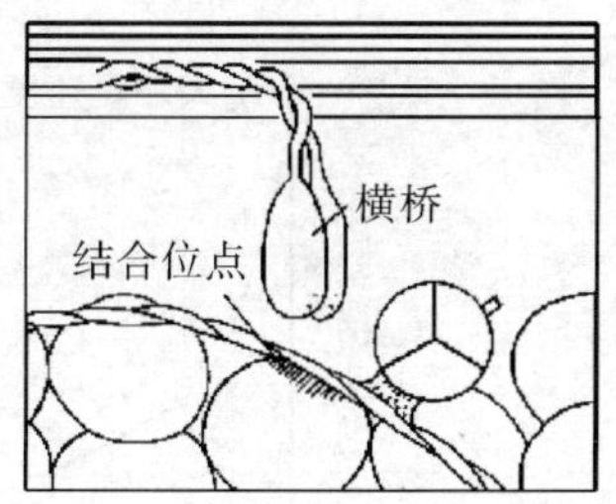

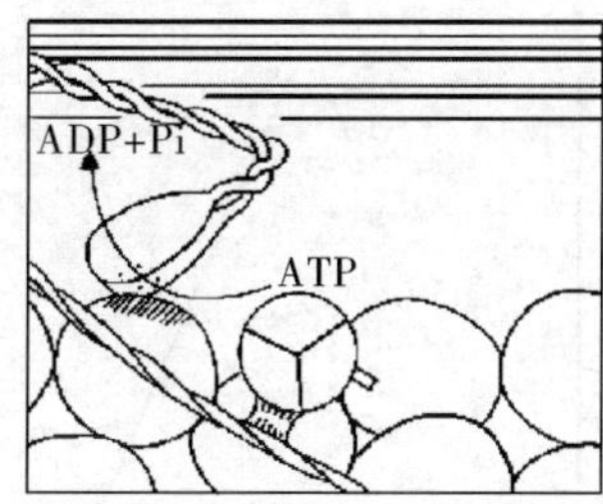

图 2－14　肌丝滑行示意图

四、骨骼肌收缩的形式

肌肉收缩的表现主要是长度缩短和张力增加两个方面。根据肌肉所承受负荷的不同，肌肉收缩可表现为等长收缩或等张收缩。

（一）等长收缩

肌肉收缩时首先产生张力以克服负荷，如果产生的张力小于肌肉收缩所遇到的负荷，无法克服外力，则肌肉收缩表现为只有张力的增加而肌肉长度不变，这样的收缩形式称为等长收缩。等长收缩的主要作用是使人体保持姿势。

（二）等张收缩

肌肉收缩时肌张力等于或超过负荷，其张力便不再增加，表现为肌肉长度缩短，这种肌张力不变而肌肉长度缩短的收缩形式称为等张收缩。等张收缩的主要作用是使物体发生位移。

通常人体骨骼肌的收缩都是混合式的，既有长度变化又有张力变化，而且总是张力变化在前，长度变化在后。肌肉收缩开始时都是肌张力的增加，当肌张力等于或超过负荷时才会出现长度的缩短。当然有些肌肉的收缩也可以其中一种形式为主，如维持姿势的抗重力肌收缩以张力变化为主，近于等长收缩；四肢肌肉在完成某个动作时的收缩则以长度变化为主，近于等张收缩。

五、影响骨骼肌收缩的因素

（一）前负荷

肌肉在收缩前所承受的负荷，称为前负荷。前负荷决定了肌肉在收缩前的长度，即肌肉的初长度。在生理学实验中，肌肉的前负荷也可用初长度来表示。通过改变前负荷测定不同初长度下肌张力的大小，可以得到肌肉初长度和肌张力关系曲线（图2－15）。在一定范围内增加前负荷会导致肌肉的初长度随之增加，肌张力也逐渐增大。当前负荷达到某个特定水平时，肌张力达到最大值。若继续增加前负荷，此时肌张力反而会随前负荷的增加而逐渐减小。能使肌张力达到最大的前负荷称为最适前负荷，最适前负荷时的肌肉初长度称为最适初长度。骨骼肌处于最适初长度时，粗、细肌丝处于最理想的重叠状态，此时能发挥作用的横桥数目最多，从而产生最有效的肌肉收缩。

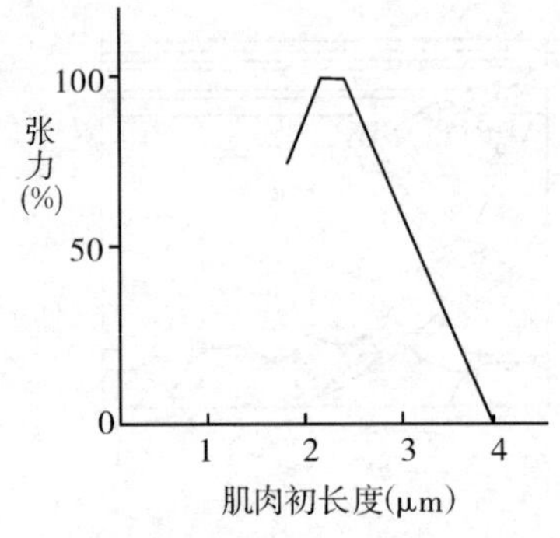

图2－15　肌肉初长度和肌张力关系曲线

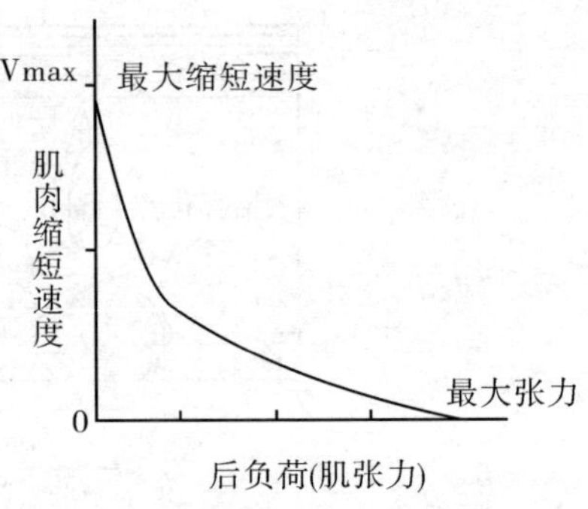

图2－16　骨骼肌张力－速度曲线

（二）后负荷

肌肉在收缩过程中所承受的负荷，称为后负荷。通过测定不同后负荷下肌肉产生的张力和收缩速度变化，可以得到骨骼肌张力－速度曲线（图2－16）。实验表明，当肌肉收缩时逐渐增加其后负荷，肌肉收缩所产生的张力将随之增大，而肌肉缩短速度减慢；当后负荷增大至超过肌张力上限时，肌张力达最大值，而肌肉收缩速度和幅度几乎为零。反之，后负荷为零时，肌肉可以达到最大收缩速度和幅度，但此时的肌张力趋向于零。因此，在一定范围内改变后负荷，肌肉收缩所产生的张力与后负荷呈正相关；而肌肉缩短的速度和幅度则与后负荷呈反相关。

（三）肌肉收缩能力

肌肉收缩能力是指肌肉自身的功能状态和能力，与前后负荷无关。肌肉收缩能力的改变可以影响相同前后负荷下的肌张力和收缩速度，与之呈正变关系。若肌肉收缩能力增强，则肌张力提升，收缩速度加快，肌肉做功增加。许多内环境理化因素、病理因素和药物等均可影响肌肉的收缩能力，如肾上腺素的分泌和 Ca^{2+} 浓度的提升等体液因素，能使肌肉的收缩能力增强；而缺氧、酸中毒、低 Ca^{2+}、ATP 缺乏等，可使肌肉的收缩能力减弱。

（四）收缩的总和

骨骼肌可以通过收缩的总和来快速调节其收缩强度，而心肌则不会发生收缩总和

（详见本书第四章）。骨骼肌的收缩总和有两种形式，即运动单位数量的总和与频率效应的总和，都是在中枢神经系统调节下完成的。

一个运动神经元及其轴突分支所支配的全部肌纤维，称为一个运动单位（详见本书第十章）。人体的每一块骨骼肌都由数量不等的运动单位组成。根据人体功能的需要，神经系统可以控制一次肌肉收缩时所参与的运动单位数量，以此来改变肌张力的大小。

运动神经元发放神经冲动的频率同样会影响骨骼肌的收缩形式和收缩强度。骨骼肌受到一次短促有效的刺激，可发生一次动作电位，引起一次收缩，这种收缩称为单收缩。一次单收缩曲线主要包括潜伏期、收缩期和舒张期。如果给予骨骼肌高频率的连续刺激，会出现前后两次收缩曲线的叠加，这种收缩的总和称为强直收缩（图 2－17）。强直收缩分为两种，当刺激频率较低时，记录到的曲线呈锯齿状，即在肌肉舒张尚未完成时又发生新的收缩，称为不完全强直收缩；若刺激频率提高，新的刺激出现在前一次收缩的收缩期，则肌肉的舒张期消失，曲线平滑连续，称为完全强直收缩。肌张力最大的是完全强直收缩，可以达到单收缩的 3～4 倍。在正常人体，由于运动神经发出的冲动都是快速连续的，故骨骼肌的收缩形式均属于强直收缩。强直收缩可产生更大的收缩张力，利于机体做功。但在心肌细胞，由于工作方式的特殊性，它们的收缩基本上都以单收缩为主（详见本书第四章）。

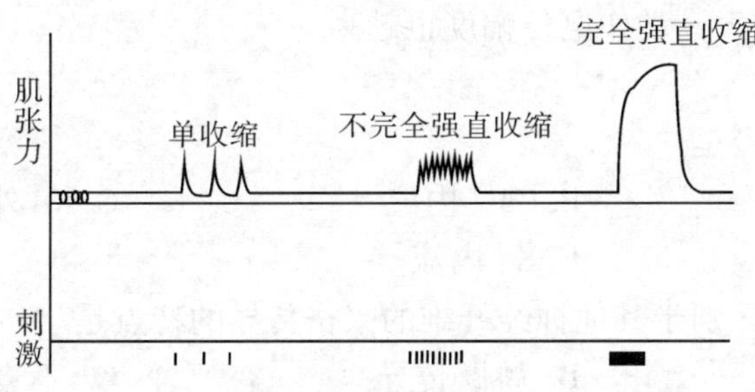

图 2－17　骨骼肌单收缩和强直收缩示意图

目标检测

A1 型题

1. 人体内 O_2 和 CO_2 进出细胞膜是通过

　A. 单纯扩散　　B. 通道转运　　C. 主动转运

　D. 出胞和入胞　　E. 载体转运

2. 葡萄糖进入红细胞是属于

　A. 主动转运　　B. 单纯扩散　　C. 入胞

　D. 通道转运　　E. 载体转运

3. 以下关于钠泵的叙述，错误的是

　A. 逆浓度差将进入细胞内 Na^+ 移出膜外

B. 顺浓度差使细胞膜外 K^+ 转入膜内

C. 阻止水分进入细胞

D. 建立离子势能贮备

E. 需要消耗能量

4. 静息电位的大小接近于

A. Na^+ 平衡电位

B. K^+ 平衡电位

C. Na^+ 平衡电位与 K^+ 平衡电位之和

D. Na^+ 平衡电位与 K^+ 平衡电位之差

E. 阈电位

5. 人工地增加离体神经纤维浸浴液中的 K^+ 浓度，静息电位的绝对值将

A. 不变　　B. 增大　　C. 减小

D. 先增大后减小　　E. 先减小后增大

6. 以下关于神经细胞动作电位的描述，正确的是

A. 动作电位是细胞受刺激时出现的快速而不可逆的电位变化

B. 膜电位由内正外负变为内负外正

C. 一般表现为锋电位

D. 刺激强度越大，动作电位幅度也越高

E. 没有锋电位

7. 动作电位的复极是

A. Na^+ 内流　　B. Ca^{2+} 内流　　C. K^+ 外流

D. Cl^+ 内流　　E. K^+ 内流

8. 有髓神经纤维区别于其他神经纤维的兴奋传导的特点是

A. 双向传导　　B. 跳跃传导　　C. 不衰减传导

D. 连续长时间传导　　E. 容易疲劳

9. 骨骼肌收缩和舒张的基本功能单位是

A. 肌原纤维　　B. 肌小节　　C. 粗肌丝

D. 细肌丝　　E. 肌钙蛋白

10. 肌管系统中，兴奋－收缩耦联的结构基础是

A. 肌质网　　B. 终池　　C. 纵管

D. 横管　　E. 三联管

11. 有机磷农药中毒时出现肌肉颤动的解救药主要是

A. 阿托品　　B. 解磷定　　C. 乙酰胆碱

D. 肾上腺素　　E. 河豚毒

（张晟）

第三章 血液的功能

要点导航

血液是一种流体组织，在心血管系统中由心脏推动，不断地循环流动。血液的主要功能是运输，如果器官的血流量不足，可能造成严重的组织损伤；人体大量失血或血液循环严重障碍，将危及生命。血液在医学诊断上有重要价值，因为很多疾病可导致血液组成成分或性质发生特征性的变化。通过本章的学习，我们能够知道：

1. 血液由哪些成分构成？各成分的主要功能是什么？
2. 血液的理化性质有哪些？
3. 正常人体的血量有多少？失血对人体会造成什么影响？
4. 血液凝固是怎样发生的？
5. 什么是血型？临床是如何为血液分型的？
6. 输血时需要注意哪些问题？

血液主要由血浆和血细胞组成，在心脏和血管内循环流动，能沟通机体各部分体液，是内外环境之间进行物质交换的桥梁，是内环境中最活跃的部分。血液的主要功能是运输，此外还具有防御、缓冲、生理性止血、维持体温和酸碱度调节等重要作用。人体大量失血或血液循环严重障碍使血液总量或组织、器官的血流量不足时，可造成组织损伤，严重情况下甚至危及生命。很多疾病发生和发展过程中可能导致血液的成分或性质发生改变，因此血液检查在临床疾病诊断中具有重要的价值。

第一节 血液的组成与理化性质

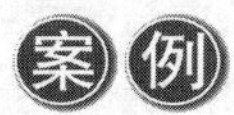

患者，女，24岁。因“感冒”后双下肢浮肿，同时伴腹胀，无皮疹，无关节疼痛，入院检查尿常规示：尿蛋白3+ 。初步诊断为肾病综合征。请根据本节所学内容解释：

1. 人体的蛋白质流失为什么会引起水肿？
2. 血浆中的蛋白质有什么作用？

一、血液的组成

血液又称全血，由血浆和悬浮于其中的血细胞组成。将一定量的新鲜血液经抗凝后离心，可将血液分为三层（图3－1）：上层浅黄色透明液体为血浆，占全血容积的50%～60%；下层是深红色不透明的红细胞，占全血容积的40%～50%；二者之间有一薄层灰白色不透明的白细胞和血小板，约占全血容积的1%。

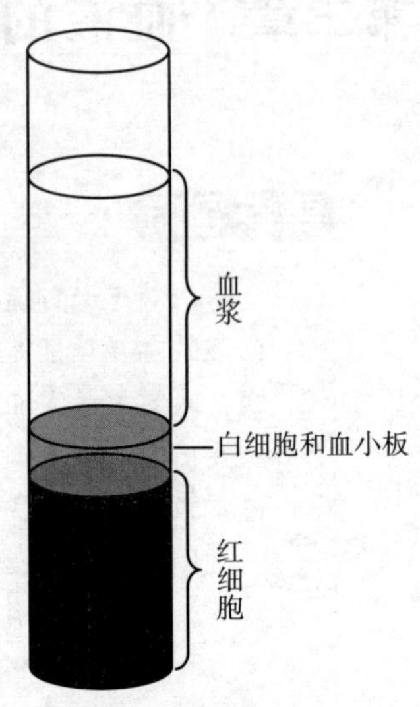

图3－1　血液的组成

在血液中血细胞所占的容积百分比称为血细胞比容。正常成年男性的血细胞比容为40%～50%，成年女性为37%～48%，新生儿约55%。由于血液中白细胞和血小板仅占总容积的不足1%，故血细胞比容主要反映血液中红细胞的相对数量，因此也称为红细胞比容。在生理或病理情况下血浆量或红细胞数量发生改变时，可引起血细胞比容变化，如大量饮水可以稀释血浆，血细胞比容降低；贫血时，红细胞数量减少，血细胞比容降低；严重的呕吐和腹泻病人体内水分减少，血细胞比容升高。

血浆是血细胞的生存环境，其中水占91%～92%，溶质占8%～9%。血浆中的溶质主要有两大类：一是晶体类的无机盐、小分子有机化合物和一些气体（如O_2、CO_2）；另一类是蛋白质，血浆中含有多种蛋白质成分，统称为血浆蛋白（表3－1）。

表3－1　血浆蛋白的正常值和主要功能

蛋白质	血浆中浓度（g/L）	主要功能
白蛋白	40～50	形成血浆胶体渗透压；运输
α_1－球蛋白	2～4	运输；胰蛋白酶和糜蛋白酶的抑制物
α_2－球蛋白	4～9	氧化酶功能、纤溶酶抑制物、结合游离的血红蛋白
β－球蛋白	6～11	转运脂质和铁；补体蛋白
γ－球蛋白	13～17	循环抗体
纤维蛋白原	2～4	参与血液凝固

血浆中的晶体溶质含量为9g/L，数量最多的是NaCl，以离子状态存在。晶体溶质的主要功能是维持血浆晶体渗透压、酸碱平衡等。

正常成年人血浆蛋白含量为65～85g/L，其中白蛋白为40～48g/L，球蛋白为15～30g/L，纤维蛋白原为2～4g/L，白蛋白/球蛋白正常比值为1.5～2.5∶1。血浆蛋白的主要功能有：①形成血浆胶体渗透压，维持人体的循环血量，防止血管内水分流失。②参与血液凝固、抗凝和纤维蛋白溶解等生理过程。③作为载体运输各种小分子物质，如脂质、维生素、代谢产物以及一些药物。④营养功能。⑤参与免疫过程，抵御病原微生物的入侵。

二、血量

血量指人体内的血液总量。正常成年人的血量约占体重的7%～8%，其中大部分在心血管中流动，称为循环血量，小部分储存在肝、脾、肺、静脉等处，称为贮存血量。剧烈运动、情绪紧张以及应急状态时，贮存血可释放进入循环，以增加循环血量来应对人体功能的改变。

血量的稳定是维持血压和器官组织血流灌注的必要条件。健康人一次失血不超过总血量的10%，对正常生理功能的影响不大，可无明显临床症状，丢失的水和电解质会在1～2小时内恢复，红细胞由于骨髓造血功能增强，于一个月内得到补充而恢复；失血超过总血量的20%，会出现血压下降、脉搏加快、四肢冰冷、眩晕、口渴、乏力等临床症状，甚至出现失血性休克；失血超过总血量的30%，如不及时抢救，就会危及生命。

三、血液的理化特性

（一）血液的比重

正常成年人全血的比重为1.050～1.060，血液中红细胞数量越多，比重越大。血浆的比重与血浆蛋白含量呈正相关，约为1.025～1.030。红细胞的比重为1.090～1.092，与红细胞内血红蛋白的含量呈正相关。可利用红细胞和血浆比重的差异，测定红细胞比容和红细胞沉降率。

（二）血液的黏度

血液的黏度由血细胞及蛋白质分子间的摩擦力决定，影响其流动性。全血的黏度正常时为水的4～5倍，取决于血细胞比容的高低；血浆的黏度为水的1.6～2.4倍，取决于血浆蛋白的含量。血液的黏度是形成血流阻力的重要因素之一，黏度越高，流动性越小，血流阻力越大，反之亦然。当脱水或红细胞数量增多时会导致血液黏度增大，血流阻力增加，不利于器官的血液供应。

（三）血浆的渗透压

渗透压的高低取决于溶液中溶质颗粒（分子或离子）数目的多少，而与溶质的种类和颗粒的大小无关。渗透压是溶液所具有的吸引和保留水分子的能力，是渗透现象产生的动力。正常人的血浆渗透压约为300mmol/L，相当于773kPa，由血浆晶体渗透压和血浆胶体渗透压两部分组成（图3－2）。

1. 血浆晶体渗透压　血浆晶体渗透压是由血浆中的晶体物质（主要是电解质）形成的，80%来自Na^+和Cl^-。血浆中的晶体物质颗粒小，数量多，所形成的渗透压约相当于770 kPa，占血浆总渗透压的99.6%，所以血浆渗透压以晶体渗透压为主。血浆中大部分的晶体物质可以自由通过毛细血管壁，而不能自由通过细胞膜。血浆晶体渗透压的主要作用是维持血细胞内外的水平衡以及血细胞的正常形态。

2. 血浆胶体渗透压　血浆胶体渗透压是由血浆中的蛋白质形成的。由于蛋白质分子体积较大而颗粒数量较少，所以产生的胶体渗透压仅占血浆总渗透压的0.4%，一般不超过3.5kPa。在血浆蛋白中，白蛋白的数量最多，血浆胶体渗透压的75%～80%来自白蛋白。血浆蛋白分子量大，难以通过毛细血管壁，能够在血管内外形成胶体渗透压差。因此，虽然血浆胶体渗透压数值较小，但是仍然在维持毛细血管内外的水平衡中起到重要的作用。

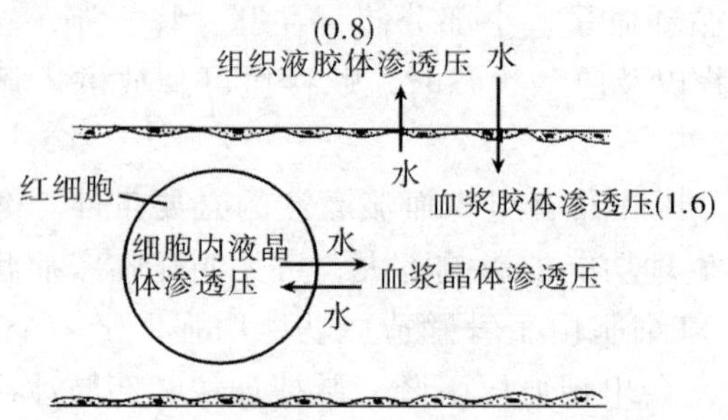

图 3－2　血浆晶体渗透压与胶体渗透压的作用

（四）血浆的酸碱度

血浆 pH 为 7.35～7.45，呈弱碱性。血浆 pH 的相对稳定是内环境稳态的一部分，有赖于血液内的缓冲物质，以及肺和肾功能的正常。血浆中主要的缓冲物质为 $NaHCO_3/H_2CO_3$、蛋白质钠盐/蛋白质和 Na_2HPO_4/NaH_2PO_4 三种，其中 $NaHCO_3/H_2CO_3$ 最为重要；红细胞中的缓冲物质主要有血红蛋白钾盐/血红蛋白、氧合血红蛋白钾盐/氧合血红蛋白、K_2HPO_4/KH_2PO_4、$KHCO_3/H_2CO_3$ 等。正常情况下，当酸性或碱性物质进入血液时，通过缓冲系统的中和作用及肺、肾排出体内过多的酸或碱，血浆 pH 波动范围极小。血浆 pH 低于 7.35 时，称为酸中毒，高于 7.45 时为碱中毒，血浆 pH 低于 6.9 或高于 7.8 时都将危及生命。

第二节　血细胞生理

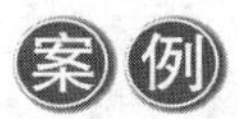

患者，女，25 岁。半年前不全流产后月经一直不正常，每 20～23 天一个周期，月经持续时间 10 天左右，经量多。近 1 个月来头晕、乏力、食欲下降，面色苍白、皮肤干燥无光泽。入院检查：血红蛋白 60g/L。初步诊断为贫血。请根据本节所学内容解释：

1. 什么是贫血？贫血有哪些类型？
2. 贫血发生后如何治疗？

一、红细胞

（一）红细胞的形态、数量和功能

1. 形态　正常的成熟红细胞无细胞核，直径 7～8μm，呈双凹圆碟形，周边厚，中央薄。红细胞的形态使其具有较大的表面积与体积比，既利于气体交换，同时也能增强其可塑变形性。

2. 数量　红细胞是血液中数量最多的血细胞，我国成年男性红细胞的数量为（4.0～5.5）$\times 10^{12}$/L，女性为（3.5～5.0）$\times 10^{12}$/L。红细胞内的主要成分是血红蛋白（hemoglobin，Hb），我国成年男性血红蛋白浓度为120～160g/L，女性为110～150g/L。人体的红细胞数量和血红蛋白浓度不仅有性别差异，还可因年龄、生活环境和机体功能状态的不同而有差异。如妊娠后期因血浆量增多，红细胞数量和血红蛋白浓度相对减少；儿童的红细胞数低于成年人（但新生儿高于成年人）；高原居民细胞数量高于海平面居民。外周血中的红细胞数量或（和）血红蛋白含量低于正常，称为贫血，贫血是一种常见的临床症状。

3. 功能　红细胞的主要功能是通过血红蛋白运输 O_2 和 CO_2，但血红蛋白只有存在于红细胞内才能完成正常运输功能，若红细胞破裂血红蛋白逸出，便丧失其功能。贫血可影响红细胞的携氧功能，造成组织细胞缺氧而影响正常生理功能。红细胞也具有调节血浆酸碱平衡的作用，其中主要的缓冲物质是血红蛋白及其结合产物。

（二）红细胞的生理特性

1. 可塑变形性　正常红细胞在外力作用下可以发生变形的能力，称为可塑变形性。可塑变形性是红细胞生存所需的最重要的特性，使红细胞能够通过比自身直径小得多的毛细血管和脾窦（图3-3）。红细胞的变形能力与细胞膜的表面积、流动性和弹性呈正相关，与红细胞的黏度呈负相关。衰老的红细胞或形态异常的红细胞变形能力降低，难以通过脾窦，将会被脾窦中的巨噬细胞吞噬而被清除。

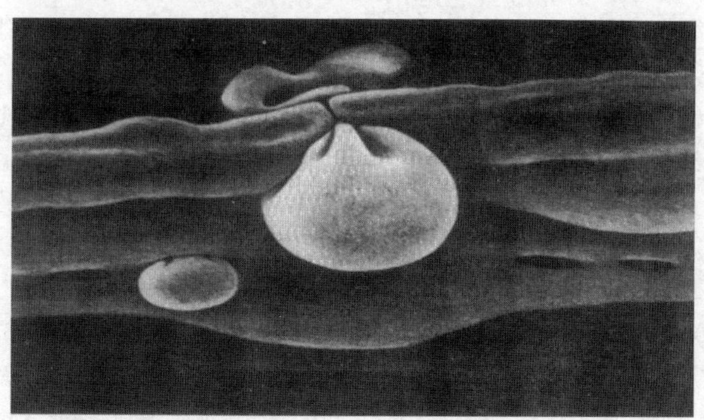

图3-3　红细胞挤过脾窦的内皮细胞裂隙（大鼠）

2. 悬浮稳定性　生理条件下，血液中的红细胞能够比较稳定地悬浮于血浆中而不易下沉的特性，称为悬浮稳定性。将与抗凝剂混匀的血液置于血沉管中垂直静置，由于红细胞比重大于血浆，受重力作用会缓慢下沉，但下沉速度十分缓慢。通常用红细胞1小时末下沉的距离表示红细胞的沉降速度，称为红细胞沉降率（erythrocyte sedimentation rate，ESR），简称血沉。正常成年男性红细胞沉降率为0～15mm/h，女性为0～20mm/h。红细胞沉降率愈小，表示悬浮稳定性愈大。

悬浮稳定性的产生是由于红细胞与血浆之间的摩擦阻碍了红细胞的下沉。双凹圆碟形的红细胞具有较大的表面积与体积之比，所产生的摩擦较大，故红细胞下沉缓慢。在某些疾病（如活动性肺结核、风湿热等）发生时会出现血沉增快，原因主要是红细胞彼此以凹面相贴形成叠连使其总表面积与体积之比减小所致。影响红细胞发生叠连的因素，主要取决于血浆成分的变化，而不在于红细胞自身。如血浆的白蛋白增多，红细胞叠连减少，红细胞沉降率减慢；而球蛋白、纤维蛋白原及胆固醇增多，可加速叠连，红细胞沉降率加快。

3. 渗透脆性 红细胞在低渗盐溶液中发生膨胀、破裂和溶血的特性，称为渗透脆性。渗透脆性越大，表示其对低渗溶液的抵抗力越小，越容易发生破裂溶血。红细胞只有在等渗的溶液（如0.9% NaCl）中才能保持其正常形态。若将红细胞置于0.60%～0.80%的NaCl溶液中，红细胞膨胀变形；若置于0.40%～0.45%的NaCl溶液中，有部分红细胞破裂溶血；若置于0.30%～0.35%的NaCl低渗溶液中，则出现完全溶血。这表明正常成熟红细胞对低渗盐溶液具有一定的抵抗力，渗透脆性较小。衰老红细胞的渗透脆性增大，对低渗溶液的抵抗能力下降。有些疾病可影响红细胞的渗透脆性，如遗传性球形红细胞增多症患者的红细胞渗透脆性变大；缺铁性贫血患者的红细胞渗透脆性减小。故测定红细胞的渗透脆性有助于一些疾病的诊断。

（三）红细胞的生成与破坏

1. 红细胞的生成

（1）生成部位 红骨髓是成年人生成红细胞的唯一场所，成年人的红骨髓主要分布于椎骨、肋骨、胸骨、髂骨及长骨骺端的骨松质内。红细胞在红骨髓内的发育过程依次经过以下几个阶段，即红系定向祖细胞、原红细胞、早幼红细胞、中幼红细胞、晚幼红细胞、网织红细胞至成熟红细胞。正常人外周血中的网织红细胞数量很少，但骨髓造血功能增强时，外周血中的网织红细胞会大量增加，故临床上通过检测循环血液中网织红细胞数量来了解骨髓的造血功能。某些理化因素（如X线、放射性核素、氯霉素及抗癌药物等）可抑制骨髓的造血功能，由此而引起的贫血称为再生障碍性贫血。

知识链接

再生障碍性贫血简称再障，分为急性型和慢性型两种。

急性型再障起病急，进展快，除贫血外多伴有出血和感染，两者互为因果会使病情不断恶化。急性型再障的治疗方法主要是骨髓移植或使用免疫抑制剂，但预后较差，部分病人会在发病后的一年内死亡。

慢性型再障起病缓慢，贫血是其主要表现，也可出现出血和感染，但症状相对较轻，易于控制。慢性型再障的治疗方法主要是给予雄激素，预后良好，大部分病人治疗后病情可以得到缓解。

（2）生成的原料 红细胞的主要成分是血红蛋白，铁和蛋白质是合成血红蛋白的基本原料。成年人每天需要20～30mg的铁，但每天只有5%来自于食物以补充铁的流失，这部分称为“外源性铁”；其余的95%，主要来自衰老红细胞破坏时血红蛋白的分解再利用，称为“内源性铁”。由于正常人对“外源性铁”的需求量很少，所以不易出现铁的缺乏。临床上比较常见的缺铁性贫血通常由两种情况引起：一是特殊时期如妊娠期、哺乳期和生长发育期铁需求量增多；二是慢性失血性疾病如月经过多、痔疮出血和一些寄生虫病造成体内铁的流失。缺铁性贫血因原料不足，合成血红蛋白减少，红细胞体积小，故又称小细胞低色素性贫血。

（3）成熟因子　红细胞在分裂成熟过程中，叶酸和维生素 B_{12} 是合成 DNA 所需的重要辅酶。缺乏叶酸或维生素 B_{12} 时，DNA 的合成减少，幼红细胞分裂增殖减慢，红细胞体积增大，导致巨幼红细胞性贫血。正常情况下，食物中叶酸和维生素 B_{12} 的含量能满足红细胞生成的需要，但维生素 B_{12} 在小肠的吸收过程需要胃壁细胞分泌的内因子帮助。临床上胃大部切除术后或胃黏膜损伤的病人，可因维生素 B_{12} 吸收障碍而导致巨幼红细胞性贫血。正常人体每天对叶酸的需求量远比维生素 B_{12} 大，故当叶酸摄入不足或吸收障碍时，3～4 个月后可发生贫血，而维生素 B_{12} 吸收障碍时，常在 3～4 年后才出现贫血。

（4）生成调节　红细胞的数量必须保持相对稳定的水平。在生成过程中早期红系祖细胞的增加，依赖于爆式促进激活物的刺激作用；晚期红系祖细胞对爆式促进激活物不敏感，主要受促红细胞生成素（erythropoietin，EPO）和雄激素的调节。

EPO 是一种主要由肾产生的糖蛋白，它可促进晚期红系祖细胞的增殖，并向原红细胞分化；促进幼红细胞的增殖和血红蛋白的合成；促进网织红细胞的成熟与释放。贫血时体内 EPO 分泌增加可促进红细胞生成；而红细胞增多时，EPO 分泌则减少，这一负反馈调节使血中红细胞的数量能保持相对稳定。双肾实质严重破坏的病人常因缺乏 EPO 而发生肾性贫血。除肾脏来源外，肾外组织如肝脏，也可产生 EPO，故双肾严重破坏而依赖人工肾生存的尿毒症病人，体内仍有低水平的红细胞生成。

☞ **考点：** 贫血的类型和产生的原因。

雄激素主要通过刺激肾脏产生 EPO 使红细胞的生成增多，也可直接刺激骨髓造血功能。雄激素对红细胞生成的促进作用，可能是成年男性红细胞数和血红蛋白量高于女性的原因之一。

此外，还有一些激素，如甲状腺激素、生长素、糖皮质激素等也可促进红细胞生成。

2. 红细胞的破坏　红细胞的破坏是指机体对衰老和异常的红细胞的清除。正常人红细胞的平均寿命为 120 天，每天约 0.8% 的红细胞主要因衰老而被破坏。破坏主要由脾、肝中的单核－巨噬细胞系统完成。90% 的衰老红细胞由于变形能力减退，脆性增大，难以通过微小的孔隙，因此容易滞留于脾和骨髓中而被巨噬细胞所吞噬，称为血管外破坏。巨噬细胞吞噬红细胞后，血红蛋白被分解，释放出铁、氨基酸、胆红素，其中铁和氨基酸可被重新利用，而胆红素则由肝脏排入胆汁，随胆汁排出体外。临床上脾功能亢进时，可使红细胞破坏增多，引起脾性贫血。此外，还有 10% 的衰老红细胞在血管内受机械冲击而破损，称为血管内破坏。血管内破坏所释放的血红蛋白立即与血浆中的触珠蛋白结合，进而被肝摄取分解。当血管内的红细胞被大量破坏，血浆中血红蛋白浓度超过触珠蛋白的结合能力时，一部分未能结合的血红蛋白将由肾排出，出现血红蛋白尿。

二、白细胞

（一）白细胞的分类与数量

白细胞可以分为中性粒细胞、嗜酸性粒细胞、嗜碱性粒细胞、单核细胞和淋巴细胞等。前三者因其胞质中含有嗜色性质不同的颗粒，总称为粒细胞。正常成年人白细胞总数是（4～10）$\times 10^9$/L，当白细胞数量超过 10×10^9/L 时，称为白细胞增多；少于 4×10^9/L 时，称为白细胞减少。白细胞的正常值和主要功能见表 3－2。

表 3－2　白细胞分类、正常值和主要功能

名称	正常值（$\times 10^9$/L）	百分比（%）	主要功能
粒细胞			
中性粒细胞	2.0～7.5	50～70	吞噬功能
嗜酸性粒细胞	0.02～0.5	0.5～5	抑制过敏反应和蠕虫免疫反应
嗜碱性粒细胞	0.0～0.1	0～1	释放过敏性物质
无粒细胞			
单核细胞	0.12～0.8	3～8	转变为巨噬细胞，吞噬细胞
淋巴细胞	0.8～4.0	20～40	特异性免疫反应

正常人血液中白细胞数目可因年龄和机体功能状态不同而变化：①新生儿白细胞数较高，一般在 15×10^9/L 左右，至青春期时与成年人基本相同。②进食、疼痛、情绪激动及剧烈运动可使白细胞数显著增多。③女性月经期、妊娠期、分娩期均会使白细胞数增多。

（二）白细胞的生理功能

白细胞的主要功能是对机体进行防御。白细胞具有的变形、游走、趋化和吞噬等生理特性，是其行使防御功能的生理基础。

1. 中性粒细胞　中性粒细胞是血液中主要的吞噬细胞，其变形游走能力和吞噬活性都很强。当细菌入侵时，中性粒细胞在炎症区域产生的趋化性物质作用下，穿过毛细血管渗出而被吸引到病变部位，不再返回血液中。中性粒细胞胞质中含有大量溶酶体酶，可分解并消灭吞噬侵入细胞内的细菌和组织碎片，当中性粒细胞吞噬数十个细菌后，其本身即解体，释放的各种溶酶体酶又可溶解周围组织而形成脓液。炎症时，中性粒细胞大量释放而使外周血的中性粒细胞数目显著增高，有利于更多的中性粒细胞进入炎症区域。中性粒细胞处于机体抵御微生物病原体，特别是化脓性细菌入侵的第一线。当血液中的中性粒细胞数量少于 1×10^9/L 时，机体抵抗力会降低，容易发生感染。

2. 嗜酸性粒细胞　嗜酸性粒细胞有较弱的吞噬能力，可选择性吞噬抗原－抗体复合物，但吞噬缓慢，在抗细菌感染防御中不起主要作用。其作用是：①限制嗜碱性粒细胞在Ⅰ型超敏反应中的作用。②参与对蠕虫的免疫反应。在有过敏反应和寄生虫感染时，常伴有嗜酸性粒细胞增多。血液中嗜酸性粒细胞的数目有明显的昼夜周期性波动，清晨细胞数减少，午夜时细胞数增多。

3. 嗜碱性粒细胞　其胞质中的颗粒内含有肝素、组胺、嗜酸性粒细胞趋化因子和过敏性慢反应物质等多种生物活性物质。肝素具有抗凝作用，利于保持血管通畅；组胺和过敏性慢反应物质可使毛细血管壁的通透性增加，局部充血水肿，并可使支气管平滑肌收缩，从而引起荨麻疹、哮喘等Ⅰ型超敏反应。此外，嗜碱性粒细胞被激活时释放的嗜酸性粒细胞趋化因子能吸引嗜酸性粒细胞聚集于局部，以限制嗜碱性粒细胞在过敏反应中的作用。近年来的研究还显示，嗜碱性粒细胞还在机体抗寄生虫免疫应答中起重要作用。

4. 单核细胞　其从骨髓进入血液时仍然是尚未成熟的细胞，单核细胞在血液中循环2~3天后迁移到组织中，继续发育成熟为具有更强吞噬作用的巨噬细胞。固定在组织中的单核细胞称为组织巨噬细胞，主要分布于淋巴结、肺泡壁、骨髓、肝和脾等器官。激活了的单核－巨噬细胞的功能包括：合成和释放多种细胞因子，参与细胞的生长调控；在特异性免疫应答的诱导和调节中发挥关键作用。

5. 淋巴细胞　淋巴细胞属于免疫细胞，在免疫应答过程中起着核心作用。根据细胞生长发育的过程、细胞表面标志和功能的不同，淋巴细胞分成T细胞、B细胞和自然杀伤（natural killer，NK）细胞三大类。T细胞主要与细胞免疫有关，B细胞则主要与体液免疫有关，而NK细胞可直接杀伤肿瘤细胞、病毒或细菌感染的细胞等，发挥抗肿瘤、抗感染和免疫调节等功能。

（三）白细胞的生成与破坏

各种白细胞均起源于红骨髓的造血干细胞。在细胞发育的过程中经历定向祖细胞、可识别的前体细胞等阶段，然后成为具有多种功能的成熟白细胞。由于白细胞主要在组织中发挥作用，在血液中停留的时间较短，其寿命较难准确判断。例如中性粒细胞在循环血液中停留8小时左右即进入组织，4~5天后即衰老死亡；若有细菌入侵，粒细胞在吞噬活动中可释出溶酶体酶而发生“自我溶解”，与破坏的细菌和组织碎片共同构成脓液。单核细胞发育成巨噬细胞后，在组织中可生存约3个月。衰老的白细胞在肝、脾等处被巨噬细胞吞噬和分解，小部分经消化道和呼吸道黏膜排出。

三、血小板

（一）血小板的形态与数量

血小板是骨髓巨核细胞胞浆裂解脱落下来的具有生物活性的小块胞质，呈双面微凸的圆盘状，体积小，无细胞核。正常成年人血液中的血小板数量为（100~300）×10^9/L，剧烈运动后和妊娠中、晚期升高，静脉血的血小板数量较毛细血管血的高。当血小板数减少到50×10^9/L以下时，微小创伤或仅血压升高即可使皮肤和黏膜下出现瘀点或紫癜，称为血小板减少性紫癜。血小板数超过1000×10^9/L时，易形成血栓，导致心脑血管栓塞性疾病。

（二）血小板的生理特性

1. 黏附　血小板与血管壁或其他异物表面黏着的特性。当血管损伤暴露其内膜下的胶原组织时，血小板便附着于胶原组织表面。

2. 聚集　活化的血小板相互黏着的现象。血小板聚集可分为两个时相：第一时相为可逆聚集，发生迅速，是由受损伤组织释放的ADP引起；第二时相为不可逆聚集，发生较缓慢，是由血小板自身释放的ADP引起。凝血酶、胶原可通过促使血小板释放ADP而诱发血小板的不可逆聚集。引起血小板聚集的因素统称致聚剂，可分为生理性致聚剂和病理性致聚剂。ADP是最主要的生理性致聚剂；病理性致聚剂有细菌、病毒、药物等。

3. 释放 活化的血小板将其颗粒中的ADP、5-羟色胺、儿茶酚胺等活性物质排出的过程。这些物质可进一步促进血小板的活化、聚集，加速止血过程。能引起血小板聚集的因素，多数能引起血小板释放反应，且血小板的黏附、聚集与释放几乎同时发生。

4. 收缩 血小板具有收缩能力，与血小板的收缩蛋白有关。当血凝块中的血小板发生收缩时，可使血凝块回缩硬化，从而牢固地封住血管破口，巩固止血。若血小板数量减少或功能下降，可使血凝块回缩不良。临床上可根据体外血凝块回缩情况大致估计血小板的数量或功能是否正常。

5. 吸附 血小板具有吸附多种凝血因子的功能。当血管内皮破损时，随着血小板黏附和聚集于破损局部，可使局部凝血因子浓度显著增高，促进血液凝固和生理性止血。

（三）血小板的生理功能

1. 参与生理性止血 当小血管破损时，血液从血管内流出，几分钟后出血自行停止的现象，称为生理性止血。实验室检查中，用针刺破耳垂或指尖使血液自然流出，测定出血延续的时间，称为出血时间。正常出血时间为1~3分钟。出血时间的长短可以反映生理性止血功能的状态。生理性止血包括血管收缩、血小板血栓形成和血液凝固三个过程，其中血小板发挥的作用是：①释放缩血管物质，使血管破损部位创面减小，血流减慢。②黏附、聚集形成血小板止血栓，暂时堵塞小出血口。③参与血液凝固过程，形成坚实的血凝块。

2. 促进血液凝固 血小板释放血小板因子，如磷脂表面因子（PF_3）、抗肝素因子（PF_4）、抗纤维蛋白溶解因子（PF_6）等，使凝血酶原的激活加快两万倍。另外，血小板还可以吸附多种凝血因子，促进凝血过程的发生。

3. 维持血管内皮的完整性 血小板能填补血管内皮细胞脱落留下的空隙，并融入内皮细胞及时修补血管壁，维持毛细血管壁的正常通透性。

第三节 血液凝固、抗凝血与纤维蛋白溶解

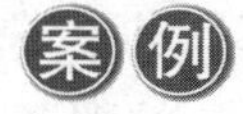

患者，男，10岁。因反复出血不易停止就诊。轻伤后皮肤渗血，可长达数日或数周之久；关节肿胀，压痛，活动障碍；皮下形成血肿。入院检查：血液中凝血因子Ⅷ减少。诊断：血友病。请根据本节所学内容解释：

1. 为什么血友病的人会出血不止？

2. 正常人的血液凝固是如何发生的？
3. 血液凝固的过程受哪些因素的影响和调节？

一、血液凝固

血液由流动状态变成不流动的胶冻状凝块的过程，称为血液凝固，简称凝血。血液凝固的本质是一系列酶促反应，最终导致血浆中可溶的纤维蛋白原转变成不溶的纤维蛋白，纤维蛋白交织成网，把血细胞和血液的其他成分网罗在内，从而形成血凝块。血液凝固后1～2小时，因血凝块中的血小板收缩，使血凝块析出淡黄色的液体，称为血清。由于在凝血过程中一些凝血因子被消耗，故血清与血浆的区别在于前者缺乏纤维蛋白原和FⅡ、FⅤ、FⅧ、FⅫ等凝血因子，而增加了一些血小板释放的物质。

（一）凝血因子

凝血因子是指血浆与组织中直接参与血液凝固的化学物质。目前已知14种，其中已按国际命名法用罗马数字编号的有12种（表3－3）。

凝血因子具有以下特点：①除FⅣ是Ca^{2+}外，其他凝血因子都是蛋白质，多数以无活性的酶原形式存在，必需被激活才有活性。活化的凝血因子在右下角加“a”表示，如FⅡ被激活为FⅡa。②FⅢ是由组织释放，其他因子均存在于新鲜血浆中。③多数凝血因子在肝脏合成，其中FⅡ、FⅦ、FⅨ、FⅩ的生成还需要维生素K参与，如肝脏病变或维生素K缺乏，可出现凝血功能障碍。

表3－3　按国际命名法编号的凝血因子

凝血因子	同义名	凝血因子	同义名
Ⅰ	纤维蛋白原	Ⅷ	抗血友病因子
Ⅱ	凝血酶原	Ⅸ	血浆凝血激酶
Ⅲ	组织因子	Ⅹ	Stuart－Prower因子
Ⅳ	Ca^{2+}	Ⅺ	血浆凝血活酶前质
Ⅴ	前加速素	Ⅻ	接触因子
Ⅶ	前转变素	ⅩⅢ	纤维蛋白稳定因子

（二）血液凝固过程

血液凝固的过程可分为三个阶段：凝血酶原激活物形成、凝血酶形成和纤维蛋白形成（图3－4）。

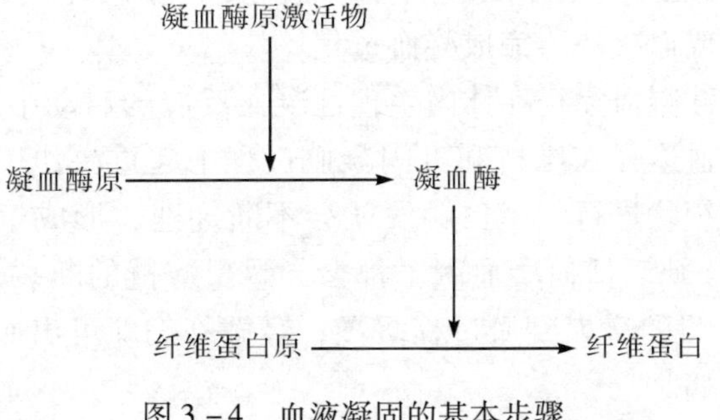

图3－4　血液凝固的基本步骤

1. 凝血酶原激活物形成 凝血酶原激活物是由 FⅩa、FⅤ、Ca^{2+} 和磷脂表面因子（PF_3）共同组成的复合物。根据 FⅩa 形成的启动方式和参与的凝血因子不同，可分为内源性凝血途径和外源性凝血途径（图 3－5）。

☞ 考点：血友病。

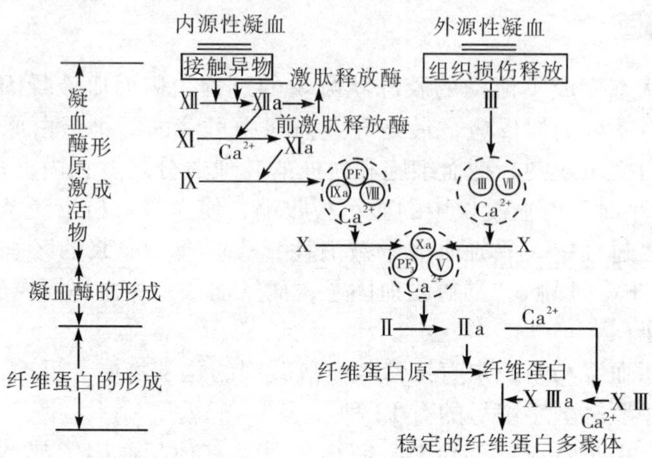

图 3－5 血液凝固过程示意图

（1）内源性凝血途径 参与凝血过程的因子全部来自血液，由 FⅫ启动。当血液与异物表面（如胶原纤维）接触时，FⅫ被激活成 FⅫa，FⅫa 可激活前激肽释放酶使之成为激肽释放酶，后者通过正反馈过程又能大量激活 FⅫ，生成 FⅫa。FⅫa 的主要功能是激活 FⅪ成为 FⅪa，从而启动内源性凝血途径。FⅪa 在 Ca^{2+} 的参与下，将 FⅨ激活为 FⅨa。FⅨa 与 FⅧ、Ca^{2+} 和 PF_3 组成 FⅧ复合物，即可将 FⅩ激活为 FⅩa 。

（2）外源性凝血途径 由来自组织释放的因子 FⅢ与血液接触而启动的凝血过程，又称组织因子途径。FⅢ广泛存在于血管外组织中，尤其在脑、肺和胎盘组织中特别丰富。当组织损伤血管破裂时，组织释放 FⅢ到血液中，与 Ca^{2+}、FⅦ形成复合物可将 FⅩ激活为 FⅩa。

2. 凝血酶形成 在凝血酶原激活物的作用下，凝血酶原被激活成为凝血酶。凝血酶是一种多功能凝血因子，其主要作用是使纤维蛋白原（四聚体）转变成为纤维蛋白单体。此外，凝血酶还能激活 FⅤ、FⅧ、FⅪ，成为凝血过程中的正反馈机制。

3. 纤维蛋白形成 纤维蛋白原在凝血酶的作用下激活成为纤维蛋白单体。在 Ca^{2+} 作用下，FⅩⅢa 使纤维蛋白单体相互聚合，形成不溶于水的纤维蛋白多聚体。后者交织成网，网罗血细胞形成血凝块，完成凝血过程。

目前认为，外源性凝血途径在体内生理性凝血反应的启动中起关键作用，FⅢ是启动因子，而内源性凝血途径在维持和巩固凝血过程中起重要作用。血液凝固都是酶促反应，环环相扣以链锁状进行，一旦触发就会不断加速，形成正反馈，因而也称之为“瀑布式”酶链反应。缺乏任何凝血因子都会导致反应链的断裂，严重阻碍凝血进程。如缺乏 FⅧ、FⅨ和 FⅪ的病人凝血过程缓慢，轻微外伤即可出血不止，临床上称为甲型、乙型和丙型血友病。

二、抗凝物质

1. 生理性抗凝物质　正常情况下，血液在心血管内循环流动是不会发生凝固的，即使在生理性止血时，凝血也仅限于受损的局部，并不延及未损伤部位。这表明体内的生理性凝血过程是多因素综合作用的结果，包括循环血液的稀释作用、血管内皮的光滑完整、纤维蛋白的吸附、单核细胞的吞噬、血浆中多种抗凝物质及纤维蛋白溶解系统的作用等。

体内的生理性抗凝物质主要包括抗凝血酶Ⅲ（antithrombin Ⅲ，AT－Ⅲ）、肝素、蛋白C系统和组织因子途径抑制物，其中前二者是血浆中最重要的抗凝物质。

（1）抗凝血酶Ⅲ　是由肝脏和血管内皮细胞产生的一种丝氨酸蛋白酶抑制物，可与凝血酶及FⅦ、FⅨa、FⅩa、FⅪa、FⅫa等分子活性中心的丝氨酸残基结合，抑制其活性。抗凝血酶Ⅲ与肝素结合可大幅提高其抗凝效果，在缺乏肝素的情况下，其直接抗凝作用慢而弱。

（2）肝素　是一种酸性黏多糖，主要由肥大细胞和嗜碱性粒细胞产生。心、肺、肝、肌肉等组织中含量丰富，生理情况下血浆中几乎不含肝素。肝素主要通过增强抗凝血酶Ⅲ的活性而发挥间接抗凝作用。此外，肝素还能抑制凝血酶原的激活过程，阻止血小板的黏附、聚集与释放反应，刺激血管内皮细胞释放凝血抑制物和纤溶酶原激活物。所以肝素是一种很强的抗凝物质，已在临床实践中广泛应用于体内、体外抗凝。

（3）蛋白质C系统　主要包括蛋白质C、蛋白质S、活化蛋白质C抑制物和血栓调节蛋白。蛋白质C是由肝脏合成的维生素K依赖因子，以酶原形式存在于血浆中。激活的蛋白质C具有多方面的抗凝血、抗血栓功能，主要包括灭活FⅤa和FⅧa，抑制FⅩ和FⅡ的激活以及促进纤维蛋白的溶解。

（4）组织因子途径抑制物　来源于小血管的内皮细胞，作用是直接抑制FⅩa的活性，在Ca^{2+}的参与下，灭活FⅦ－组织因子复合物，从而抑制外源性凝血途径。

2. 体外抗凝物质　临床工作中，常需要采取一些措施，在体外延缓血液凝固。草酸盐和枸橼酸盐由于可以除去游离的Ca^{2+}，故可阻断凝血过程，以达到抗凝的目的，常作为体外抗凝剂。

血液凝固过程是一系列酶促反应，还容易受接触面和温度等因素的影响。光滑的表面可减少血小板的聚集和解体，减弱血小板因子对凝血反应的促进作用，因而起到抗凝作用。反之，粗糙的表面可以加速血小板解体，促进血液凝固过程。温度可以影响酶的活性，因此降低温度可以使凝血发生减慢。临床上总采用温热生理盐水纱布压迫伤口或切口止血，一方面提高温度，另一方面提供粗糙表面，可以起到促凝的作用。

三、纤维蛋白溶解

（一）纤维蛋白溶解系统

在纤溶酶的作用下，血液凝固过程中形成的纤维蛋白被降解的过程，称为蛋白溶解，简称纤溶。纤维蛋白溶解系统主要包括纤溶酶原、纤溶酶、纤溶酶原激活物和纤维蛋白溶解抑制物。该系统的作用主要是清除在生理性止血过程中形成的止血栓保证血管通畅，也利于受损组织的修复和再生。纤维蛋白溶解过程分为纤溶酶原的激活和纤维蛋白（或纤维蛋白原）的降解两个基本阶段（图3-6）。

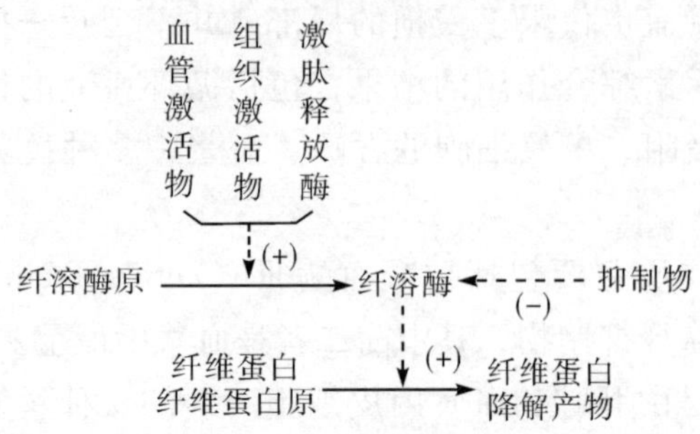

图3-6　纤维蛋白溶解系统示意图

（+）催化作用（-）抑制作用

1. 纤溶酶原的激活　正常情况下，血中的纤溶酶是以无活性的纤溶酶原形式存在的。纤溶酶原主要由肝脏产生，特定条件下被激活转变成为纤溶酶。纤溶酶原激活物存在于血液、组织液中，主要分为三类。①血管激活物：主要由血管内皮细胞合成和释放，如组织型纤溶酶原激活物。②组织激活物：存在于很多组织中，以子宫、甲状腺、肺、前列腺等处较多，这些器官术后易渗血，这也是月经血不发生凝固的原因。③依赖于FⅫ的激活物，如前激肽释放酶被FⅫa激活后，所生成的激肽释放酶即可激活纤溶酶原。

2. 纤维蛋白与纤维蛋白原的降解　纤溶酶是血浆中活性最强的蛋白水解酶，主要作用是水解纤维蛋白原和纤维蛋白。在纤溶酶被激活后，可将纤维蛋白或纤维蛋白原分割成很多可溶的小肽，总称为纤维蛋白降解产物。纤维蛋白降解产物通常不再出现凝固，其中部分小肽具有抗凝的作用。除主要降解纤维蛋白及纤维蛋白原外，纤溶酶对某些凝血因子也有一定的降解作用。当纤维蛋白溶解过程亢进时，可因凝血因子的大量分解及纤维蛋白降解产物的抗凝作用而引发出血倾向。

（二）纤维蛋白溶解抑制物

血液中的纤维蛋白溶解抑制物有两类：一类为激活物的抑制物，主要灭活组织型纤溶酶原激活物和尿激酶；另一类是纤溶酶抑制物，主要抑制纤溶酶的活性，减少纤溶酶的生成。纤维蛋白溶解抑制物多数特异性不高，既可抑制纤维蛋白溶解又可抑制凝血，这对于凝血与纤维蛋白溶解局限于创伤局部有重要意义。

凝血和纤维蛋白溶解是两个对立统一的功能系统，它们相互配合，保持着动态平衡。当人体在出血时，既可及时止血，又可防止血栓形成，使血液保持流动状态；同时还可以促进组织修复和伤口的愈合。

第四节　血型与输血

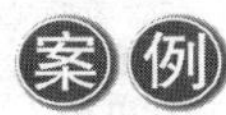

某患者为A型血，由于车祸导致大量失血引起失血性休克，此时血库中只有B型血和O型血。请根据本节所学内容解释：

1. 是否可以为该患者输血？为什么？

2. 输血时需要注意哪些问题？

一、血型

（一）血型与红细胞凝集

血型是指红细胞膜上特异性抗原的类型。两种不同类型的血液相遇，其中的红细胞彼此聚集成簇，这种现象称为红细胞凝集。在补体的作用下，可引起凝集的红细胞破裂，发生溶血。当给人体输入血型不相容的血液时，在血管内可发生红细胞凝集和溶血反应，甚至危及生命。因此，血型鉴定是安全输血的前提。

红细胞凝集的本质是抗原-抗体反应。在凝集反应中起抗原作用的红细胞膜上的特异性抗原，称为凝集原，主要是糖和多肽。能与红细胞膜上的凝集原起反应的特异抗体则称为凝集素，是存在于血浆中的球蛋白。

自1901年Landsteiner发现第一个人类血型系统——ABO血型系统以来，至今已发现29个不同的红细胞血型系统。与临床关系最密切的是ABO血型系统和Rh血型系统。

（二）ABO血型系统

1. ABO血型系统的分型　根据红细胞膜上特异凝集原的有无及种类，ABO血型系统分为四种类型：A型、B型、AB型和O型。ABO血型系统中有A、B凝集原两种。红细胞膜上只含A凝集原者为A型；只含B凝集原者为B型；同时含A和B两种凝集原者为AB型；无A、B两种凝集原者为O型（表3-4）。在ABO血型系统中，还依据同一凝集原在结构上的某些差别，区分出某些亚型，与临床关系密切的是A型中的A_1和A_2亚型。汉族人中，A_1亚型占99%以上，A_2亚型极少见。临床输血时应注意到A亚型的存在。

表3-4　ABO血型系统的凝集原和凝集素

血型	红细胞膜上的凝集原	血清中的凝集素
A	A	抗B
B	B	抗A
AB	A和B	无
O	无	抗A和抗B

2. ABO 血型系统的抗体　ABO 血型系统存在天然抗体。新生儿的血液中尚未出现 ABO 血型系统的抗体，出生后 2～8 个月开始出现。天然抗体多属于 IgM，分子量大，不能通过胎盘。因此，血型与胎儿血型不合的孕妇，体内的天然 ABO 血型抗体一般不能通过胎盘到达胎儿体内，因此胎儿体内不会发生红细胞凝集和破坏。

3. ABO 血型的鉴定　临床上 ABO 血型的鉴定方法是：用已知的标准血清，即抗 A 凝集素和抗 B 凝集素，分别与被鉴定者的红细胞混悬液相混合，依其发生凝集反应的结果，判定被鉴定者红细胞膜上所含的未知的凝集原类型，再以凝集原类型确定血型。

（三）Rh 血型系统

1. Rh 血型的发现和分布　Rh 凝集原是人类红细胞膜上存在的另一类凝集原，最先发现于恒河猴的红细胞。现已知 Rh 血型系统有 40 多种凝集原，与临床关系密切的是 C、c、D、E、e5 种，其中以 D 凝集原的抗原性最强。根据红细胞膜上是否含有 D 凝集原将 Rh 血型系统分为两型：含有 D 凝集原者，为 Rh 阳性；无 D 凝集原者，为 Rh 阴性。我国汉族人群中，Rh 阳性者约占 99%，Rh 阴性者只占 1% 左右。有些少数民族，Rh 阴性者较多，如布依族和乌孜别克族约 8.7%，苗族为 12.3%，塔塔尔族为 15.8%。在这些民族居住的地区，输血时应特别注意 Rh 血型的问题。

2. Rh 血型的特点及其临床意义　Rh 血型系统不存在抗 Rh 的天然凝集素，但由于人体具有获得性免疫能力，因此 Rh 阴性者接受 Rh 阳性的血液后，体内会产生抗 D 凝集素，属于 IgG 抗体，分子量较小，容易通过胎盘。

Rh 血型系统在临床上的重要意义有两个：① Rh 阴性受血者第一次接受 Rh 阳性的血液时，由于其体内没有天然的抗 D 凝集素，故不会发生凝集反应。输血后其体内将产生抗 D 凝集素，当 Rh 阴性受血者第二次再输入 Rh 阳性血液时，就会发生凝集反应而引起严重的后果。②女性妊娠时，若 Rh 阴性母亲怀有 Rh 阳性胎儿，胎儿的红细胞或 D 凝集原若进入母体，可使母体出现免疫反应导致血液中产生抗 D 凝集素；或 Rh 阴性的妇女曾接受过 Rh 阳性的血液，体内已产生了抗 D 凝集素，当这种凝集素透过胎盘进入胎儿的血液，可使胎儿的红细胞发生凝集反应而溶血，造成新生儿溶血性贫血，严重时可致胎儿死亡。因此，对多次怀孕均为死胎的孕妇，特别是少数民族妇女，应引起医务人员高度注意。由于一般只有妊娠末期或分娩时才有足量的胎儿红细胞进入母体，而母体血液中凝集素的浓度是缓慢增加的，故 Rh 阴性的妇女怀第一胎 Rh 阳性胎儿时，很少出现新生儿溶血的情况；但在第二次妊娠时，母体内的抗 D 凝集素可进入胎儿体内而引起新生儿溶血。

二、输血原则

目前，输血已经成为治疗某些疾病、抢救大失血和确保一些大型手术顺利进行的重要措施。输血时血型不合会产生严重的溶血反应，引发休克、血管内凝血和肾功能损伤，严重时可导致病人死亡。为了保证输血的安全有效，必须遵守输血原则。

输血的基本原则是保证供血者的红细胞不被受血者血浆中的凝集素所凝集，即供血者红细胞膜上的凝集原不与受血者血浆中的凝集素发生凝集反应。在准备输血之前，首先必须鉴定血型，保证供血者与受血者的 ABO 血型相合。对于生育年龄的妇女和需要反复输血的病人，还必须使供血者与受血者的 Rh 血型相合，特别要注意 Rh 阴性受血者产生抗 Rh 抗体的情况。

护理应用

由于输入异型血时所出现的溶血反应后果非常严重，因此临床上在给病人输血前，应仔细查对，杜绝差错。在输血过程中也应注意观察，防止溶血反应的发生。

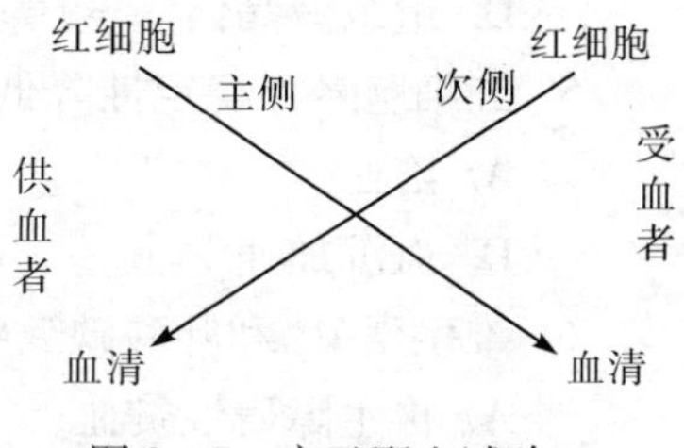

图 3－7　交叉配血试验

输血时最好采用同型血，但由于多种血型系统及亚型的存在，即使是同型输血，输血前也必须常规进行交叉配血试验。交叉配血试验的方法：供血者的红细胞混悬液与受血者的血清相混合称为主侧；受血者的红细胞混悬液与供血者的血清相混合称为次侧（图 3－7）。分别观察结果：两侧均无凝集反应，即为配血相合，可以输血；若主侧发生凝集反应，不管次侧结果如何，均为配血不合，不能输血；若主侧不发生凝集，只有次侧发生凝集反应（这种情况可见于将 O 型血输给其他血型的受血者或 AB 型受血者接受其他血型的血液），一般不宜进行输血，只在紧急情况下可少量输血（300ml 以内），但不宜过快，并密切观察，一旦发生输血反应，应立即停止输血。

以往曾把 O 型血的人称为“万能供血者”，AB 型血的人称为“万能受血者”，事实上这种说法十分不妥。假设 O 型血的人作为供血者，虽然 O 型的红细胞膜上没有 A 和 B 凝集原，不会被受血者血浆的抗 A、抗 B 凝集素凝集，然而 O 型血血浆中含抗 A 和抗 B 凝集素，能与其他血型受血者的红细胞发生凝集反应。当输入的血量较大时，供血者血浆中的凝集素未被受血者的血浆足够稀释时，受血者的红细胞会被广泛凝集。同样道理，当 AB 型血的人作为受血者时，也会出现相同的情况。

随着医学科学技术的进步，输血疗法已经从原来的输全血，发展为成分输血。成分输血是把人血液中的各种有效成分，如红细胞、粒细胞、血小板和血浆，分别制备成高纯度或高浓度的制品，根据病人的需要选择性地输入相应成分。成分输血可降低输血风险，提高血液利用率和疗效，减少不良反应，同时也可以减轻输血时的心脏的负担。

☞ **考点：** 输血安全。

目标检测

A1 型题

1. 血浆和血清的主要区别是

   A. 血小板的有无　B. 红细胞的有无　C. 抗凝物质的有无

   D. 白蛋白的有无　E. 纤维蛋白原的有无

2. 血浆胶体渗透压主要来自

   A. 纤维蛋白原　B. α_1－球蛋白　C. γ－球蛋白

D. 白蛋白　　E. 纤维蛋白

3. 血浆晶体渗透压主要来自

A. 葡萄糖　　B. NaCl　　C. K^+

D. 白蛋白　　E. Ca^{2+}

4. 对维持红细胞形态有重要作用的是

A. 血浆蛋白　　B. 血浆胶体渗透压　　C. 血浆晶体渗透压

D. 组织液晶体渗透压　　E. 组织液胶体渗透压

5. 红细胞悬浮稳定性降低就会发生

A. 溶血　　B. 凝血　　C. 脆性增加

D. 血沉加速　　E. 红细胞凝集

6. 维生素 B_{12}和叶酸缺乏将导致

A. 再生障碍性贫血　　B. 缺铁性贫血　　C. 肾性贫血

D. 巨幼红细胞性贫血　　E. 出血性贫血

7. 以下哪种凝血因子不属于蛋白质

A. Ⅰ　　B. Ⅱ　　C. Ⅲ

D. Ⅳ　　E. Ⅶ

8. 能引起血液凝固延缓或停止的因素是

A. 将血液收置在表面粗糙的玻璃管中

B. 将血液的温度由 20℃升高到 37℃

C. 在血液中加入肝素

D. 在血液中加入少许生理盐水

E. 在血中加入纱布块

9. 红细胞的平均寿命为

A. 2 个月　　B. 3 个月　　C. 4 个月

D. 5 个月　　E. 6 个月

10. 某人的红细胞与 B 型血的血浆凝集，其血浆与 B 型血的红细胞不凝集，此人的血型为

A. A 型　　B. B 型　　C. AB 型

D. O 型　　E. 无法判断

（张晟）

第四章 血液循环

要点导航

血液循环系统由心脏和血管组成。血液在其中不断循环的过程中，实现了血液的功能，从而维持内环境的相对稳定和新陈代谢的正常进行，以实现机体的自我更新。一旦血液循环障碍，将严重影响生命活动，甚至危及生命。通过本章的学习，我们能够知道：

1. 心脏为什么能够自动地有节律地收缩和舒张？它是如何工作的？哪些因素能够影响其工作？

2. 如何衡量心脏的功能？

3. 为什么要为患者测血压？血压是怎么形成的？动脉血压、静脉血压有何不同？分别受哪些因素影响？护理老年患者时为什么变换体位时速度不宜过快？

4. 心音是怎样产生的？其有何意义？

5. 临床常见的各种水肿是如何产生的？人体的微循环是什么样的？

6. 心动周期、每搏输出量、心输出量、射血分数、心指数、收缩压、舒张压、脉压、平均动脉压、中心静脉压、微循环等基本概念。

7. 人体是如何对血压进行调节的？

8. 正常献血后机体是如何进行代偿的？

9. 心、脑、肺的血液循环有什么特点？

血液在循环系统中按照一定的方向流动，周而复始，称为血液循环。血液的功能只有在不断地循环流动过程中才能得以实现。血液循环系统由心脏及血管组成。心脏是血液循环的动力装置，其主要功能是泵血；血管是血液流动的管道，有输送、分配血液的作用，也是血液与组织之间进行物质交换的场所。血液循环障碍，组织器官将会由于供血不足出现代谢紊乱和功能异常，严重时可危及生命。

第一节　心脏生理

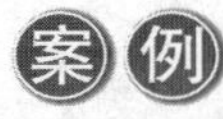

心力衰竭是各种心脏疾病损害了心室的射血或（和）充盈能力，导致心功能不全的一种综合征，表现为组织器官供血不足和静脉系统淤血。请根据本节所学内容解释：

1. 利尿剂在本病治疗中有何作用？
2. 正性肌力药在本病治疗中有何作用？
3. 心力衰竭患者能否从事剧烈运动或重体力劳动，为什么？
4. 影响心脏泵血功能的因素有哪些？

心脏是一个由心肌细胞构成并具有瓣膜结构的空腔器官。心脏有节律地舒张和收缩，能引起瓣膜规律性开启和关闭，将血液从压力很低的静脉中抽吸入心脏，再射入到压力较高的动脉内，推动血液沿单一方向循环流动，实现其泵血功能。心脏的这种节律性活动，是由心肌的生理特性所决定的，而心肌的生理特性又以心肌细胞生物电活动为基础。

一、心肌细胞的生物电活动

心肌细胞按生物电特点分为非自律细胞和自律细胞（表4－1）。非自律细胞为普通的心肌细胞，细胞内富含排列有序的肌原纤维，不能产生节律性兴奋，但具有收缩能力，故又称为工作细胞；自律细胞是一些特殊分化的心肌细胞，构成心脏的特殊传导系统（图4－1），能自动产生节律性兴奋，但细胞内肌原纤维少且排列不规则，基本丧失了收缩功能。工作细胞的兴奋及收缩活动受自律细胞控制。

表4－1　心肌细胞的名称及分类

分类	存在部位
非自律细胞	心房肌、心室肌、房室交界结区
自律细胞	窦房结、房室交界房结区和结希区、房室束、左右束支、浦肯野纤维

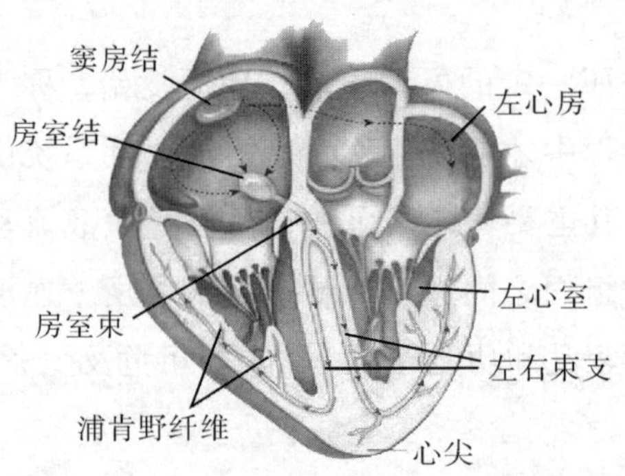

图4－1　心脏的特殊传导系统

（一）工作细胞的生物电活动及其形成机制

与神经纤维相比，普通心肌细胞的动作电位具有显著特点。现以心室肌细胞为例，说明非自律细胞的生物电现象。

1. 静息电位　心室肌细胞的静息电位约为 -90mV，其形成机制与神经细胞、骨骼肌细胞基本相同，主要是由于 K^+ 外流所形成的 K^+ 平衡电位。因此，一旦血 K^+ 浓度升高或降低，和（或）细胞膜对 K^+ 的通透性发生改变，心室肌的静息电位也会随之发生变化。

2. 动作电位　心室肌细胞的动作电位，特别是复极化过程比较复杂，持续时间长。通常将心室肌细胞动作电位全过程分为 0、1、2、3、4 五个时期（图 4-2）。

（1）去极化过程　形成动作电位的上升支，即 0 期。

心室肌受到刺激后，膜内电位由静息时的 -90mV 迅速上升到 +30mV 左右，其形成的主要机制是刺激引起膜上 Na^+ 通道部分开放，少量 Na^+ 内流，膜内负电位减小到阈电位（约 -70mV）水平时，膜上的 Na^+ 通道大量被激活、开放，大量 Na^+ 快速内流，使膜内电位急剧上升到顶点，达到 Na^+ 的平衡电位。0 期的特点是：历时短（仅 1～2ms），膜内电位上升幅度大（约 120 mV）。

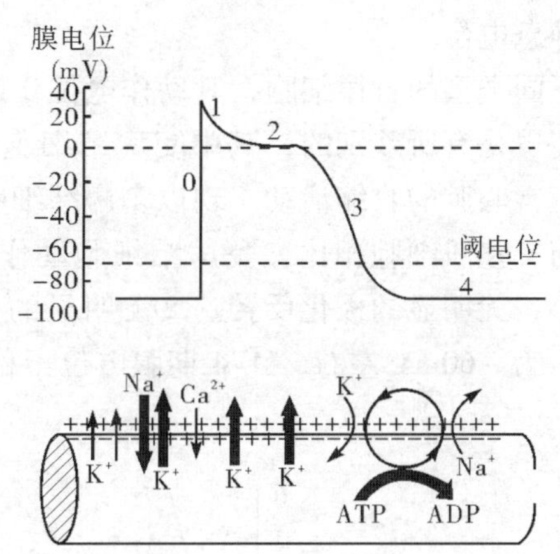

图 4-2　心室肌细胞动作电位与主要离子转运示意图

（2）复极化过程　形成动作电位的下降支，历时长达 200～400ms，分为四个时期。

1 期　又称快速复极初期。本期膜内电位由 +30mV 快速下降至 0mV 左右，形成的主要机制是 Na^+ 通道失活，Na^+ 内流停止，而 K^+ 通道被激活，K^+ 快速外流，导致膜的快速复极化。1 期历时约 10ms，与 0 期形成锋电位。

2 期　又称缓慢复极期或平台期。此期膜内电位保持在 0mV 左右，复极过程非常缓慢，复极曲线比较平坦。本期形成的主要机制是膜上 Ca^{2+} 通道已开放，Ca^{2+} 缓慢内流，与持续进行的 K^+ 外流形成了方向相反的两种离子流，二者互相抵消，使进出细胞的正电荷数大致相等，因此膜内电位变化不大。平台期历时约 100～150ms，是心室肌细胞动作电位持续时间长的主要原因，也是心室肌细胞动作电位区别于神经纤维和骨骼肌细胞的显著特征。平台期的长短对心室肌细胞内 Ca^{2+} 的数量影响较大，因此会影响到心肌的收缩能力。

3 期　又称快速复极末期。此期膜内电位由 0mV 较快地下降到静息电位水平（-90mV），其形成的主要机制是 Ca^{2+} 通道失活，Ca^{2+} 内流停止，而 K^+ 通道持续开放，K^+ 大量外流直至其平衡电位。3 期历时约 100～150ms。

4 期　又称静息期。此期膜内电位基本稳定在静息电位水平。由于在动作电位形成过程中改变了细胞内外的离子浓度，膜上的离子泵被激活，将内流的 Na^+、Ca^{2+} 泵到细胞外，并将外流的 K^+ 泵回到细胞内，同时也通过膜上 Na^+-Ca^{2+} 交换机制，将内流的 Ca^{2+} 排出细胞，使细胞内外离子分布恢复到静息时的水平，保持了细胞正常的兴奋性。

（二）自律细胞的生物电活动及其形成机制

自律细胞的动作电位不同于工作细胞，其显著特点是4期膜电位不稳定，在3期复极化到最大极化状态（最大复极电位、最大舒张电位）时，即开始自动、缓慢地去极化，当膜内电位达到阈电位时，引起细胞产生一个新的动作电位。周而复始，自律细胞自动地产生节律性兴奋。由于自律细胞没有工作细胞那样的静息状态，所以它们没有静息电位。

不同类型的自律细胞，其动作电位0期去极化速度、3期复极程度与4期自动去极化速度也是有所差别的，其中窦房结细胞4期自动去极化速度最快，自律性最高，控制着正常心脏的收缩活动。现以窦房结细胞为例介绍其生物电现象。

与心室肌细胞相比，窦房结细胞动作电位具有以下特点：①0期去极化速度慢、幅度小，无明显的极化反转。②无明显的复极1期和2期。③3期最大复极电位负值较小，为 -60mV 左右。④4期膜电位不稳定（图4-3）。

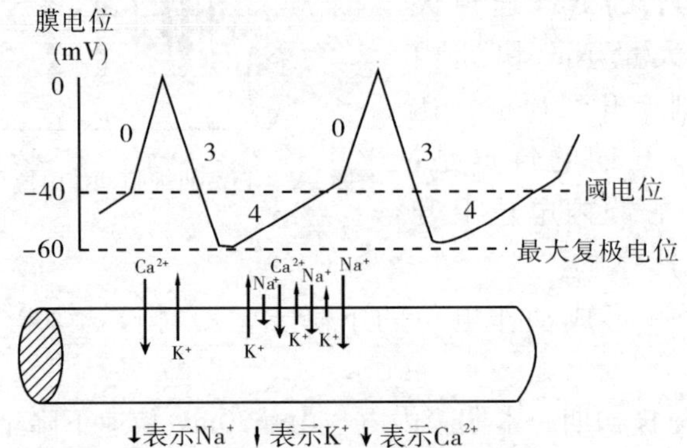

图4-3　窦房结细胞动作电位与主要离子转运示意图

0期（去极化）　当膜内电位由 -60mV 自动去极化达到阈电位（约 -40mV）水平时，激活膜上的 Ca^{2+} 通道，Ca^{2+} 缓慢地内流，使膜内电位缓慢地上升到0mV左右，形成0期。

3期（复极化）　Ca^{2+} 通道逐渐失活，Ca^{2+} 内流递减至终止，同时 K^+ 通道被激活，K^+ 外流逐渐增多，使膜内电位逐渐下降到最大极化状态（约 -60mV），形成3期。

4期（自动去极化）　目前认为，窦房结细胞动作电位4期的形成主要与三种离子流有关，即 K^+ 外流的递减、Na^+ 内流进行性增加及 Ca^{2+} 内流，其中衰减性 K^+ 外流是最重要的离子基础，导致膜内电位缓慢上升，出现4期自动去极化。

二、心肌的生理特性

心肌有四种基本生理特性，即兴奋性、自律性、传导性和收缩性。其中兴奋性、自律性和传导性是以生物电活动为基础的，属于电生理特性；收缩性则是以收缩蛋白的功能活动为基础的，属于机械特性。心肌的电生理特性和机械特性紧密关联，反映在心脏兴奋的产生、传导直至心肌收缩，完成心脏的泵血功能中。不同心肌的生理特性表现程度有所区别，如窦房结自律性最高，浦肯野纤维传导兴奋的速度最快，心室肌收缩能力最强。

（一）兴奋性

1. 决定和影响心肌细胞兴奋性的因素　心肌兴奋性的高低取决于引起兴奋的离子通道性状，还与静息电位（或最大复极电位）和阈电位之间的距离有关。

（1）离子通道的性状　心肌细胞发生去极化时的 Na^+ 通道（或 Ca^{2+} 通道）有备用、激活和失活三种状态，兴奋的产生都是以该通道能够被激活作为前提。通道处于何种状态，与当时膜内电位水平有关。以心室肌细胞为例，膜内电位为 -90mV 时，Na^+ 通道处于备用状态，当膜内电位去极化到 -70mV 时，Na^+ 通道开始再生性被激活而迅速开放，但随即又迅速失活关闭，直至膜内电位复极到 -60mV 或更负时，才逐渐从失活状态恢复过来（复活），到膜内电位恢复到静息电位水平时才能完全恢复到备用状态。处于失活状态的 Na^+ 通道是不能被再次激活的，Na^+ 通道是否处于备用状态，对心肌细胞兴奋性的影响至关重要。

（2）膜电位和阈电位之间的距离　动作电位是由于膜内电位去极化到阈电位水平而引起的，因此静息电位（或最大复极电位）和阈电位之间的距离发生变化，也会改变心肌细胞的兴奋性。二者之间的距离增大，心肌的兴奋性降低；反之，则兴奋性升高。一般来说，在生理情况下阈电位水平发生变化的概率很小，而细胞外液电解质浓度、pH 的变化影响静息电位（或最大复极电位）及阈电位水平则较为多见。

2. 心肌细胞兴奋性的周期性变化　由于心肌细胞在兴奋过程中 Na^+ 通道（或 Ca^{2+} 通道）发生激活、失活及复活等系列变化，因此其兴奋性也随之发生周期性变化，现以心室肌细胞为例加以说明（图 4－4）。

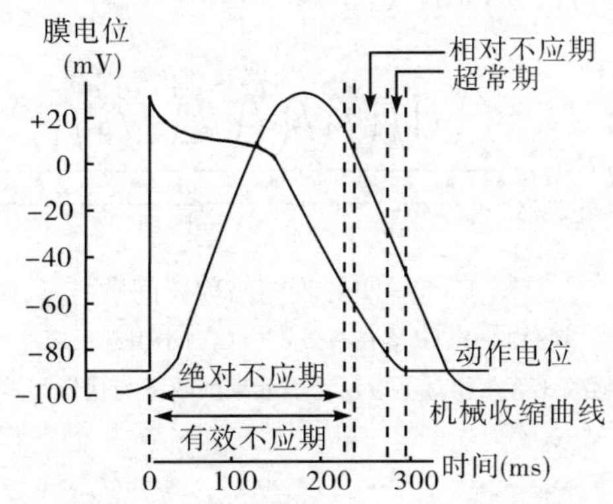

图 4－4　心室肌细胞兴奋性周期性变化及其与机械收缩之间的关系

（1）绝对不应期和有效不应期　从0期去极化开始到3期膜内电位复极至-55mV这段时间，Na^+通道处于失活状态，因此无论给予多么强大的刺激，心肌细胞都不能发生反应，这段时间称为绝对不应期。膜内电位由-55mV继续复极到-60mV这段时间，只有少量Na^+通道开始复活，其开放也不足以引起动作电位，因此给予强刺激（阈上刺激），只能引起心肌细胞产生局部兴奋，这段时间称为局部反应期。由于在绝对不应期和局部反应期内心肌细胞均不能产生可传播的动作电位，兴奋性为零，故总称为有效不应期。

（2）相对不应期　膜内电位由-60mV继续复极到-80mV这段时间，Na^+通道处于逐步复活过程中，但尚未恢复到正常备用状态。虽然此时给予阈刺激仍不能使心肌细胞产生动作电位，但若给予阈上刺激，则可使心肌细胞产生动作电位，因此把这段时间称为相对不应期。在此期内，心肌细胞的兴奋性低于正常。

（3）超常期　膜内电位由-80mV继续复极到-90mV这段时间，Na^+通道基本恢复到正常备用状态，由于此时膜内电位与阈电位的距离较近，心肌兴奋性升高，因此给予阈下刺激就可使心肌细胞产生动作电位，故把这段时间称为超常期。

复极完毕，膜内电位恢复到静息状态水平，心肌细胞兴奋性也随之恢复正常。

3. 心肌细胞兴奋性周期性变化与收缩活动的关系　心室肌细胞有效不应期特别长是其动作电位的一个显著特征。若在时间上将心室肌细胞的动作电位曲线与机械收缩活动曲线相比较（图4-4），则可看到其有效不应期一直延续到心肌收缩活动的舒张早期。因此，在生理条件下心脏的收缩和舒张有节律地交替进行，心肌不会像骨骼肌那样发生完全强直收缩，有利于心室的射血与充盈，实现其泵血功能。

在正常情况下，心房、心室的收缩活动是由窦房结的节律性兴奋控制的。如果在心室（心房）的有效不应期之后，下一次窦房结兴奋到达之前，心室（心房）接受一个人工刺激或异位起搏点的兴奋刺激，其将会提前出现一次兴奋收缩，称之为期前收缩或期外收缩，简称早搏。期前收缩也有自己的有效不应期，当其后紧接着的窦房结兴奋传到时，正好落在期前收缩的有效不应期内，这个正常的窦房结兴奋就不能引起心室（心房）肌细胞的兴奋收缩，出现一次“脱失”，直到下一次窦房结兴奋传到心室（心房）时才能再次引起其兴奋收缩。因此，在一次期前收缩之后往往会出现一段较长的心肌舒张期，称之为代偿间歇（图4-5）。

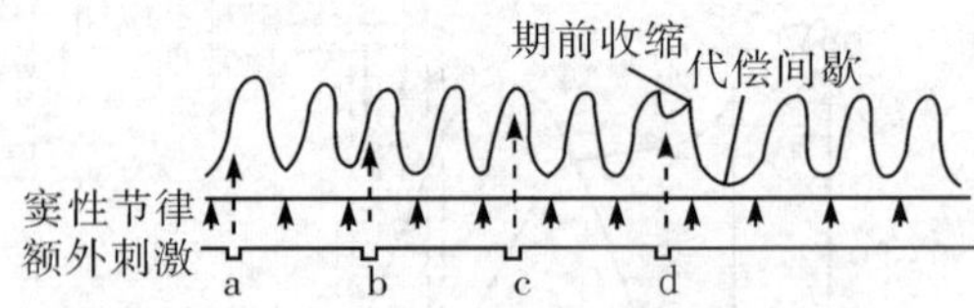

图4-5　期前收缩与代偿间歇

刺激a、b、c落在有效不应期内不引起反应

刺激d落在相对不应期，引起期前收缩与代偿间歇

（二）自动节律性

组织细胞在没有外来刺激的前提下，能够自动地产生节律性兴奋，这种能力或特

性即为自动节律性，简称自律性。具有自律性的组织或细胞被称为自律组织或自律细胞，其自律性的高低通常用单位时间（1 分钟）内自动产生节律性兴奋的次数，即兴奋的频率来衡量。

1. 心脏的自律细胞及起搏点　构成心脏特殊传导系统的心肌细胞大部分是自律细胞，它们是心脏自律性的结构基础。心脏特殊传导系统各部分的自律性高低有所差别，其中窦房结细胞的自律性最高（约为 100 次/分），然后由高至低依次是房室交界区（约为 50 次/分）、房室束（约为 40 次/分）和浦肯野纤维（约为 25 次/分）。心脏的搏动受自律性最高者的驱动。

正常情况下，整个心脏的节律性搏动是受窦房结控制的，称为窦性心律。窦房结是心脏的正常起搏点，其他自律组织的兴奋节律受窦房结控制，其本身的自律性不能表现出来，只起到传导兴奋的作用。一旦窦房结的起搏功能发生障碍，或因传导阻滞兴奋无法下传，窦房结以外的自律组织将取代窦房结，发挥备用起搏点的作用，以其兴奋频率维持心脏搏动，因此这些自律组织被称为潜在起搏点。由潜在起搏点控制的心跳节律称为异位心律。病理情况下，潜在起搏点的自律性异常增高，超过窦房结的自律性，也会引起异位心律的发生。

2. 影响心肌细胞自律性的因素　自律细胞能够从最大复极电位自动去极化到阈电位，是其自律性形成的基础。因此，心肌细胞自律性的高低取决于 4 期自动去极化的速度，也与最大复极电位和阈电位之间的距离有关（图 4－6）。

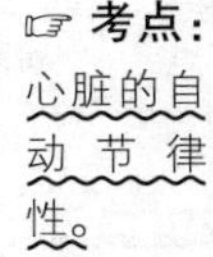
☞ 考点：心脏的自动节律性。

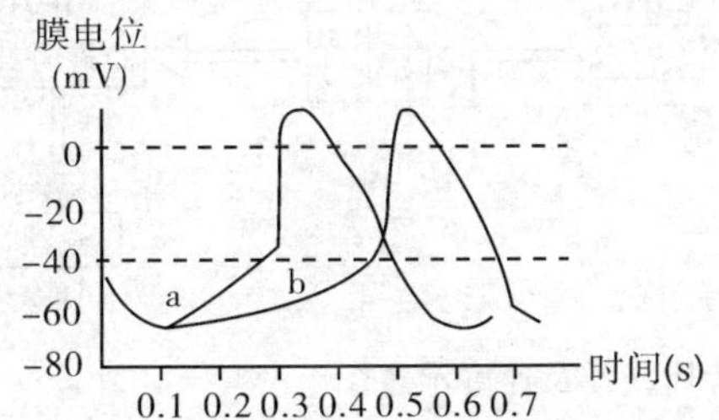

A：自动去极化速度由 a 减小到 b 时自律性降低

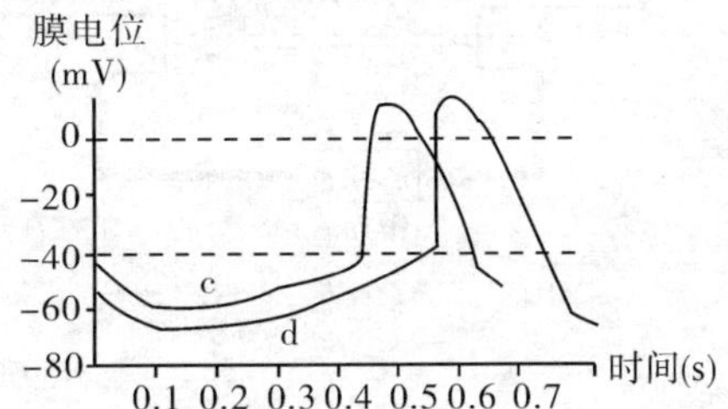

B：最大复极电位由 C 增大到 d 时与阈电位之间的距离加大，自律性降低

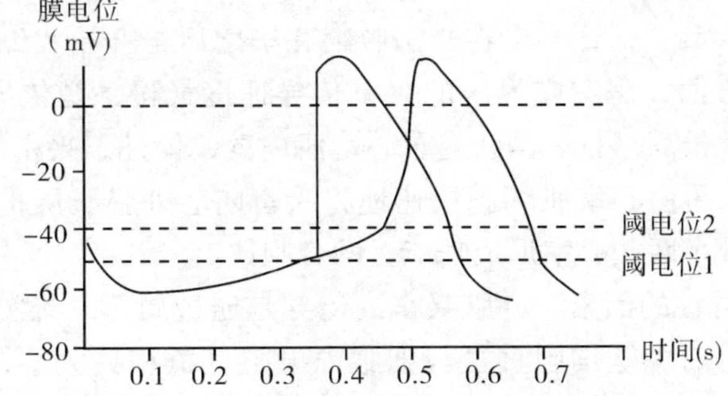

：阈电位水平由 1 到 2 时，与最大复极电位之间的距离加大，自律性降低

图 4－6　影响心肌细胞自律性的因素

(1) 4 期自动去极化速度　此为影响心肌细胞自律性的最主要因素。4 期自动去极化速度越快，从最大复极电位到达阈电位所需的时间越短，单位时间内发生兴奋的次数也就越多，自律性越高。

（2）最大复极电位与阈电位之间的距离　在4期自动去极化速度不变的前提下，二者之间的距离减小，从最大复极电位到达阈电位所需的时间就会缩短，自律性增高；反之自律性则会降低。迷走神经递质乙酰胆碱可使窦房结细胞的最大复极电位绝对值增大，加大了与阈电位之间的距离，故可使窦房结细胞的自律性降低。因此，在体正常心脏受到迷走神经的支配，正常成年人安静时窦房结细胞的兴奋节律约为75次/分。

（三）传导性

所有的心肌细胞均能够传导兴奋。心肌传导兴奋的能力，称为传导性。心肌细胞间传导兴奋，主要是以局部电流的方式通过低电阻的细胞间闰盘连接，使整块心肌兴奋和收缩。心肌传导性的高低常用兴奋的传导速度来衡量。

1. 心脏内兴奋的传播路径及特点　心脏内的兴奋通过特殊传导系统进行有序地传播。正常心脏窦房结兴奋后，兴奋经心房肌及心房优势传导通路迅速传播到左、右心房，使左、右心房几乎同时发生收缩，成为一个功能合胞体。与此同时，窦房结的兴奋还通过优势传导通路传播到房室交界区，经过这个唯一的通道，将兴奋传播到房室束、左右束支，再经浦肯野纤维快速传播到左、右心室，引起两侧心室同步兴奋收缩，也成为一个功能合胞体（图4－7）。

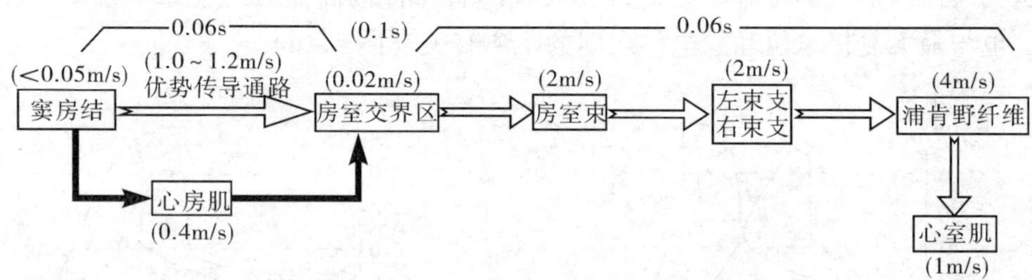

图4－7　心脏内兴奋传播路径及速度示意图

☞ **考点：** 心肌的传导性。

心脏各部分传导兴奋的速度各异（图4－7）。房室交界区的传导性最低，兴奋通过此处时传播速度明显减慢，约需0.1s，这种现象称为房室延搁，其生理意义是使心房和心室的兴奋相距0.1s，保证心室在心房收缩完毕之后再开始收缩，有利于心室的射血与充盈。但另一方面，房室交界区的兴奋传导速度最慢，是传导阻滞好发的部位。浦肯野纤维的传导性最高，且呈网状遍布心室肌内壁，保证了兴奋能够迅速传播到左、右心室壁内膜肌层，再由心室肌细胞快速地将兴奋向心外膜肌层扩布。心室内传导系统的高速传导，保证了两侧心室形成功能上的合胞体。

2. 影响心肌传导性的因素　心脏兴奋的传导是通过局部电流实现的，传导速度与细胞内、细胞间电阻有关。细胞直径与细胞内电阻呈负相关关系，即细胞的直径小，细胞内电阻大；细胞的直径大，细胞内电阻则小。不同心肌细胞的直径不同，因此细胞内电阻有异，也就导致不同心肌细胞兴奋传导的速度有所差异。心肌细胞间的兴奋传导通过缝隙连接完成，心脏不同部位心肌细胞间缝隙连接的构成及密度不同，是影响心肌传导速度的一个重要因素。上述解剖因素是决定心肌传导性的一个比较固定的因素，而生理因素对心肌传导性的影响则比较复杂。

（1）动作电位0期去极化的速度和幅度　0期去极化的速度快，局部电流形成的速度就快；0 期去极化的幅度大，形成的局部电流就强。局部电流越快越强，邻近未兴奋的心肌细胞去极化达到阈电位水平所需要的时间就越短，兴奋传导的速度也就越快。反之，传导速度则慢。

以心室肌细胞为例，0 期去极化的速度和幅度与 Na^+ 通道效率有关。Na^+ 通道效率是指 Na^+ 通道开放的速度和数量，即 Na^+ 通道的可利用率。Na^+ 通道效率呈电压依从性，与细胞的静息电位水平有关，通常情况下随静息电位的减小而降低。当静息电位减小到 -60 ~ -55mV 时，Na^+ 通道处于失活状态，不能开放，也就无 Na^+ 通道效率了。

（2）邻近未兴奋部位心肌细胞膜的兴奋性　细胞可兴奋是心肌细胞具有传导性的前提，因此膜的兴奋性必然影响兴奋的传导。当邻近心肌细胞兴奋性降低时，膜去极化到阈电位所需要的时间就要延长，传导速度就会减慢。若邻近的心肌细胞正处于有效不应期之内，则会中断该兴奋的传导，即发生传导阻滞。

护理应用

心肌细胞对体内 K^+ 的异常非常敏感。当血 K^+ 浓度过低时，心肌兴奋性升高，异位起搏点的自律性增大，易引起异位心律；当血 K^+ 浓度过高时，心肌的兴奋性、自律性、传导性及收缩性均下降，表现为心动过缓、传导阻滞和心肌收缩力减弱，严重时可使心脏活动停止于舒张状态。因此，临床上在为患者补 K^+ 时应注意能口服者尽量口服，不能口服者需静脉补钾。静脉补钾时 K^+ 浓度一般不超过 0.3%，严禁静脉注射给药，只能缓慢静脉滴注，并注意控制好滴注速度（<60 滴/分）和剂量（一般每日用量不超过 6 ~ 8g）。

（四）收缩性

心脏的工作细胞兴奋后发生收缩反应的能力，称为心肌的收缩性。心肌细胞的收缩原理与骨骼肌相似，但也有明显不同于骨骼肌的特点。

1. 心肌收缩对细胞外液的 Ca^{2+} 浓度依赖性大　与骨骼肌相比，心肌细胞的肌质网终池不发达，贮存的 Ca^{2+} 少，且终池内 Ca^{2+} 的释放是由细胞外流入细胞内的 Ca^{2+} 触发的，不同于骨骼肌的终池释放 Ca^{2+} 由膜电位变化引起（详见本书第二章），因此心肌细胞的收缩依赖于细胞外 Ca^{2+} 的流入。细胞外液 Ca^{2+} 浓度、动作电位 2 期的长短、慢 Ca^{2+} 通道的性状均可影响心肌的收缩性。

2. 心肌收缩具有“全或无”式的特点　心肌细胞间的闰盘电阻极小，心房肌细胞之间、心室肌细胞之间都可直接传导兴奋，使心房和心室都成为一个功能合胞体。阈下刺激不能引起心肌收缩，但当刺激强度达到阈值使一处心肌细胞兴奋后，兴奋可以迅速传播到整个心房或整个心室，使整个心房或整个心室进行同步收缩，这种现象称为“全或无”式收缩，即心房肌或心室肌都有要么不收缩，要么全部收缩的特点。心肌的“全或无”式收缩有利于心脏的泵血功能。

3. 心肌不发生完全强直收缩　心肌的有效不应期特别长，相当于心肌机械活动的整个收缩期和舒张早期。因此在收缩期内，无论有多么强大的刺激，都不可能使心肌产生一次新的兴奋收缩，即不会出现完全强直收缩。心肌有节律地收缩和舒张，保证了心脏有序地射血与充盈。

三、心脏的泵血功能

心脏的活动呈周期性变化。前述的生物电活动周期为心肌电周期，而心肌的机械活动周期则为心动周期。

（一）心动周期和心率

1. 心动周期 心脏的机械活动是指心肌的收缩和舒张。心房或心室每收缩和舒张一次，就构成一个机械活动周期，称为心动周期，即一次心跳。正常的心脏活动是由心动周期串联而成，因此分析心脏的机械活动可以以心动周期为单元进行。心动周期中既有心房的活动周期，又有心室的活动周期，由于在心脏泵血活动中心室的作用尤为重要，故通常所说的心动周期是指心室的活动周期。心动周期时程与心率成反比，心率加快，心动周期缩短；心率减慢，心动周期则延长。

2. 心率 每分钟心跳的次数称为心率。正常成年人安静时心率为 60 ~ 100 次/分，平均 75 次/分，超过 100 次/分为心动过速，低于 60 次/分则为心动过缓。心率可因年龄、性别和生理状况不同而有较大差异，新生儿心率快，可达 130 次/分以上，随着年龄增长心率逐渐减慢，至青春期接近成年人；成年女性的心率较男性稍快；长期从事体力劳动或运动锻炼者安静时心率较慢；同一个人，安静或睡眠时心率较慢，而在情绪激动或运动时心率较快。

3. 心动周期的特点 在心动周期中，心肌收缩和舒张的持续时间并不均等。以心率 75 次/分为例，一个心动周期持续 0.8s，其中心房的收缩期占 0.1 s，舒张期占 0.7s；心室的收缩期占 0.3 s，舒张期占 0.5s。正常情况下，心房和心室的活动总是有序进行，即心房收缩结束后心室才收缩，心室收缩时心房同步舒张；心室舒张尚未结束，心房又开始收缩。因此，心动周期可分为三个阶段，即心房收缩期、心室收缩期和全心舒张期（图 4 – 8）。

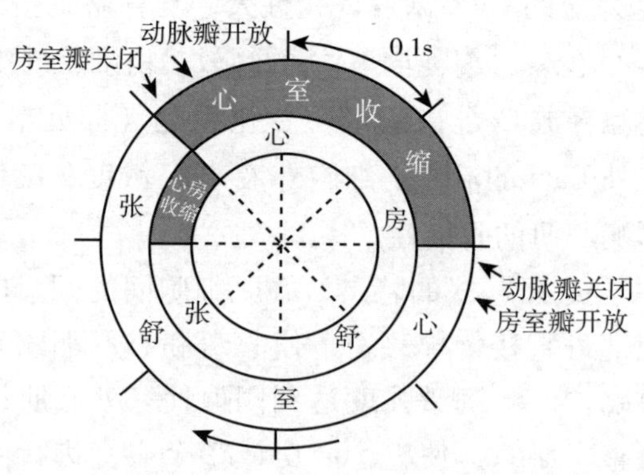

图 4 – 8 心动周期中心房和心室活动的顺序与时间关系

心动周期的特点可归纳为：①心室的收缩期较心房长，对泵血有利。②有全心舒张期而没有全心收缩期，有利于心脏射血与充盈的有序进行。③心房和心室的舒张期均长于收缩期，有利于血液的充盈和心脏的持久活动。④舒张期时程受心率的影响较收缩期明显，长时间心率加快，可使心肌的工作时间相对延长而休息时间相对缩短，不利于心脏的持久活动。

（二）心脏的泵血与充盈过程

瓣膜的启闭控制着血液只能按照一个方向流动，而瓣膜的启闭取决于瓣膜两侧的压力差，瓣膜两侧压力的大小又与心肌的舒缩活动密切相关。左心和右心的泵血与充盈过程基本相似，现以左心为例加以说明。

1. 心室收缩期　此期又根据瓣膜启闭的特点、心腔内容积及压力的变化，分为等容收缩期、快速射血期及减慢射血期。

（1）等容收缩期　心室收缩之前处于舒张状态，房室瓣开启，心室正在进行血液充盈。心室开始收缩，室内压迅速升高，当超过房内压时，心室内的血液推动房室瓣关闭，阻止血液流入心房。从房室瓣关闭时起到室内压尚未超过主动脉压这一段时间，主动脉瓣也处于关闭状态，心室成为一个密闭的腔。因为血液是不可压缩组织，所以此时心室肌的强烈收缩，只能引起室内压的急剧升高，而心室容积并不发生改变，故称为等容收缩期，约持续 0. 05s，持续时间长短受心肌收缩能力及主动脉压高低的影响。此期的特点是心室容积不变，室内压上升的速度最快。

（2）快速射血期　心室肌持续收缩，室内压继续升高，当超过主动脉压时，主动脉瓣被冲开，血液由心室射入主动脉。在这一期中，室内压随着心室肌的强烈收缩而继续上升直达峰值，血液由心室射入到主动脉的速度快，血量大（约占总射血量的 2/3），故称为快速射血期，约持续 0. 10s。此期的特点是室内压最高，由于大量血液的射出，心室容积下降的速度最快。

（3）减慢射血期　在快速射血期，由于大量的血液进入主动脉，主动脉压迅速升高；同时由于心室内血液的大量减少和心肌收缩强度的减弱，心室内压开始下降，尽管快速射血期后室内压已略低于主动脉压，但由于心室内的血液具有较高的动能，因此在惯性作用下血液逆着压力梯度仍然能够流入主动脉，但速度明显减慢，故称为减慢射血期，约持续 0. 15s。此期的特点是在减慢射血期末，心室容积最小。

快速射血期和减慢射血期合称为射血期。在心室射血时，主动脉瓣始终是开启的，而房室瓣一直处于关闭状态。

2. 心室舒张期　此期又根据瓣膜启闭的特点、心腔内容积及压力的变化，分为等容舒张期、快速充盈期、减慢充盈期及心房收缩期。

（1）等容舒张期　心室收缩完毕之后开始舒张，室内压下降，主动脉内的血液向心室方向返流，推动主动脉瓣关闭。尽管此时室内压已下降，但仍高于房内压，房室瓣依然处于关闭状态，心室再次成为一个密闭的腔。此时心室肌继续舒张，只能引起室内压的急剧下降，而心室容积不发生改变，故称为等容舒张期，约持续 0. 06 ~ 0. 08s。此期的特点是心室容积不变，室内压下降的速度最快。

（2）快速充盈期　当室内压下降到低于房内压时，房室瓣开启，此时由于心房内血液积聚量大，又有心室舒张所至的室内压更低甚至形成负压，抽吸着心房和大静脉内的血液快速、大量地流入心室（约为总充盈量的 2/3），故称为快速充盈期，约持续 0. 11s。此期的特点是由于血液的快速充盈，心室容积增大的速度最快。

（3）减慢充盈期　随着心室内血量的增多，大静脉、心房与心室之间的压力梯度减小，血液缓慢地继续流入心室，称为减慢充盈期，约持续0.22s。此期心室容积继续增大。

(4) 房缩充盈期（心房收缩期） 心房的收缩，使房内压升高，进一步增大心房与心室的压力梯度，将血液继续挤入仍然处于舒张状态的心室，使心室内的血液充盈量进一步增加，故称为房缩充盈期，约持续0.1s。此期流入心室内的血量占心室总充盈量的10%～30%，可见其在心室的充盈过程中并不起主要作用。

快速充盈期、减慢充盈期和房缩充盈期合称为心室充盈期。在心室充盈时，房室瓣始终是开启的，而主动脉瓣一直处于关闭状态。

综上所述，心室的收缩和舒张引起的室内压变化是室内压与房内压、主动脉压之间压力梯度形成的主要原因，是房室瓣与动脉瓣启闭的控制因素，是保证血液由心房向心室，由心室向动脉单向流动的关键。所以说心脏的射血与充盈过程是在心室活动的主导下进行的，心室的作用至关重要。临床上发生心房纤颤时对心脏的射血与充盈影响较小，尚不致引起严重后果，但若发生心室纤颤，心脏的泵血功能立即停止，如不及时抢救，将危及生命。同时我们还应看到，瓣膜活动对心脏的泵血与充盈也具有重要作用，如果瓣膜狭窄，将会导致开启不全，限制血液流动；如果瓣膜关闭不全，则会使血液返流，等容收缩期和等容舒张期室内压的大幅度升降就会受到影响，心脏的泵血功能也就不能正常进行。

（三）心脏泵血功能的评价

心脏通过改变泵血活动来适应机体在不同生理情况下的代谢需要，因此，评价心脏的泵血功能在临床医疗实践中具有重要的意义。心脏在单位时间内搏出的血量是衡量心脏泵血功能的基本指标。

1. 每搏输出量与射血分数 心室在收缩时并不是把心室腔内的所有血液均搏入到动脉内，而是只搏出其中一部分血液。一侧心室收缩一次射入动脉的血量称为每搏输出量，简称搏出量。搏出量为心室舒张末期与收缩末期容纳的血量差，即容积差。以左心室为例，正常成年人在安静状态下，心室舒张末期容积约为145ml，收缩末期容积约为75ml，故搏出量约为70ml。搏出量与心室舒张末期容积的百分比，称为射血分数，反映心室的泵血效率，正常值为55%～65%。通常情况下，当心室舒张末期容积发生变化时搏出量也随之发生相应变化，射血分数变化不大。当心脏泵血功能发生异常时，通过射血分数能够较早地反映出来。例如，当心室功能减退而心室腔异常扩大时，由于心室舒张末期容积的增加，其搏出量可能与正常人没有明显区别，但射血分数却明显下降，反映出心室泵血功能已经减弱。若此时单纯依据搏出量来评价心脏的泵血功能，则可能作出错误的判断。

2. 每分输出量与心指数 一侧心室一分钟射入动脉的血量称为每分输出量，简称心输出量。心输出量等于搏出量与心率的乘积，正常成年人安静状态下约为5L/min，左、右心室的心输出量基本相等。心输出量与机体的代谢水平相适应。心输出量因年龄、性别有异，青年人的心输出量高于老年人，女性的心输出量比同体重男性约低10%。同一个体在不同生理状态下，心输出量也有所不同，如在剧烈运动或重体力劳动时心输出量可高达25～35L/min，情绪激动时心输出量可比安静时高出50%～100%，全身麻醉时心输出量则可降低到2.5L/min。

心输出量也因身材大小而有区别，资料显示，心输出量不与身高、体重成正比，而与其体表面积成正比。单位体表面积（m^2）的心输出量称为心指数，其中安静、空腹状态下测得的心指数为静息心指数，它是评定不同个体心功能常用的指标。我国中等身材的成年人体表面积约为1.6～1.7m^2，静息心指数约为3.0～3.5L/（min·m^2）。一般来说，一个人的静息心指数10岁左右时最大，可以达到4 L/（min·m^2），以后随着年龄增长又逐渐下降，80岁时可降至2 L/（min·m^2）。心指数受代谢水平影响，运动、进食、情绪激动、妊娠等均会使心指数增大。需要注意，心指数这个心功能评定指标没有考虑心室舒张末期容积的变化，因此对心室腔异常扩大的病人来说，心脏功能评估的价值不如射血分数。

3. 心脏做功量　心输出量的维持和血液的循环流动是由心脏做功来赋予能量的，心输出量相同时，心脏的做功量却并不一定相同。例如，左、右心室的心输出量基本相同，但左心室的做功量和能量消耗量明显高于右心室，这是因为主动脉压较肺动脉压高，左心室向主动脉内射血需要克服更大的阻力（后负荷）才能完成。同样，动脉血压升高时，与动脉血压正常时相比，若要搏出量不变，心肌收缩就要增强，心脏就要多做功，心肌的耗氧量也将增加。由此可见，用心脏做功量来评价心脏的泵血功能更为全面、合理。

心室收缩一次所做的功称为每搏功，简称搏功。搏功所释放的能量一方面促使搏到动脉内的血液具有较高的压力，即转化为压强能，是心脏做功的主要部分；另一方面则转化为促使血液流动的动能，在心脏做功中所占的比例较小，可忽略不计。

心室射入动脉血液的压强能可用搏出量与射血压力的乘积来表示，射血压力为射血期室内压与舒张末期室内压之差。由于心室射血时室内压是始终变化的，测算比较复杂，故在实际应用中常用平均动脉压替代射血期室内压的平均值；心室舒张末期房室瓣处于开启状态，房内压与室内压几乎相等，故用平均房内压替代舒张末期室内压。因此，以左心室为例，搏功可写为：

搏功＝搏出量×血液比重×（平均主动脉压－平均左房内压）

搏功与心率的乘积即为每分功，代表心室每分钟活动所做的功。

因左、右心室的心输出量基本相同，但平均肺动脉压仅为平均主动脉压的1/6，故右心室的做功量只有左心室的约1/6。

（四）影响心脏泵血功能的因素

心输出量等于搏出量与心率的乘积，因此，凡是能影响搏出量和心率的因素，均会对心脏的泵血功能产生影响。

1. 影响搏出量的因素　搏出量的多少取决于两种力量之间的对比，即心肌收缩的强度和速度（射血动力）与阻碍心肌缩短的力量（射血阻力）。心肌收缩的强度取决于心室的前负荷大小及心肌收缩能力的高低，阻碍心肌缩短的力量则主要与后负荷的大小有关。

（1）前负荷　心室的前负荷是心室舒张末期充盈的血液，它使心室肌处于某种程度的被拉长状态。因此，心室肌的初长度与心室舒张末期容积有关，心室前负荷的大小可以用心室舒张末期充盈量来表示，也可用心室舒张末期容积或压力来反映。

在一定范围内，心室舒张末期容积越大，心室肌初长度就越长，心肌收缩强度和速度也就越大，即心肌的收缩强度和速度随其初长度的变化而改变，称为异长自身调节。心肌的异长自身调节可通过心室功能曲线反映出来（图 4－9）。

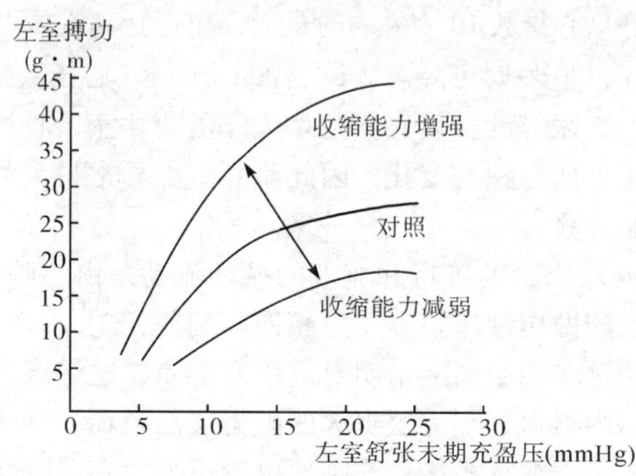

图 4－9　左心室功能曲线

横坐标代表左室舒张末期压力，纵坐标代表左室搏功，心室功能曲线能够反映出左室舒张末期压力与左室搏功之间的关系：①左室舒张末期压力在 12～15mmHg 范围内时，心肌达到最适初长度，心室前负荷最佳（最适前负荷），心肌进行等长收缩时产生的张力最大。其左侧的曲线升支表明，在初长度（前负荷）尚未达到最适水平之前，搏功随左室舒张末期压力的增大而增加，保证了搏出量能够随回心血量的增多而增加。一般情况下，左室舒张末期压力为 5～6mmHg，在心室功能曲线的升支段工作，且与最适前负荷尚有一段距离，这表明心室的初长度贮备较大。②左室舒张末期压力在 15～20mmHg 范围内时，心室功能曲线变得较为平坦，表明此阶段前负荷发生变化对心室泵血功能影响不大。③左室舒张末期压力再进一步增大，心室功能曲线呈平坦状或轻度下倾，并未出现明显的下降支，表明正常心脏左室舒张末期压力即使超过 20mmHg，搏功变化不大或仅轻度减少。这是由于心肌间质内大量胶原纤维的存在，以及心室壁的多层肌纤维有多种走势和排列方向，使心肌的抗伸展性大之故。但当心室发生严重的病理变化时，心室功能曲线则会出现降支，表明随着左室舒张末期压力的进一步增大，搏功或心肌收缩强度开始下降。

心室舒张末期的充盈量是静脉回心血量与前一次心室射血之后剩余在心室内的血量之和，而后者在正常情况下是基本不变的，因此通常情况下心室的射血量与静脉回心血量相平衡，这正是异长自身调节的生理意义所在，能够对搏出量进行精细地调节。

（2）后负荷　心室收缩射血的后负荷是动脉血压，只有室内压超过动脉血压时心室射血才能得以实现，因此，后负荷发生改变，将会使心室等容收缩期发生变化，进而影响射血时程和搏出量。以主动脉压升高为例，左心室内压必须升得更高才能射血，若心肌收缩能力、心肌的前负荷、心率等其他因素不变，左心室则要通过延长等容收缩期增加室内压，因此其射血时程相应地缩短，搏出量减少。反之，当主动脉压降低时，搏出量则增多。可见，搏出量与动脉血压呈负相关关系。

通常情况下，正常人主动脉压在 80 ~ 170mmHg 范围内变化时，心输出量并没有明显改变。这是因为动脉血压突然升高，搏出量减少，左心室内剩余的血则增多，左室舒张末期容积增大，可通过异长自身调节使心肌收缩强度增大，搏出量又有所增加而恢复，即机体能够通过增强心肌收缩力来恢复并稳定搏出量。

若动脉血压长期处于较高的水平，心肌收缩活动长期加强，将会导致心肌肥厚等病理改变，最终可因失代偿而引起心脏泵血功能减退，导致心力衰竭。

（3）心肌收缩能力　心肌能够不依赖于前、后负荷而改变其收缩强度和速度的内在特性，称为心肌收缩能力。心肌收缩能力是影响心脏泵血功能的内在因素，而前、后负荷则是外在因素。通过改变心肌收缩能力而影响心肌收缩强度和速度的机制，称为等长自身调节。

心肌收缩能力主要受活化横桥数目和肌凝蛋白 ATP 酶活性的调控，前者又取决于兴奋时胞质内 Ca^{2+} 浓度和（或）肌钙蛋白与 Ca^{2+} 的亲和力。神经、体液、药物等因素若能增加胞质内 Ca^{2+} 浓度和（或）肌钙蛋白与 Ca^{2+} 的亲和力，则可使活化的横桥数目增加，心肌收缩能力就增强；若能提高肌凝蛋白 ATP 酶的活性，也可增加心肌收缩能力，即通过等长自身调节方式调节心室的搏出量。

2. 心率对心输出量的影响　在一定范围内心输出量与心率呈正相关，即心输出量随着心率的加快而增加。在其他因素不变的前提下，心率如果过快，超过 170 ~ 180 次/分，由于心室舒张期较收缩期缩短更加明显，故心室充盈量显著降低，搏出量也随之明显减少，所以心输出量不增加反而是降低的；心率如果过慢，低于 40 次/分，由于心室充盈已达极限，不再随心室舒张期的延长而增加，故搏出量也不再增加，心输出量则因心率的过慢而减少。由此可见，心率过快或过慢，对心脏的泵血功能都是不利的。

（五）心脏泵血功能的贮备

心输出量能够随着机体的代谢需要而增加的能力，称为心脏泵血功能的贮备，又称心力贮备。健康成年人安静时心输出量约为 5L/min，而在剧烈运动或强体力劳动时，心输出量可达到 25 ~ 30L/min，为安静时的 5 ~ 6 倍，说明健康成年人的心力储备很大。心力储备可以反映心脏的健康程度，若心功能不全，安静时的心输出量可能与健康人差别不大，但心输出量却不能随着运动或劳动强度的增加而增大，心力储备降低。心力储备的大小来自于搏出量的变化和心率的变化两个方面。

1. 搏出量储备　正常成年人安静时搏出量约为 70ml，剧烈运动时搏出量则可达到 150ml 左右。增加的搏出量一方面来自于心室收缩时射血量的增加，另一方面来自于心室舒张时充盈量的增加。因此，搏出量储备分为收缩期储备和舒张期储备，前者是搏出量储备的主要成分。

（1）收缩期储备　一般情况下，心室收缩末期剩余在心室内的血量约为 75ml，而在心室做最大程度地收缩时，心室收缩末期剩余在心室内的血量可减少到不足 20ml，即搏出量增加 55 ~ 65ml。动用收缩期储备是通过提高心肌收缩力实现的。

（2）舒张期储备　由于心肌的伸展性小，因此心室容积不能过分扩大，一般最多只能达到160ml，比较安静时心室舒张末期的容积145ml只多15ml左右，可见舒张期储备明显低于收缩期储备。

2. 心率储备　充分动用心率储备可使心输出量增加至安静时的2～2.5倍，是提高心输出量的主要途径。经常运动或从事重体力劳动者心肌收缩能力强，安静时心率低于正常人，活动时心率高达200～220次/分时心输出量才下降，心率储备较大；而心力衰竭的患者心肌收缩力减弱，安静时心率即出现代偿性加快，活动时心率可能加快到120～140次/分时心输出量即开始下降，心率储备显著低于正常人。

知识链接

心跳骤停是指心脏射血功能突然停止，最常见的病理生理机制是室性快速性心律失常（室颤和室速）。心跳骤停后，由于脑血流突然中断，脑严重缺血、缺氧，10秒左右患者即可出现意识丧失，4～6分钟内开始发生不可逆的脑损害。若救治及时，患者可存活，否则将发生心脏性猝死。心跳骤停常伴有呼吸骤停，及早进行心肺复苏和除颤是避免发生生物学死亡的关键。

四、心音与心电图

心脏活动的周期性变化表现为心动周期和心肌电周期，这两个方面的内容在前面均已阐述。临床上广泛应用的心音与心电图，就是通过采用特定的方法观察和记录到的二者活动在体表上的反映。

（一）心音与心音图

在心动周期中，心肌收缩、瓣膜启闭、血液变速流动撞击心腔及大动脉壁等引起的机械振动，通过周围组织可传导到胸壁，用听诊器在胸壁可以捕捉到，听到的声音称为心音。若把这些机械振动通过换能器转换为电信号，并用记录仪记录下来，所看到的图则为心音图。正常心脏的心音有4个，即第一心音、第二心音、第三心音与第四心音。其中，在多数情况下用听诊器只能听到第一心音和第二心音，第三心音在某些健康的儿童和青年人中偶尔能听到，第四心音通常听不到。4个心音使用心音图则可能全部记录下来。

1. 第一心音　标志心室收缩的开始，特点是音调低，持续时间较长，在心尖搏动处听得最清楚。房室瓣突然关闭引起的振动是第一心音产生的主要原因，心室收缩时血流冲击房室瓣、动脉壁引起振动也与第一心音的形成有关。第一心音可反映心肌收缩力的强弱，房室瓣功能状态改变时第一心音异常。

2. 第二心音　标志心室舒张的开始，特点是音调高，持续时间较短，在心底部听得最清楚。主动脉瓣和肺动脉瓣突然关闭引起的振动是第二心音产生的主要原因，血流冲击大动脉根部和心室内壁引起振动也与第二心音的形成有关。第二心音可反映动脉血压的高低，动脉瓣功能状态改变时第二心音异常。

从第一心音开始至第二心音开始这一区间为心室收缩期；从第二心音开始至下一次第一心音开始这一区间为心室舒张期。

3. 第三心音　发生在快速充盈期末，特点是紧随在第二心音之后，音调低，持续时间短。第三心音的形成可能与血流速度突然减慢，引起心室壁和瓣膜发生振动有关。第三心音在心力衰竭的患者中可听到，听诊时第一、第二、第三心音相继出现，所形成的节律类似奔马的足蹄声，称为奔马律。

☞ **考点：** 第一心音、第二心音产生的标志。

4. 第四心音　发生在第一心音之前，是心房收缩时血液注入心室，与心室壁引起振动形成的声音，又称心房音。心室壁变硬时，第四心音较为明显。

听取心音或记录心音图，可以判断心率和心脏节律是否正常，对判断心肌收缩力的强弱及瓣膜功能状态也有着重要的价值。根据心脏杂音出现的时间、性质及响度，可以推断出病变的部位、性质和程度，对某些心脏病的诊断有重要意义。

（二）心电图

在心肌电周期性活动中，正常心脏兴奋自窦房结产生后，依次向心房、房室交界、心室传播，引起心房、心室先后发生兴奋。心脏的这种电活动，可通过组织和体液传至体表，若将心电图机测量电极放置在体表的规定的位置，即可记录到规律性的电位变化波形，称为心电图（electrocardiogram，ECG）（图 4－10）。心电图记录的是心脏兴奋产生、传导与恢复过程中电位变化的综合波形，能够反映心脏各部分的功能状态。

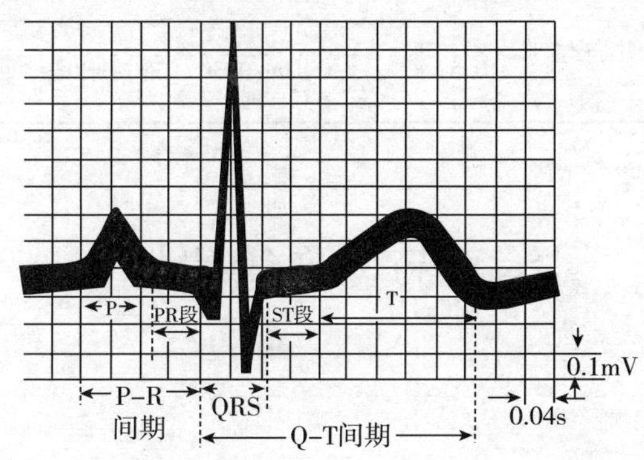

图 4－10　正常人体心电图

记录纸纵线表示电压，每小格为 0.1mV；横向表示时间，每小格为 0.04s

心电图测量电极放在肢体的，称为肢体导联；放在胸前的，称为胸导联。虽然心电图波形与测量电极放置的位置有关，但基本组成是一样的，都包含 P 波、QRS 波群和 T 波，有时在 T 波之后还可看到一个小的 U 波。波与波之间的线称为段。各波段的意义、电压幅值与时间见表 4－2。

表 4－2　心电图各波段的意义及正常值

名称	特征	幅度（mV）	时间（s）	意义
P 波	第一个出现的正波，波形小而圆钝	≤0.25	0.08～0.11	反映心房的去极化过程，起点表示心房兴奋的开始，终点表示两心房已全部兴奋

续表

名称	特征	幅度（mV）	时间（s）	意义
PR 间期	P 波起点到 QRS 波群起点之间的时间		0. 12 ~ 0. 20	代表从心房开始兴奋并将兴奋传导到心室所需要的时间
PR 段	P 波终点到 QRS 波群起点之间的时间	与基线同一水平	0. 06 ~ 0. 14	兴奋通过房室结、房室束所需要的时间
QRS 波群	由负波、正波、负波构成的一个复合波形，依次为 Q 波、R 波、S 波	在不同导联中变化较大	0. 06 ~ 0. 10	反映心室的去极化过程
ST 段	QRS 波群终点到 T 波起点之间的时间	与基线同一水平	0. 05 ~ 0. 15	代表心室肌全部去极化，各部分之间几乎无电位差
T 波	与 QRS 波群的主波方向一致	0. 10 ~ 0. 80（R 波较高的导联中，T 波波幅不低于 R 波的 1/10）	0. 05 ~ 0. 25	反映心室的复极化过程
QT 间期	从 QRS 波群起点到 T 波终点之间的时间		< 0. 40，与心率呈负相关	心室开始去极化到复极化完毕所需要的时间
U 波	T 波后有时出现，方向与 T 波一致	≤0. 5	0. 10 ~ 0. 30	有待阐明

正波向上，负波向下

第二节　血管生理

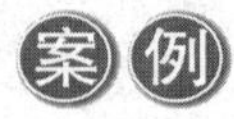

患者，男，45 岁。入院诊断为肝硬化、门脉高压、脾大、大量腹水。自述半年来疲倦乏力，食欲减退，有时伴有恶心、呕吐，伴腹胀、尿少、双下肢水肿来院。入院时精神差、形体消瘦，腹部膨隆，腹水征阳性，下肢水肿。请根据本节所学内容解释：

1. 患者出现腹水的原因是什么？应如何治疗？
2. 患者出现下肢水肿的原因是什么？
3. 常见的水肿原因还有哪些？

血管是血液循环的通路。血液由心室射出后，依次流经由动脉、毛细血管和静脉串联构成的血管系统，再流入心房。在血液循环流动的过程中，血管参与形成和维持动脉血压，将血液运送、分配到各器官组织，并实现了血液与组织细胞间进行物质交换的功能。

一、血管的分类与功能特点

按照组织学结构，血管可分为大动脉、中动脉、小动脉、微动脉、毛细血管、微静脉、小静脉、中静脉及大静脉。按照生理功能的不同，血管又可分为五类（表4-3）。

表4-3　血管的生理学分类及功能特点

生理学分类	组织学名称	结构特点	功能特点
弹性贮器血管	主动脉、肺动脉的主干及其发出的最大分支	管壁坚厚，富含弹性纤维，可扩张性和弹性大	使心室的间断射血变成血液在血管内的连续流动，且缓冲动脉血压的波动
分配血管	中动脉	管壁平滑肌较多，收缩性较强	将心脏射出的血液输送到各器官组织
阻力血管	小动脉、微动脉	管径较细，管壁富含平滑肌，血管口径可发生明显变化	控制器官、组织的血流阻力和血流量
交换血管	毛细血管	管壁由单层内皮细胞及其外面的基膜构成，管壁薄，口径小，数量多，通透性高	是血液与组织液之间进行物质交换的场所
容量血管	微静脉、小静脉、中静脉及大静脉	与同级动脉相比，静脉数量多，口径粗，管壁薄，易扩张，容量大	血液的贮存库

二、血流量、血流阻力与血压

血液在血管内流动的力学问题称为血流动力学，它与一般的流体力学一样，需要研究流量、阻力和压力，以及三者之间的关系。与一般的流体力学不同，血液中含有血细胞和胶体物质等多种成分，非理想液体，且血管具有弹性而非硬质的管道，因此血流动力学有它自己的特点。

（一）血流量与血流速度

血流量是指单位时间内流经血管某一横截面的血量，通常以 ml/min 或 L/min 为单位，因此又称容积速度。血流量的大小与该血管两端的压力差有关，压力差大，血流量就多，反之则少。血液中的某一质点在血管内移动的线速度称为血流速度，通常以 cm/s 或 m/s 为单位。血液在血管内流动的过程中，血流速度与血流量呈正相关，与血管的横截面积呈负相关。

血液在血管内流动通常以两种方式进行，即层流和湍流。层流是指血液中的每个质点的流速虽然不同，但流动方向都与血管的长轴平行，其中在血管轴心处的流速最快，越贴近血管壁的流速越慢。正常情况下血液以层流的方式在血管内流动，当血流速度加快到一定程度，层流将会被破坏，出现漩涡，成为湍流。湍流时，血液流向不规则，血流阻力增大。除血流速度快外，血管口径大、血液黏滞度低时，也容易产生湍流。

（二）血流阻力

血液在血管内流动时，需要不断克服来自于血液与血管壁、血液分子之间的摩擦力，称为血流阻力。血流阻力（R）的大小与血管半径（r）、血管长度（L）、血液黏滞度（η）有关，它们之间的关系可用下面的公式表示：

$$R=\frac{8\eta L}{\pi r^4}$$

在生理情况下，血管长度变化很小，血流阻力受血管口径和血液黏滞度的影响，其中血管口径是决定血流阻力的最主要因素。由公式可知，血流阻力与血管口径的四次方成反比，一旦血管口径发生变化，就可使血流阻力发生明显改变。小动脉、微动脉管壁富含平滑肌，交感缩血管神经纤维分布的密度最高，受其影响平滑肌收缩和舒张，使血管口径变化非常明显，因此小动脉、微动脉是产生血流阻力的主要部位，在外周阻力的调节中起决定性作用。机体对各组织器官血流量的调节，主要就是通过改变其阻力血管的口径来实现的。

血流阻力与血液黏滞度成正比。血液黏滞度的大小主要受以下几个因素的影响：

1. 血细胞比容 是决定血液黏滞度最重要的因素。血细胞比容越大，血液黏滞度则越高。

2. 血流切率 层流时，相邻两层血液的流速差与液层厚度之比，称为血流切率。当血液以层流的方式在血管内流动时，红细胞易向血流的中轴部分移动，因而当切率较高时，红细胞集中在中轴，其长轴与血管纵轴平行，流动时发生的旋转及红细胞间的撞击较小，故血液黏滞度低；反之，血液黏滞度则较高。

3. 血管口径 一般来说，粗的血管口径对血液黏滞度并不产生影响，但当血管直径小于0.2～0.3mm时，在切率足够大的前提下，血液黏滞度会随着血管口径的减小而降低，这一现象对于机体来说非常有益，否则血液在小血管内流动时阻力将会大大提高。

4. 温度 血液黏滞度与温度呈负相关关系。体表温度低于深部温度，故血液流经体表部分时，血液黏滞度会有所增大。将手置于冰水中，局部血液黏滞度可增大至2倍。

（三）血压

血液在血管内流动时，对单位面积血管壁的侧压力称为血压，即压强。血压常用的计量单位是毫米汞柱（mmHg）或千帕（kPa），二者之间的关系为1mmHg＝0.133kPa。按照血液流经血管的不同，血压可分为动脉血压、毛细血管血压和静脉血压，三者压力依次递减，压力差是推动血液流动的基本动力。

三、动脉血压与动脉脉搏

动脉血压一般指主动脉血压。由于血压在口径较大的动脉内降落很小，故日常所说的血压通常是以肱动脉的血压来代表主动脉血压的，以便测量。动脉脉搏是伴随动脉血压的周期性变化而出现的动脉管壁的周期性搏动。

（一）动脉血压的形成

循环系统血液充盈是形成动脉血压的前提，心室收缩射血和血管外周阻力是形成动脉血压的必要条件，主动脉和大动脉的弹性贮器作用在保持血液的连续流动上也具有重要意义。

1. 循环系统血液充盈 血液充盈于血管，才会对血管壁产生一定的压力。血管的充盈程度常用循环系统平均充盈压来表示。循环系统平均充盈压是指血液流动停止（如在动物实验中通过电刺激使心室颤动而暂时停止射血）时所测得的压力数值，此时循环系统中各处的压力都是相同的，正常值约为7mmHg。

2. 心室收缩射血 心室收缩时所释放的能量，一部分用于克服射血阻力，推动血液向前流动，表现为血液的动能；另一部分对动脉壁产生侧压力，使动脉扩张，以弹性势能的形式将能量储存起来。心室舒张时射血停止，扩张的主动脉和大动脉发生弹性回缩，储存的势能被释放出来，转化为动能推动其内的血液继续向前流动。因此，心室射血是间断的，而血液流动是连续的，动脉血压随心动周期发生着周期性的变化。心室一旦停止射血，血液将不再流动，动脉血压立即下降，维持在循环系统平均充盈压水平。

3. 外周阻力 血管外周阻力主要来自于小动脉和微动脉。由于外周阻力的存在，使心室收缩时射出的血液大约只有1/3在心室收缩期流至外周，其余约2/3则暂时储存于主动脉和大动脉内，使动脉血压升高。如果没有外周阻力的存在，心室收缩所释放的能量将全部表现为血液的动能，射出的血液会瞬间全部流到外周，对动脉壁不会产生侧压力。

4. 主动脉和大动脉的弹性贮器作用 心室收缩射血时主动脉和大动脉的被动扩张，可使动脉血压不致于升得过高，缓冲了动脉血压的波动；心室舒张时主动脉和大动脉弹性回缩释放的势能转化为动能，推动血液继续向前流动，并使动脉血压维持在一定的水平，不会降得太低（图4－11）。由此可见，主动脉和大动脉的弹性贮器作用减小了动脉血压的波动幅度，并保障了血液在心室舒张期的继续流动。

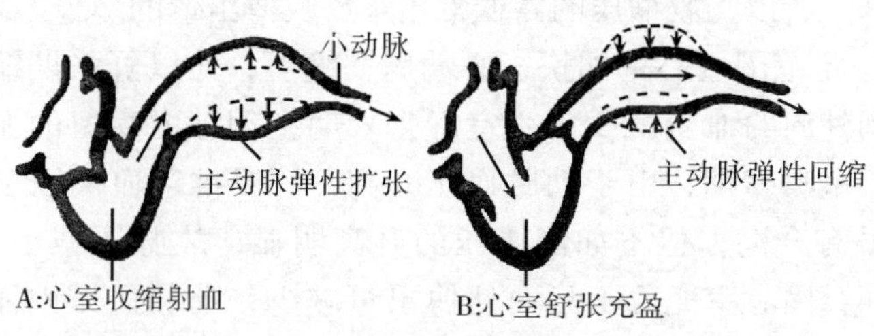

图4－11 大动脉管壁的弹性作用示意图

（二）动脉血压的正常值

动脉血压与心动周期密切相关。心室收缩时，主动脉内的压力急剧升高，在心室收缩期的中期可达到最高值，此时的动脉血压称为收缩压。心室舒张时，主动脉内的压力逐渐下降，在心室舒张末期可降到最低值，此时的动脉血压称为舒张压。收缩压与舒张压的差值称为脉搏压，简称脉压。在心动周期的每一瞬间，动脉血压的平均值称为平均动脉压，约为舒张压与1/3脉压之和。我国健康成年人在安静状态下，收缩压为100～120mmHg（13.3～16.0kPa），舒张压为60～80mmHg（8.0～10.6kPa），脉压为30～40mmHg（4.0～5.3kPa），平均动脉压为100mmHg（13.3kPa）左右。动脉血压有个体差异，也因性别、年龄有异。一般来说，肥胖者动脉血压略高；女性更年期前动脉血压较同龄男性略低，而在更年期之后则无明显差别；随着年龄的增长动脉血压逐渐升高，收缩压尤为明显。此外，动脉血压在不同的生理状态下也会发生变化，如过度劳累或睡眠不佳时动脉血压略高；卧位时动脉血压低于坐位，坐位时动脉血压低

☞ **考点：** 血压的正常值。

于立位；情绪激动、剧烈运动时动脉血压升高等。

护理应用

为住院患者测量血压时应做到“四定”，即定时间、定部位、定体位、定血压计，以保证血压测量的准确性和可比性。测量时，应使被测肢体的位置与心脏处于同一水平，袖带宽度、松紧适宜，袖带充气、放气速度适当，以免血压的测量值受这些外界因素的干扰。

（三）影响动脉血压的因素

与动脉血压形成有关的因素是影响动脉血压的常见因素，其中最主要的是心输出量和外周阻力。这些影响因素往往相互作用，一旦其一发生改变，其他因素也将随之发生变化。为便于理解某种因素变化时对动脉血压可能产生的影响，下面的分析前提是假定其他条件不变。

1. 搏出量 如前所述，心室在收缩期射出的血液约有 2/3 暂时储存于主动脉和大动脉内，如果搏出量增加，主动脉内的血量也相应增多，血液对动脉壁的侧压力也更大，故收缩压明显升高。动脉血压的升高，推动血液以更快的速度向前流动，因而在心室舒张期流至外周的血量也有所增加，到舒张期末，主动脉内存留的血量增加并不明显，即舒张压升高幅度较小。由此可见，搏出量增加对收缩压的影响最为显著，收缩压升高幅度明显大于舒张压，脉压增大，平均动脉压也升高。反之，当搏出量减少时，同样是对收缩压的影响最为显著，收缩压降低的幅度明显大于舒张压，脉压减小，平均动脉压也下降。所以，收缩压的高低常用来反映搏出量的多少。

2. 心率 在一定范围内心率加快，心动周期缩短，尤以舒张期缩短更加明显，因而在舒张期内流到外周的血量减少，心室舒张末期主动脉内存留的血量增多，舒张压明显升高。而在心室收缩期，由于动脉血压升高，可以推动血液以更快的速度向前流动，因此收缩压虽有升高，但不如舒张压的升高明显，故脉压减小。如果心率过快，舒张期过短，反而会因心室充盈不足而使搏出量减少，动脉血压因而下降。反之，当心率减慢时，舒张压降低的幅度明显大于收缩压，脉压增大。可见，当心率发生变化时，主要影响的是舒张压。

3. 外周阻力 外周阻力的增加，可使血液在心室舒张期向外周流动的速度减慢，因而在心室舒张末期存留于主动脉的血量增多，舒张压明显升高。而在心室收缩期，尽管外周阻力增加，动脉血压的升高仍然可使较多的血液流向外周，因而收缩压的升高仍不如舒张压的升高明显，脉压减小。反之，当外周阻力减小时，舒张压降低的幅度明显大于收缩压，脉压增大。所以，舒张压的高低常用来反映外周阻力的大小。

4. 主动脉和大动脉的弹性贮器作用 当主动脉和大动脉的弹性下降时，对动脉血压的缓冲作用降低，使收缩压明显升高，舒张压明显下降，故脉压显著增大。人到老年，除主动脉和大动脉的弹性下降外，阻力血管的弹性也会降低，外周阻力增大，所以舒张压也可能升高，但升高幅度不如收缩压明显，脉压也会增大。

5. 循环血量与血管容积 二者之比能够反映循环系统的血液充盈程度，动脉血压的高低与循环系统平均充盈压呈正相关。急性大失血的患者循环血量减少，若血管容积未能相应减小，将会使循环血量与血管容积之比下降，反映循环系统血液充盈不足，动脉血压下降，此时应及时为患者补充血容量（如输血、输液）和（或）使用缩血管药物，加大循环血量与血管容积之比而使患者血压升高；相反，高血压患者应用利尿剂可减少循环血量，使用扩血管药物可增大血管容积，均可以通过降低循环血量与血管容积之比而达到治疗目的。

☞ 考点：动脉血压的正常值及影响因素。

（四）动脉脉搏

动脉血压的周期性变化可引起动脉管壁发生周期性搏动，称为动脉脉搏，简称脉搏。起于主动脉的脉搏可沿着动脉管壁向小动脉传播，用手指在浅表动脉所在的皮肤表面即可触及。临床上最常用的检查脉搏部位是桡动脉，特殊情况下也可选择颈动脉、颞动脉、股动脉和足背动脉。

四、静脉血压与静脉回流

静脉不但是血液流回心脏的通道，而且由于其具有容量大、易扩张的特点，可贮存血液，安静时能够容纳60% ~70%的循环血量。为适应不同条件下的生理需要，静脉可以通过收缩和舒张有效地调节回心血量和心输出量。

（一）静脉血压

血液在血管内流动的过程中要不断克服血管对血流的阻力而消耗能量，因而从主动脉至右心房，血压是逐渐降低的，尤其在微动脉段血流阻力最大，血压降落最为显著（图4－12）。血液流至微静脉，血压已降至15 ~20mmHg（2.0 ~2.7 kPa），至下腔静脉时只有3 ~4mmHg（0.4 ~0.5 kPa），到了右心房压力最低，已接近于零 。

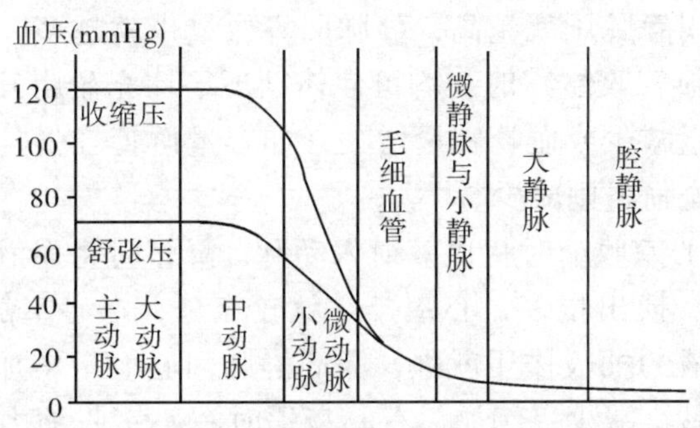

图4－12　正常人体在水平位置时体循环各部位的血压示意图

1. 中心静脉压　右心房及胸腔内大静脉的血压称为中心静脉压，正常值为4 ~12cmH_2O（0.4 ~1.2kPa）。中心静脉压的高低与右心房及胸腔内大静脉容纳的血量有关，取决于两个因素：一是心室收缩射血后剩余在心室内的血量，另一个是静脉回心血量的多少。因此，通过测量中心静脉压，能够反映出心脏射血能力和静脉回流之间的相互关系。正常心脏可将静脉回流入心脏的血液及时射入动脉，从而维持中心静脉压相对稳定。若心脏射血能力减弱，射血分数下降，心室射血后存留于心室的血量增加，心室充盈时由心房流入心室的血液减少，将会使右心房和腔静脉内血液淤积，导致中心静脉压升高。若回心血量过快过多超过心脏泵血能力，中心静脉压也会升高；反之，静脉回流减少减慢，中心静脉压则降低。可见，中心静脉压可作为判断心血管功能的指标之一。临床上为危重患者进行输液时，除要监测动脉血压外，还要监测中心静脉压的动态变化，借以调整输液的量和速度，以及判断心脏的泵血功能。例如，中心静脉压若偏低或有下降趋势，通常要考虑到是否为输液量不足所导致；中心静脉压若高于正常，或有进行性升高的趋势，则要考虑到是否输液过快、过多，或是患者有心脏泵血功能不佳，输液应慎重或暂停。

2. 外周静脉压 各器官静脉的血压称为外周静脉压，通常测量平卧时的肘静脉压，正常值约为5～14cmH_2O（0.5～1.4kPa）。中心静脉压升高，静脉血液回流减慢，外周静脉内滞留的血量增加，故外周静脉压也会升高。

护理应用

在短时间内输液的滴速过快或量过多，会使患者循环血量急剧增加，心肺负荷过重，尤其是原有心肺功能不良的患者，易致急性心肺功能损害和急性肺水肿。因此，在为患者输液时，应注意控制滴速和输液量，尤其对小儿、年老、体弱及心肺功能不全者要特别谨慎。若在输液时患者突然出现心悸气短，端坐呼吸，胸闷、咳嗽，咳粉红色泡沫样痰等症状，应立即停止输液，采取减少静脉回流的措施，并通知医生进行紧急处理。

（二）影响静脉回流的因素

静脉血液回流入心脏受外周静脉压与中心静脉压之差的驱动，凡能影响外周静脉压及中心静脉压的因素，都可影响静脉回心血量。

1. 体循环平均充盈压 外周静脉压与体循环平均充盈压呈正相关，即血管系统血液充盈程度越好，外周静脉压就越高，静脉回心血量也就越多。当循环血量增加或血管容量减小（如容量血管收缩）时，均可使体循环平均充盈压升高，故静脉回心血量增多。反之，循环血量减少或血管容量增大（如容量血管舒张）时，可使体循环平均充盈压降低，静脉回心血量则减少。

2. 心肌收缩力 心室收缩时将血液射入动脉，舒张时将血液从心房、静脉抽吸到心室。心肌收缩力强，搏出量多，心室排空就较充分，在心室舒张期室内压就较低，对心房和大静脉内血液的抽吸作用就强，因而静脉回心血量增加。反之，当心肌收缩力减弱时，回心血量就会减少。例如，右心衰竭时右心室收缩力减弱，搏出量减少而心室内剩余的血量增加，心室舒张时室内压较高，对心房和大静脉内血液的抽吸作用减弱，血液淤积在右心房和大静脉内，使中心静脉压升高，因而静脉回心血量显著减少，患者就可能会出现颈外静脉怒张、肝脏充血肿大、下肢水肿等体循环静脉淤血的系列体征。同理，左心衰竭时将会引起左心房和肺静脉压升高，使患者出现肺淤血和肺水肿。

3. 体位改变 静脉管壁薄，易扩张，充盈程度受跨壁压影响较大。血管壁内受血液压迫，外受组织压迫，血管内外的压力差即为跨壁压。静脉跨壁压大，充盈程度就好，静脉扩张，容积增大，回心血量减少；反之，跨壁压小，静脉容积减小，回心血量则增加。当人处于直立位时，受重力影响，身体心脏水平以下低垂部位的静脉因跨壁压增大而扩张，可以比卧位时多容纳近500ml的血液，因而回心血量较卧位时减少。由此可见，体位突然由长时间卧位或蹲位变为直立位时，由于回心血量突然减少，搏出量、动脉血压突然降低，一时性脑供血不足，可能会使人出现眩晕、眼前发黑等现象，这在老年人中尤易发生，更甚者会出现昏厥。

4. 骨骼肌的挤压作用　骨骼肌的收缩和舒张对其内和其间的静脉跨壁压影响是非常显著的。骨骼肌收缩时，跨壁压明显减小；舒张时，跨壁压增大。由于静脉内有只允许血液向心脏单一方向流动的瓣膜，因而当骨骼肌收缩时，容纳于肌内和肌间静脉内的血液随着静脉容积的减小而被挤向心脏，而在骨骼肌舒张时，静脉容积增大，静脉内的压力下降，血液受静脉瓣的阻挡不能回流，有利于微静脉及毛细血管内的血液流向静脉，使静脉再次充盈。可见，骨骼肌的舒缩和静脉瓣对静脉血液回流起着“泵”的作用，称为肌肉泵或静脉泵。长期站立工作或久坐少动者下肢静脉血液回流减少，静脉瓣长久承受过度压力而逐渐松弛，不能紧密关闭，会使肌肉泵作用减弱，易形成静脉曲张。

5. 呼吸运动　胸腔内大静脉受胸膜腔内负压（详见本书第五章）的影响跨壁压较大，经常处于充盈扩张状态，且扩张程度受呼吸运动影响。吸气时，胸膜腔内负压增大，胸腔内大静脉和右心房进一步扩张，中心静脉压下降，外周静脉内血液回流加速，右心房血量增多；呼气时，胸膜腔内负压减小，静脉回心血量也相应减少。可见，呼吸运动对静脉回流同样起着“泵”的作用。呼吸运动对肺循环静脉回流的影响与体循环恰恰相反。吸气时胸膜腔内负压的增大，可使肺血管容积增大，贮存于肺血管内的血量增加，因而由肺静脉回流至左心房的血量减少；呼气时则可使左心房血量增加。

☞ **考点：** 中心静脉压正常值及影响静脉回流的因素。

除上述 5 个因素外，微静脉通过收缩和舒张可影响毛细血管血压，从而影响组织液的生成与回流，间接地调节回心血量。

五、微循环

在循环系统内，从血液入微动脉起，至流出微静脉，这一区间的血液流动称为微循环。微循环遍布于全身的组织器官，是血液与组织进行物质交换的场所，能够控制组织器官的血液供应，影响动脉血压与静脉回流，还可影响全身或局部的体液分布。

典型的微循环由 7 部分组成（图 4－13），即微动脉、后微动脉、毛细血管前括约肌、真毛细血管、通血毛细血管、动－静脉吻合支和微静脉。微循环的结构与各组织器官的结构和功能相适应，并不完全相同。

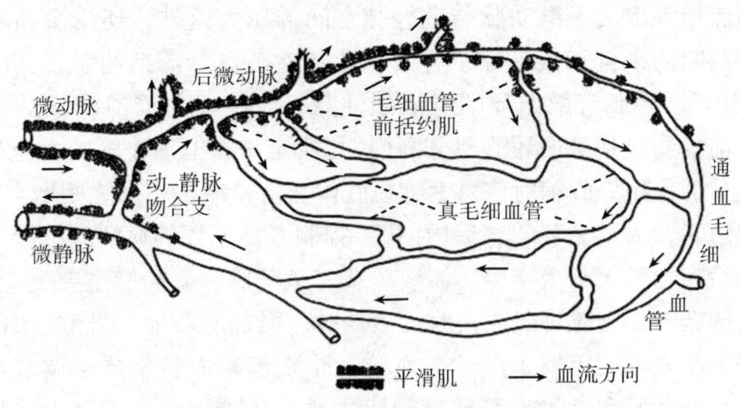

图 4－13　肠系膜微循环模式图

(一) 微循环的血流通路及其作用

微循环的血流通路主要有以下 3 种形式。

1. 迂回通路 血液流入微动脉后，依次流经后微动脉、毛细血管前括约肌、真毛细血管，再流入微静脉，整个通路迂回曲折，故称为迂回通路。迂回通路的真毛细血管数量多，相互交错成网状穿行于组织细胞间，且真毛细血管管壁薄，通透性高，以及血液在此处流动缓慢，这些因素决定了迂回通路的生理作用，即是血液与组织液进行物质交换的场所，迂回通路也因此又称为营养通路。

2. 直捷通路 血液流入微动脉后，经后微动脉和通血毛细血管流入微静脉。与迂回通路相比，该通路短而直，由于通血毛细血管是后微动脉的移行部分，管壁平滑肌很少甚至消失，血流阻力小，故血液在该通路流动顺畅，因而称为直捷通路。直捷通路经常处于开放状态，主要作用是使一部分血液能够迅速通过微循环流入静脉，从而保证有足够的回心血量。直捷通路在骨骼肌中较为多见，其物质交换作用不大。

3. 动－静脉短路 血液流入微动脉后，通过动－静脉吻合支直接流至微静脉，称为动－静脉短路。动－静脉吻合支管壁厚，无物质交换功能。动－静脉吻合支平滑肌层发达，有丰富的血管运动神经末梢分布，故开放与否取决于平滑肌的功能状态。动－静脉短路多分布于皮肤，尤其是手掌、足底、耳廓等处，一旦开放，血液将很快通过动－静脉吻合支流向微静脉，使皮肤血流量增加，有利于散热。在一般情况下，皮肤动－静脉短路经常处于关闭状态，有利于保存体内热量；当人体需要大量散热时，皮肤动－静脉短路则开放。由此可见，动－静脉短路的主要生理作用是调节体温（表4－4）。

表 4－4 微循环血流通路的特征与主要功能

微循环血流通路	特征血管	开放情况	主要功能
迂回通路	真毛细血管	交替开放	进行物质交换
直捷通路	通血毛细血管	经常开放	保证回心血量
动－静脉短路	动－静脉吻合支	需要时开放	调节体温

(二) 微循环血流量的调节

微循环血流量除取决于微动脉与微静脉之间的压力差外，还受微循环前后阻力的影响。微循环前阻力来自于微动脉、后微动脉和毛细血管前括约肌，其中微动脉是微循环的“总闸门”，控制着微循环的血液灌注量，收缩时血液灌注量减少，反之则增加；毛细血管前括约肌是微循环的“分闸门”，决定该真毛细血管的血流量，即起到分配微循环血流量的作用，收缩时该真毛细血管内血流量减少，反之则增多。微静脉是微循环的后阻力血管，为微循环的“后闸门”，控制着微循环的血液流出量。

微循环前后阻力的大小受神经、体液调节。微动脉、微静脉主要受交感神经支配，也受体液因素的调节。交感神经兴奋时，微动脉、微静脉收缩；乳酸、CO_2、组胺等舒血管物质及肾上腺素、去甲肾上腺素、血管紧张素等缩血管物质也调节着微动脉、微静脉的舒缩。后微动脉和毛细血管前括约肌主要受体液因素的调节。安静状态下，体液中的缩血管物质浓度变化不大，而舒血管物质浓度则随代谢情况有较大的变化。

安静时，在神经、体液因素的调节下，微循环中有一定的血流量，真毛细血管轮流交替开放。毛细血管前括约肌收缩使此真毛细血管关闭时，氧分压降低，周围组织舒血管代谢产物（如 CO_2、腺苷、H^+、K^+等）积聚，使此部分后微动脉和毛细血管前括约肌舒张，真毛细血管开放，血流量增多，向局部组织提供的氧和营养物质增多，并将代谢产物带走；局部代谢产物被清除后，毛细血管前括约肌在缩血管物质的作用下又收缩，使真毛细血管又处于关闭状态（图4－14）。如此周而复始，使真毛细血管交替开放约5～10次/分。可见，真毛细血管的开闭受毛细血管前括约肌控制，而后者的舒缩活动又主要与局部组织的代谢有关。在安静状态下，骨骼肌组织只有20%～35%的真毛细血管在同一时间开放，而活动时组织代谢活动加强，处于开放状态的真毛细血管数目增多，使血液与组织细胞的交换面积增大，交换距离缩短，从而适应机体代谢的需要。因而说，微循环血流量是与组织代谢水平相适应的。

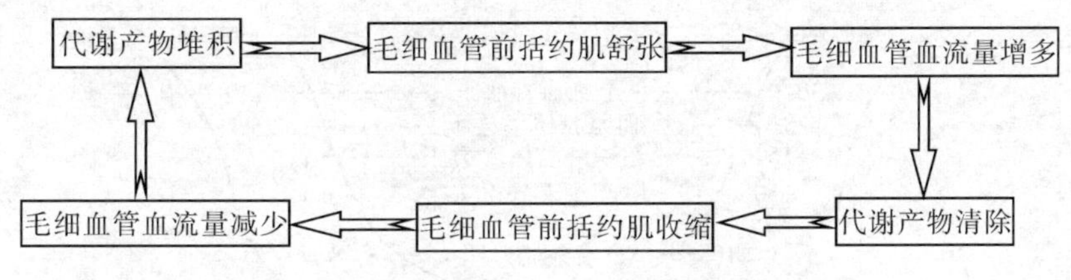

图4－14　微循环血流量调节示意图

在生理情况下，微循环后阻力变化远不如前阻力那样明显，但在病理状态下一旦微静脉收缩，微循环后阻力增大，微循环血液流出量减少，大量血液滞留在真毛细血管内，使毛细血管血压升高，组织液生成增多，同时回心血量减少，心输出量降低，血压下降，将使病情加重。

六、组织液的生成与回流

组织液存在于组织细胞之间，是联系血液与组织细胞的中介。除极小部分的组织液呈液态可以自由流动外，绝大部分组织液呈胶冻状，不能自由流动，但不影响水及溶于水的溶质分子的扩散运动。组织液来源于血浆。血液与组织液之间的物质交换是通过毛细血管壁进行的。毛细血管壁通透性较大，血浆中除蛋白质外，其他成分均可滤过毛细血管壁扩散到组织液中。因此，组织液除蛋白质含量明显低于血浆外，其他成分二者并无区别。

组织液的生成与回流机制

1. 有效滤过压　液体是由血浆扩散到组织液中，还是由组织液扩散到血浆中，取决于有效滤过压。有效滤过压的大小与四种因素有关，即毛细血管血压、血浆胶体渗透压、组织液静水压和组织液胶体渗透压。其中，毛细血管血压和组织液胶体渗透压是促使液体由毛细血管内滤过到组织液的力量，是组织液生成的动力；血浆胶体渗透压和组织液静水压则是促使液体由组织液重吸收入毛细血管内的力量，是组织液生成的阻力。滤过的力量（组织液生成的动力）与重吸收的力量（组织液生成的阻力）之差，即为有效过滤压。有效滤过压可用下式表示：

有效滤过压 =（毛细血管血压 + 组织液胶体渗透压）-（血浆胶体渗透压 + 组织液静水压）

当有效滤过压为正值时，液体由毛细血管内滤出，称之为组织液生成；当有效滤过压为负值时，液体由组织液重吸收入毛细血管内，称之为组织液回流。

血液在毛细血管内流动的过程中，血压是逐渐下降的，而血浆胶体渗透压、组织液静水压和组织液胶体渗透压则基本不变（图 4－15）。从毛细血管动脉端至静脉端，有效滤过压由 +10mmHg 逐渐下降到零，后又转为负值，至毛细血管静脉端，有效滤过压为 -8mmHg。显而易见，组织液在毛细血管动脉端生成，在静脉端回流。生成的组织液约有 90% 在毛细血管静脉端回流入血液，其余的则进入毛细淋巴管，生成淋巴液，再经淋巴循环回流入血，使组织液的生成与回流达到动态平衡。在组织液的生成与回流过程中，完成了血液与组织液的物质交换。

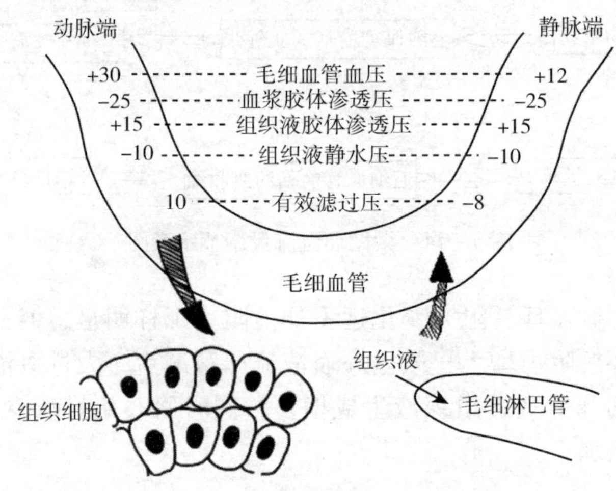

图 4－15　组织液生成与回流示意图

“+”为组织液生成动力　“-”为组织液生成阻力

图中数字的单位均为 mmHg

2. 影响组织液生成与回流的因素　在正常情况下，组织液的生成与回流保持着动态平衡，所以血量和组织液量是相对稳定的。一旦这种动态平衡被破坏，组织液生成过多或重吸收减少，就会使组织液的量相对增多而形成组织水肿。通过影响组织液的生成与回流引起组织水肿的常见原因见表 4－5。

表 4－5　影响组织液生成与回流的因素

影响因素	机制	举例
毛细血管血压↑	有效滤过压↑→组织液生成↑	
微动脉相对扩张	微循环血液灌注量↑→毛细血管血压↑→组织液生成↑	肌肉运动或炎症部位水肿
静脉回流受阻	静脉压↑→微循环血液流出量↓→毛细血管血压↑→组织液生成↑	右心衰竭时的全身水肿、左心衰竭时的肺水肿、血栓阻塞静脉腔、肿瘤压迫静脉管壁

续表

影响因素	机制	举例
毛细血管通透性↑	血浆蛋白滤过到组织液中→血浆胶体渗透压↓，组织液胶体渗透压↑→有效滤过压↑→组织液生成↑	感染、烧伤、冻伤及过敏反应等情况下的水肿
血浆胶体渗透压↓	有效滤过压↑→组织液生成↑	肾病时大量血浆蛋白丢失引起的水肿、肝病时血浆蛋白合成减少引起的水肿、蛋白质摄入不足所致营养不良性水肿
淋巴回流受阻	组织液回流↓→组织液在组织间隙内积聚	丝虫病、肿瘤组织阻塞或压迫组织淋巴管引起的水肿

☞ **考点：** 发生水肿的主要原因。

七、淋巴液的生成与回流

循环系统是封闭的管道系统，由心血管系统（血液循环）和淋巴管系统（淋巴循环）构成，其中淋巴循环是血液循环的辅助部分。淋巴管系统是循环系统的一个支流，为单向的回流管道，以毛细淋巴管盲端起于组织细胞间隙，经各级淋巴管，逐渐汇集成右淋巴导管和胸导管，开口于静脉。

毛细淋巴管盲端管壁由单层内皮细胞构成，通透性非常大，组织液中的蛋白质、细菌、脂类、红细胞、异物等较大分子物质可由此进入毛细淋巴管。因毛细淋巴管盲端的内皮细胞边缘如叠瓦般相互覆盖，形成向管腔内开启的单向活瓣，故组织液一旦进入毛细淋巴管便不能返流，只能单向流动，最终回流入静脉。组织液进入毛细淋巴管，即成为淋巴液。正常成年人在安静状态下每天生成的淋巴液约为2～4L，由其回收并运送至血液的蛋白质多达75～200g，故淋巴回流最重要的生理意义就是回收组织液中的蛋白质。除此之外，淋巴回流还具有运输脂肪及其他营养物质、调节组织液生成与回流的平衡、防御和免疫等功能。

淋巴液生成的动力源于组织液与毛细淋巴管内淋巴液之间的压力差，组织液静水压升高或毛细淋巴管内压力降低均可促进淋巴液的生成。此外，由于淋巴管壁薄，压力较低，且有瓣膜，故骨骼肌收缩、相邻动脉搏动、外部对淋巴管的压力等均可推动淋巴液回流。

第三节　心血管活动的调节

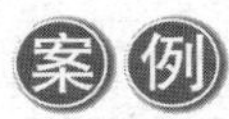

甲女25岁，乙女66岁，同时坐在小凳上连续洗衣服1小时。洗完后同时突然站立起来，甲出现一过性眼前发黑，静立几秒后很快恢复过来，而乙则出现了昏厥。请根据本节所学内容解释：

1. 两人出现不同表现的原因。
2. 体位突然发生改变时机体是如何对心血管活动进行调节的？

正常情况下，人体各组织器官的供血量与其代谢水平相适应，供血量的改变是通过调整心输出量和血管阻力实现的。心血管活动的适应性变化主要在神经调节和体液调节下完成。

一、心血管活动的神经调节

神经系统对心血管活动的调节是通过心血管反射实现的。

（一）心脏和血管的神经支配

支配心脏和血管的神经自中枢发出后，在神经节处换神经元，由神经节内神经元发出的纤维（节后神经纤维）支配效应器。神经对效应器的支配作用是通过节后神经纤维末梢释放出神经递质，神经递质再激动效应器上相应的受体实现的。

1. 心脏的神经支配 支配心脏活动的传出神经主要是心交感神经和心迷走神经，二者对心脏的作用相互拮抗，心交感神经兴奋时节后神经末梢释放去甲肾上腺素，去甲肾上腺素激动心脏的 β_1 受体，使心脏活动加强，表现为心肌收缩力增强、心率加快、房室传导加速，心输出量增多；心迷走神经兴奋时节后神经末梢释放乙酰胆碱，乙酰胆碱激动心脏的 M 受体，使心脏活动减弱，表现为心肌收缩力减弱、心率减慢、房室传导减慢，心输出量减少。心交感神经和心迷走神经相互协调地共同调节心脏的活动，使心输出量能够根据机体的需要进行适当地调整。

2. 血管的神经支配 人体内大多数血管只受交感缩血管神经的单一支配，其兴奋时节后神经末梢释放去甲肾上腺素，去甲肾上腺素主要激动血管平滑肌的 α 受体，使血管平滑肌收缩。在安静状态下，交感缩血管神经持续发放低频冲动（1～3 次/秒），称为交感缩血管紧张，其使血管保持一定程度的收缩状态。交感缩血管紧张的增强或减弱可改变血管平滑肌的收缩程度，以此调节血管口径，即调节外周阻力的大小。

不同部位的血管，交感缩血管神经分布的密度不同，在皮肤血管分布最密，骨骼肌和内脏血管次之，冠状血管和脑血管分布则较少；在同一器官中，动脉交感缩血管神经分布的密度高于静脉，动脉中又以微动脉分布的密度最大，后微动脉分布的密度较少，毛细血管前括约肌一般没有神经分布。

骨骼肌血管除受交感缩血管神经支配外，还受交感舒血管神经支配。交感舒血管神经在平时没有紧张性活动，但当情绪激动或发生防御反应时将会发放神经冲动，其节后神经末梢释放乙酰胆碱，乙酰胆碱激动血管平滑肌上的 M 受体，使血管平滑肌舒张，可增加骨骼肌血流量，适应肌肉强烈活动时的需要。

少数器官如脑、唾液腺、胃肠道外分泌腺及外生殖器的血管除受交感缩血管神经支配外，还受副交感舒血管神经支配。副交感舒血管神经兴奋时节后神经末稍释放乙酰胆碱，乙酰胆碱激动血管平滑肌上的 M 受体，使血管舒张，可增加局部组织器官的血流量。

（二）心血管中枢

在中枢神经系统中，控制心血管活动的神经细胞群称为心血管中枢。从脊髓到大脑皮质的各级水平均有心血管中枢的分布，基本中枢位于延髓。

延髓心血管中枢的神经元主要包括 3 类，即心迷走神经元（心迷走中枢）、心交感神经元（心交感中枢）和交感缩血管神经元（交感缩血管中枢）。这些中枢在平时都保持着一定程度的兴奋状态，发放一定频率的冲动，并通过各自的传出神经调节心血管活动。心交感中枢和心迷走中枢的活动交互抑制，安静时心迷走中枢活动占优势，情绪激动或肌肉活动等情况下则心交感中枢活动占优势；吸气时心迷走中枢活动占优势，呼气时则心交感中枢活动占优势。

延髓以上的各级心血管中枢，对延髓心血管中枢起调整作用，能够根据内外环境的变化使心血管活动与机体其他功能活动彼此配合，保证机体的生理功能协调地进行。

（三）心血管反射

1. 压力感受性反射　当动脉血压突然升高时会反射性引起心脏抑制，血管扩张，结果使心输出量减少，外周阻力降低，血压降低；当动脉血压突然下降时则引起相反的效应。这种因动脉血压的突然改变而反射性引起动脉血压向原先水平恢复的过程，称为压力感受性反射，又称降压反射或减压反射。

（1）压力感受器与传入神经　压力感受器是压力感受性反射的感受器，主要集中分布于颈动脉窦和主动脉弓血管外膜下，性质为感觉神经末梢，适宜刺激是血液对动脉壁的机械牵张（图 4－16）。动脉血压在 60～180mmHg 范围内变动时，动脉壁的扩张程度与动脉血压成正比，压力感受器发放的神经冲动又与动脉壁的扩张程度成正比，因而压力感受器发放神经冲动的多少与动脉血压的高低有关。

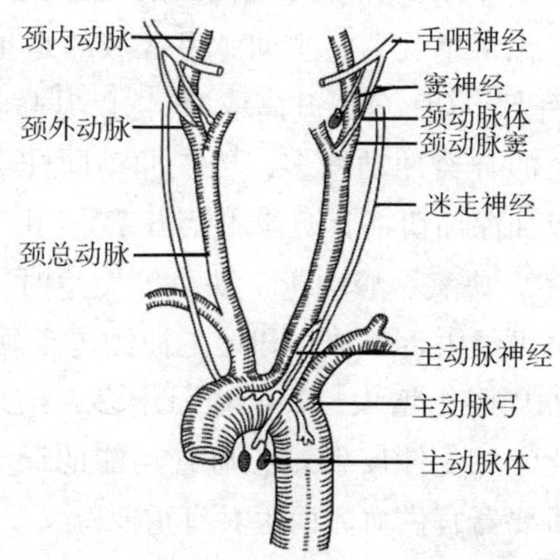

图 4－16　颈动脉窦、主动脉弓压力感受器与化学感受器

压力感受器发放的冲动沿传入神经传向心血管中枢。颈动脉窦与主动脉弓压力感受器的传入神经分别是窦神经和主动脉神经，窦神经加入舌咽神经后进入延髓，主动脉神经加入迷走神经后也进入延髓。

（2）压力感受性反射过程　动脉血压升高时，压力感受器兴奋，发放的神经冲动增多，经舌咽神经和迷走神经传入到心血管中枢的神经冲动也相应增多，使心迷走中枢活动加强，心交感中枢和交感缩血管中枢活动减弱，三者的变化通过各自的传出神经传至心血管，结果使心肌收缩力减弱，心率减慢，心输出量减少；血管舒张，外周阻力降低；静脉血管扩张，回心血量减少。在这些因素的共同作用下，动脉血压降低。

反之，动脉血压降低时，压力感受器发放的神经冲动减少，传入到心血管中枢的神经冲动也相应减少，心迷走中枢活动减弱，心交感中枢和交感缩血管中枢活动增强，使心肌收缩力增强，心率加快，心输出量增加；血管收缩，外周阻力增大；静脉血管收缩，回心血量增加。这些因素的共同作用结果是使动脉血压升高。

（3）压力感受性反射特点　主要体现在以下几个方面：①是一种负反馈调节，且具有双向调节能力。②对突然发生变化的动脉血压有快速调节作用，而对缓慢发生的动脉血压变化则不敏感。③动脉血压持续升高时，压力感受器会产生适应现象，使压力感受性反射在一个高于正常水平的基础上对动脉血压的变化进行调节，即使动脉血压稳定于一个较高的水平。

（4）压力感受性反射的生理意义　压力感受性反射经常监视动脉血压的变动，其生理意义在于使动脉血压维持稳态。当心输出量、外周阻力、循环血量等突然发生变化时，压力感受性反射能够对动脉血压进行快速、准确的调节，使动脉血压不至发生过大的波动，稳定于正常范围之内。通常情况下，窦内压在100mmHg（13.3kPa）上下变动时，压力感受性反射最为敏感，对动脉血压的调节能力最强。动脉血压偏离正常水平愈远，压力感受性反射对动脉血压的纠偏能力就愈低。

2. 化学感受性反射　主要参与呼吸运动的调节，但在缺氧、酸中毒、缺血等情况发生时对心血管活动也有调节作用。化学感受性反射的感受器是化学感受器，位于颈总动脉分叉处的是颈动脉体化学感受器，主动脉弓区域的是主动脉体化学感受器（图4－16）。当血液中 O_2 分压降低、CO_2 分压升高或 H^+ 浓度升高时，颈动脉体和主动脉体化学感受器受到刺激，发放的神经冲动增多，传入冲动同样经由舌咽神经和迷走神经传至延髓呼吸中枢，使呼吸加深加快（详见本书第五章）。由于呼吸的增强，反射性引起心率加快，心输出量增多。缺氧、酸中毒、缺血等发生时，颈动脉体和主动脉体化学感受器发放的神经冲动也可经由舌咽神经和迷走神经传至延髓缩血管中枢，使皮肤、内脏、骨骼肌血管收缩，外周阻力增大，回心血量增多，结果导致动脉血压上升。由此可见，在应急状态时，化学感受性反射对心血管功能的调节，在维持动脉血压、重新分配血液保证心、脑等重要器官供血方面也具有重要意义。

知识链接

压迫眼球时可反射性地引起心脏抑制，心率减慢，称为眼－心反射。采用压迫一侧眼球的方法对阵发性心动过速有时能取得一定的疗效，但应避免同时强烈压迫双侧眼球。因为当眼球受到强烈压迫时，尤其是该反射敏感者，可因心脏过度抑制而发生房室传导阻滞，甚至引起心跳骤停。眼内手术时可能发生这种情况，应注意。

二、心血管活动的体液调节

体内的一些化学物质通过血液的运输，广泛地作用于心血管系统，发挥全身性调节作用。还有些化学物质则主要作用于局部血管，对局部的血流量进行调节。体液调节对动脉血压的长期调节有重要意义。

（一）肾上腺髓质激素

肾上腺髓质主要分泌肾上腺素和去甲肾上腺素，其中肾上腺素约占80%，去甲肾上腺素约占20%。肾上腺素和去甲肾上腺素均属于儿茶酚胺类，通过激动肾上腺素受体对心血管系统产生作用。心肌细胞膜的肾上腺素受体主要为 β_1受体；血管平滑肌的肾上腺素受体主要有 α_1受体和 β_2受体，二者在血管平滑肌的分布有所不同，在皮肤、肾脏、胃肠道等血管平滑肌 α_1受体的分布占优势，在骨骼肌、肝脏及冠脉血管平滑肌则 β_2受体的分布占优势。因肾上腺素和去甲肾上腺素与这些受体的亲合力不同，故对心血管系统产生的作用也不相同。肾上腺素对心脏的作用尤为强大，临床常用作强心剂；去甲肾上腺素则可使大多数血管收缩，动脉血压升高，故临床常将其作为升血压药。肾上腺素和去甲肾上腺素对心血管的作用见表4－6。

表4－6　肾上腺素和去甲肾上腺素对心血管的作用

激素名称	心　脏	血　管
肾上腺素	激动心肌 β_1受体，使心肌收缩力增强、心率加快，心输出量增加，血压升高	激动皮肤、肾脏、胃肠道等血管平滑肌 α_1受体使血管收缩；激动骨骼肌、肝脏及冠脉血管平滑肌 β_2受体使血管舒张，总外周阻力变化不大
去甲肾上腺素	有较弱的直接激动心肌 β_1受体的效应，但由于动脉血压升高，可通过压力感受性反射使心率减慢	主要激动 α 受体，可引起全身血管广泛收缩，使外周阻力增加，血压升高

（二）肾素－血管紧张素系统

肾球旁细胞兴奋时分泌的肾素能将肝脏合成进入血液中的血管紧张素原水解成血管紧张素Ⅰ，后者在肺循环中被血管紧张素转换酶水解为血管紧张素Ⅱ，血管紧张素Ⅱ又可在血浆及组织中的氨基肽酶的作用下生成血管紧张素Ⅲ（详见本书第八章）。

在血管紧张素中，血管紧张素Ⅰ对体内大多数组织、细胞而言不具有生理活性，但它可刺激肾上腺髓质分泌肾上腺素和去甲肾上腺素；血管紧张素Ⅲ的缩血管作用较弱，但刺激肾上腺皮质球状带合成并释放醛固酮的作用却较强；血管紧张素Ⅱ对循环系统的作用是最强的。

血管紧张素Ⅱ可从多个方面使血压升高，具体生理作用表现为：①使全身小动脉、微动脉收缩，外周阻力增大。②使静脉收缩，增加回心血量。③作用于交感缩血管神经末梢的血管紧张素受体，促进神经递质去甲肾上腺素的释放。④作用于中枢神经系统内的血管紧张素受体，使交感缩血管中枢的紧张加强。⑤刺激肾上腺皮质球状带合成并释放醛固酮，后者可促进肾小管和集合管对 Na^+、水的重吸收，增加循环血量。

肾素、血管紧张素和醛固酮之间关系密切，称为肾素－血管紧张素－醛固酮系统或肾素－血管紧张素系统，其在机体血压调节和体液平衡中起重要作用。

生理情况下，由于肾素分泌量少，故肾素－血管紧张素系统对血压的调节作用并不明显。而在某些病理情况下，如大失血、肾动脉狭窄时，肾血流量减少，刺激肾球旁细胞分泌大量肾素，激活肾素－血管紧张素系统，可使血压升高。

（三）血管升压素

☞ **考点：** 肾上腺素、肾素－血管紧张素系统的作用。

血管升压素又称抗利尿激素，生理剂量下只发挥抗利尿作用（详见本书第八章），大剂量时可引起血管强烈收缩，是已知最强的缩血管物质之一。在大失血、严重脱水、禁水等体内缺水情况下血管升压素释放增加，对保留体内液体量和维持动脉血压有重要的作用。

（四）其他

1. 心房钠尿肽 心房钠尿肽由心房肌细胞合成并释放，是体内调节水盐平衡的一种重要体液因素，具有强大的排钠和利尿作用，还能扩张血管、减少心输出量，使血压降低。此外，心房钠尿肽还能抑制肾素－血管紧张素系统，抑制血管升压素的合成与释放。

2. 血管内皮细胞合成并释放的血管活性物质

（1）舒血管物质 主要有一氧化氮和依前列醇（PGI_2）。

（2）缩血管物质 主要有内皮素和血栓烷 A_2。内皮素也是已知最强的缩血管物质之一。

3. 激肽释放酶－激肽系统 激肽释放酶存在于血浆及肾脏、唾液腺、胰腺、汗腺及胃肠黏膜等组织中，能将激肽原水解为激肽，即缓激肽和血管舒张素（也称赖氨酰缓激肽）。缓激肽和血管舒张素是已知最强的舒血管物质，参与对血压及局部组织血流量的调节。

4. 前列腺素 前列腺素广泛存在于全身各组织中，有多种类型。各种前列腺素对血管平滑肌的作用是不同的，如地诺前列酮（PGE_2）和依前列醇具有强烈的舒血管作用，前列腺素 $F_{2\alpha}$（$PGF_{2\alpha}$）则使静脉收缩。

5. 组胺 组胺广泛存在于各种组织内，尤其在皮肤、肺和肠黏膜的肥大细胞中含量最多。当组织受到损伤、发生炎症或过敏反应时，组胺被释放出来，使血管扩张，毛细血管和微静脉的通透性增加，组织液生成增多，形成局部组织水肿。

在整体内，各种调节心血管活动的因素并不是单独发挥作用的，而是多种因素相互制约，相互协调，从而使心血管活动能够与人体的整体活动相适应。

第四节 循环血量的调节

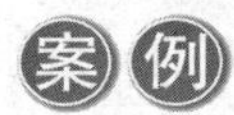

献血法对献血的健康要求规定为：男性体重50kg（含50kg）以上，女性体重45kg（含45kg）以上，且发育正常，身体健康，无明显残缺。规定每次采集血液量一般为200ml，最多不得超过400ml，两次采集间隔期不少于6个月。请根据本节所学内容解释：

1. 献血法为什么对体重及献血量做出具体规定？

2. 正常人献血后，为什么不会出现明显的临床症状？机体是如何进行调节的？

体内血量的相对恒定是内环境稳态的一个重要方面，是维持正常血压和保证各组织、器官血液供应的必要条件。血量的相对恒定取决于多种因素，如血液中水及蛋白质含量、血浆渗透压和毛细血管血压的高低、红细胞数量，以及小动、静脉的舒缩活动和毛细血管的开放关闭等，都会改变循环血量。正常情况下，循环血量与机体代谢水平相适应，这种适应性调节主要是在神经、体液调节下实现的。

一、血量的神经调节与体液调节

（一）肾素－血管紧张素－醛固酮系统在血量调节中的作用

血量减少时，肾球旁细胞分泌肾素增多，激活肾素－血管紧张素－醛固酮系统（详见本书第八章）。释放的醛固酮促进肾小管对 Na^+ 和水的重吸收，使细胞外液量和血量增多；生成的血管紧张素Ⅱ使血管收缩，有利于组织液回流入血。

（二）容量感受器在血量调节中的作用

容量感受器主要位于心房和胸腔内的大静脉。当血量增多时，体循环平均充盈压升高，容量感受器兴奋，其传入的冲动能够使交感缩血管的紧张度降低，引起血管扩张，体循环平均充盈压回降；容量感受器的传入冲动还可抑制抗利尿激素的释放，使尿的排出增多，血量减少。反之，当血量减少时，抗利尿激素释放增加，尿排出减少，有利于血量的恢复（详见本书第八章）。

由于容量感受器对过多血量的牵张刺激易产生适应性，故其往往只在血量过多的初期（几小时或最初几天）有意义，对长期的血量过多则很少或完全不起调节作用。

（三）渗透压感受器在血量调节中的作用

渗透压感受器主要位于下丘脑。当血浆渗透压明显升高时，可使渗透压感受器兴奋，反射性引起抗利尿激素的释放，使尿排出量减少。

（四）压力感受器在血量调节中的作用

血量的改变引起动脉血压发生明显变化时，压力感受性反射也发挥着调节血量的作用。当血量增加使动脉血压升高时，颈动脉窦和主动脉弓压力感受器兴奋，反射性引起动脉血压降低；也可抑制抗利尿激素的释放，但不如容量感受器兴奋时的反射活动灵敏。

（五）储血库在血量调节中的作用

安静时人体内约有20%～25%的血液贮存于肝、脾、肺、皮肤等储血库内。当人体对血液的需求量增多，如剧烈运动、大量失血时，储血库内的适量血液进入血液循环中给予补充，使循环血量迅速增加。

（六）组织液的生成与回流在血量调节中的作用

正常情况下，血液中红细胞数量的变化不大，但血浆量则常受多种因素影响发生较大的变化，所以血量的相对恒定主要依赖于血浆量的调节。大出血而使循环血量减少时，通过压力感受性反射使毛细血管前阻力的增加高于毛细血管后阻力，导致毛细血管血压下降，组织液回流增多，故可增加循环血量，补偿血浆量的损失。大量饮水后，血浆量增多，使毛细血管血压升高、血浆胶体渗透压下降，促进组织液的生成，有利于血浆量恢复正常。

二、急性失血时的生理反应

失血时所引起的生理反应和对人体造成的影响，与失血量的多少和失血速度有关。人在急性失血时常出现以下一系列的代偿反应。

（一）交感神经系统兴奋

失血后，由于容量感受器和压力感受器传入的冲动减少，反射性引起交感神经兴奋，迅速发挥代偿性作用。

1. 外周阻力增大 交感神经兴奋时，大多数器官的阻力血管收缩，使体循环总外周阻力增大，有利于动脉血压的维持，并重新分配血流量，保障重要器官、脑及心脏的血液供应。

2. 容量血管收缩 贮存于静脉中的血液在静脉收缩时可被挤入循环中，使在血量减少时仍能够有足够的回心血量和心输出量。

3. 心率加快 动员心率储备，增加心输出量。

（二）组织液回流增多

交感神经兴奋后，微循环毛细血管前阻力血管收缩，使毛细血管血压降低；又由于毛细血管前阻力与毛细血管后阻力的比值加大，使组织液生成减少，回流增多，可增加血浆量。

（三）抗利尿激素、血管紧张素Ⅱ和醛固酮生成增多

失血约1小时后，抗利尿激素、血管紧张素Ⅱ和醛固酮生成增多，这些体液因素一方面可使血管收缩，维持动脉血压；另一方面可促进肾小管对Na^+和水的重吸收，有利于循环血量的恢复。此外，血管紧张素Ⅱ还能使人出现渴觉，通过主动饮水来增加循环血量。

（四）血浆蛋白和红细胞的恢复

失血时损失的血浆蛋白，可通过肝脏的加速合成在一天左右的时间逐渐恢复；损失的红细胞可通过刺激骨髓造血加速生成，约在数周内使红细胞数量完全恢复。

失血量不超过机体总血量的10%时，通过上述代偿性反应，血量和循环功能基本可以恢复正常。但若失血量过多，超出机体的代偿能力，将会出现失血性休克，体内各器官，包括脑及心脏将因供血不足而发生功能障碍，如果此时得不到及时有效的治疗，将导致循环衰竭，最终死亡。

第五节 器官循环

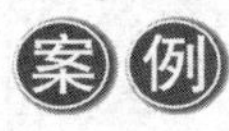

冠状动脉粥样硬化狭窄会导致冠状动脉供血不足，心肌出现暂时缺血与缺氧，可引起以心前区疼痛为主要临床表现的一组综合征，称为心绞痛。其特点为阵发性胸骨

后压榨性疼痛，可放射至心前区及左上肢，常发生于劳动或情绪激动时。请根据本节所学内容解释：

1. 冠脉循环有何特点？

2. 心绞痛为什么常发生于劳动或情绪激动时？

人体内各器官的血流量与灌注该器官的动、静脉的压力差成正比，与该器官的血流阻力成反比。由于各器官的结构和功能不同，内部血管的分布各有特点，因而器官血流量及其调节也有所差异。本节主要讨论心、肺、脑的血液循环特征，肾脏的血液循环特征将在第八章中讨论。

一、冠脉循环

营养心脏本身的特殊区域血管内的血液循环称为冠脉循环。

（一）冠脉循环的解剖特点

心肌由左、右冠状动脉供血，血液流经毛细血管和静脉后，大部分回流到右心房，极少数心内膜下静脉的血液直接回流到相应的心腔内。冠脉循环的解剖结构具有以下特点。

1. 冠状动脉的小分支垂直穿入心肌 冠状动脉的主干及其大分支走行于心脏表面，其小分支常垂直于心脏表面穿入心肌到达心内膜下，并在心内膜下层分支成网。冠状血管的这种分支走行方式，使其心肌间的小分支容易在心肌收缩时受到压迫，心内膜下层的网状血管口径易受心腔内压的影响。

2. 心肌毛细血管非常丰富 心肌毛细血管数目与心肌纤维数目的比例为1∶1，每平方毫米心肌横截面内约有2500根毛细血管。心肌毛细血管如此丰富可使心肌细胞与冠脉血液之间的物质交换很快地进行。当心肌发生代偿性肥厚时，由于毛细血管数量并不能相应增多，因而肥厚的心肌容易发生相对缺血。

3. 冠状动脉之间有侧支吻合 冠状动脉的分支之间或同一分支的近端与远端之间常有侧支相互吻合，尤以心内膜下吻合支多见。正常心脏冠脉的侧支较细小，血流量极少，当冠状血管突然发生阻塞时，由于侧支循环不能很快地建立起来，常会导致心肌梗死。如果冠状血管阻塞是缓慢发生的，冠脉的侧支则会逐渐扩张，使侧支血流量增加，建立侧支循环，从而代偿性地使发生阻塞部位的心肌血液供应有所增加。

（二）冠脉循环的生理特点

冠状动脉直接开口于主动脉根部，灌注压很高；又因冠脉循环血流途径短，所以血液由主动脉根部流经冠状血管，再流回右心房非常快，通常只需几秒钟。除此之外，冠脉循环还有以下生理特点。

1. 血流量大 在安静状态下冠脉血流量约为225ml/min，占心输出量的4%～5%，而心脏的重量却只有体重的0.5%。一般来说，每100克心肌可分配到60～80ml/min的冠脉血流量，当剧烈运动使心肌活动增强时，每100克心肌分配到的冠脉血流量可达到300～400ml/min，约为安静时的4～5倍。因左心室的活动强于右心室，故左心室冠脉供血量多于右心室。

2. 心舒期供血为主 心室收缩时穿行于心肌内的冠状血管受到挤压，心内膜下的冠状血管也会由于室内压的增加而被压迫，因此冠脉内血流阻力增大，使冠脉血流量减少；心室舒张时心肌及室内压对冠状血管的压迫减弱，使冠脉内血流阻力减小，冠脉血流量增加。由此可见，冠脉血流量随着心动周期而发生周期性变化（图4－17）。

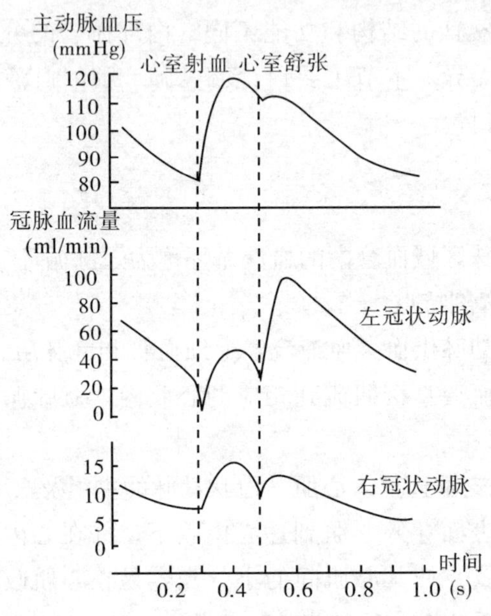

图4－17　一个心动周期中左、右冠状动脉血流量变化

以左心室为例，心室收缩时，在等容收缩期，由于心肌的强烈收缩和室内压的急剧上升，使左冠状动脉的血流量显著减少，甚至发生倒流；在快速射血期，由于主动脉压升高，冠状动脉灌注压也随之升高，冠脉血流量增加；在减慢射血期，冠脉血流量有所减少。心室舒张时，虽然主动脉压降低，冠脉的灌注压也随之下降，但由于冠状血管的受压迫状态也随之有所缓解，使冠脉血流阻力减小，因而冠脉血流量快速增加，在舒张早期可达到最高峰，随后又逐渐减少。一般情况下，左心室收缩期冠脉血流量约是舒张期的20%～30%，当心肌收缩加强时，收缩期内冠脉血流量则更少。由此可见，心肌主要是在舒张期供血，冠脉血流量的多少取决于舒张期的长短和主动脉舒张压的高低。当心率加快时，由于舒张期明显缩短，冠脉血流量减少；当体循环外周阻力增大时，由于主动脉舒张压明显升高，冠脉血流量增多。

与左心室相比，右心室肌比较薄弱，故收缩时对冠脉血流量的影响不如左心室明显。心房收缩时对冠脉血流量也会产生一定的影响，但并不显著。

3. 动、静脉血的氧差大 心肌内富含摄氧能力很强的肌红蛋白，在安静状态下血液流经心脏时，约有65%～70%的氧被心肌所摄取，因而冠脉循环动、静脉的血氧含量差别非常大，这一特点与心肌的耗氧量大相适应。因心肌从单位血液中摄取更多氧气的潜力已经很小，故当心脏活动增强时主要是通过扩张冠状血管增加冠状血流量来满足心肌对氧的需求，一旦冠脉供血不足，极易出现心肌缺氧。

（三）冠脉血流量的调节

冠脉血流量的多少与神经、体液调节及心肌代谢水平有关，其中心肌代谢水平是调节冠脉血流量最重要的因素。

1. 心肌代谢水平的调节　冠脉血流量与心肌代谢水平成正比。目前认为，心肌代谢增强时冠状血管扩张，主要是某些心肌代谢产物增加的结果，而非低氧本身所致。心肌代谢产物腺苷、H^+、CO_2、乳酸等，均可使冠状血管舒张，但其中作用最强、最重要的是腺苷。当心肌代谢增强时，局部组织氧含量降低，心肌细胞中的ATP分解为ADP和AMP释放能量，AMP再进一步分解产生腺苷。腺苷具有强烈舒张小动脉的作用，降低冠脉循环阻力，使冠脉血流量增加。腺苷的作用短暂，在生成后很快即被破坏，因此对其他器官的血管不会产生扩张效应。

2. 自主神经的调节　冠状动脉受交感神经和迷走神经的双重支配。心交感神经兴奋时，神经末梢释放的去甲肾上腺素既可激动冠状动脉平滑肌上的α受体，使冠状动脉收缩；又可激动心肌上的β_1受体，使心肌收缩力加强、心率加快，心肌代谢增强，耗氧量增加，腺苷等心肌代谢产物也会随之增多。因此，心交感神经兴奋时对冠状动脉的直接作用很快会被心肌代谢水平改变所引起的间接作用抵消或掩盖。迷走神经兴奋时，神经末梢释放的乙酰胆碱既可激动冠状动脉平滑肌上的M受体，使冠状动脉扩张；又可激动心肌上的M受体，使心率减慢，心肌代谢降低，腺苷等心肌代谢产物生成减少，间接引起冠状动脉收缩。

总之，冠脉血流量主要是受心肌代谢水平调节的，在整体条件下，神经对冠脉血流量的直接影响很快会被心肌代谢水平改变所引起的血流量变化所掩盖。

3. 体液调节　肾上腺素和去甲肾上腺素主要通过激动心肌的β_1受体使心肌的代谢活动增强，间接扩张冠状动脉使冠脉血流量增加；也可直接作用于冠状血管的α_1受体或β_2受体，使冠状血管收缩或舒张。甲状腺激素可提高心肌代谢水平，间接使冠状动脉扩张，冠脉血流量增加。血管紧张素Ⅱ、大剂量的血管升压素均可使冠状动脉收缩，冠脉血流量减少。缓激肽、地诺前列酮等体液因素能使冠状血管扩张。

二、肺循环

右心室收缩射血入肺动脉，血液再流经肺毛细血管、肺静脉流回左心房的血液循环称为肺循环。肺循环的主要功能是实现血液与肺泡之间的气体交换，即肺循环血液从肺泡气中摄取O_2，向肺泡排出CO_2。

（一）肺循环的特点

肺循环的血管全部位于胸腔内，循环途径比体循环短得多；肺动脉及其分支短、管径大，管壁较主动脉及其分支薄，可扩张性大。这些结构特征使肺循环有不同于体循环的显著特点。

1. 血流阻力小　胸膜腔内的压力较大气压低，对胸腔内的肺循环血管有“负压抽吸”作用，使之被动扩张；加之上述结构特征，使肺循环阻力明显低于体循环。

2. 血压低　右心室收缩能力较左心室弱，且肺循环血流阻力小，故肺循环血压低于体循环。正常人安静状态下，肺动脉收缩压约为22mmHg，舒张压约为8mmHg，平均肺动脉压约为13mmHg，肺毛细血管血压约为7mmHg，肺静脉压约为1～4 mmHg。由此可见，肺循环是一个低压力系统，心功能变化对其影响较大。

3. 肺内无组织液 由于肺毛细血管血压只有7mmHg左右，而血浆胶体渗透压约为25mmHg，故肺组织的有效滤过压为负值，即肺泡间隙没有组织液生成，且使肺泡膜与肺毛细血管壁紧密相贴，肺泡内也不会有液体积聚。当左心功能衰竭时，由于肺静脉压升高，肺毛细血管血压也随之升高，就会使液体在肺泡内或肺组织间隙积聚，形成肺水肿。

4. 肺循环血容量变化大 人体处于安静状态时，肺循环血容量约为450ml，约占全身血量的9%。因肺循环血管管壁薄，顺应性大，且胸膜腔内压会随呼吸运动而发生周期性变化，故肺循环血容量也会随呼吸而变。吸气时肺循环血容量增加，深吸气时可达到1000ml左右；呼气时肺循环血容量减少，用力呼气时可减少至200ml左右。由于肺循环血容量较大，且变动范围也较大，因而肺循环血管也是人体内的贮血库之一，当人体大失血时，肺循环内的一部分血液将移送至体循环进行代偿。

（二）肺循环血流量的调节

除神经、体液调节外，肺泡内的氧分压也会影响肺循环血流量。

1. 肺泡气氧分压 肺循环血管对局部缺氧所产生的反应与体循环血管完全不同。体循环血液氧分压降低时可使血管扩张；而在肺循环，当肺泡气氧分压降低时，可使该肺泡周围的肺血管收缩，血流阻力增大，局部血流量减少。低氧时肺血管收缩的机制目前尚不清楚，但却有着重要的生理意义，可使更多的血液流向通气充足的肺泡，使肺内气体交换得以充分地进行。长期居住在高海拔地区的人，因空气中氧气稀薄，肺泡内普遍低氧，肺循环血管的收缩加大了右心室的后负荷，因而容易导致右心室肥厚。

2. 神经调节 肺循环血管受交感神经和迷走神经双重支配。交感神经兴奋时可直接使肺血管收缩，血流阻力增大；但在整体，交感神经兴奋时体循环血管收缩，可将一部分血液挤向肺循环，使肺循环血流量增多。迷走神经兴奋时可引起肺血管舒张。

3. 体液调节 血液中的缩血管物质及舒血管物质均会对肺循环血流量产生影响。肾上腺素、去甲肾上腺素、血管紧张素Ⅱ、血栓素A_2、前列腺素$F_{2\alpha}$、组胺、5－羟色胺等均能使肺血管收缩，肺循环血流量减少；缓激肽、依前列醇、乙酰胆碱、NO等则能使肺血管扩张，肺循环血流量增多。

三、脑循环

脑组织的血液循环简称为脑循环。脑循环停止数秒钟，人即可出现意识丧失；停止5～6min，脑组织将出现不可逆性损伤。因此，保证脑组织的血液供应十分重要。

（一）脑循环的特点

1. 脑循环血流量大 脑组织代谢水平高，耗氧量大，对缺血的耐受性差。在安静状态下，每100g脑组织的血流量为50～60ml/min，整个脑组织的血流量约为750 ml/min，约占心输出量的15%，而脑组织的重量却只约占体重的2%，可见脑组织血流量非常大。

如果分钟中脑循环血流量不足每100g脑组织40ml时，就会出现相应的临床症状。

2. 脑循环血流量变动范围小　脑位于颅腔内，颅腔的容积是固定的，被脑、脑血管和脑脊液所填充。由于脑组织和脑脊液都不可压缩，故脑血管的舒缩程度有限，脑循环血流量的变动范围也较其他组织小。脑水肿患者颅内高压，脑血管受到压迫，脑血流阻力增加，脑血流量减少。

3. 血－脑脊液屏障和血－脑屏障　存在于血液和脑脊液之间的限制某些物质在血液与脑脊液之间自由扩散的组织结构，称为血－脑脊液屏障。许多离子和大分子物质较难通过此屏障，但 O_2 和 CO_2 等脂溶性物质则容易通过。血液与脑组织之间也有类似的屏障，称为血－脑屏障。O_2 和 CO_2 等脂溶性物质、某些脂溶性麻醉药物及酒精等容易通过此屏障，而甘露醇、蔗糖等水溶性物质和许多离子通透性低，甚至不能通过。血－脑脊液屏障和血－脑屏障的存在，对防止有害物质进入脑组织，及保持脑组织周围化学环境的稳定具有重要意义。

（二）脑循环血流量的调节

1. 脑血管的自身调节　正常情况下，因为脑血管的舒缩程度有限，且颈内静脉压接近右心房内的压力，变化幅度很小，所以脑血流量主要取决于颈动脉压。当平均动脉压在60～140mmHg范围内变化时，脑血管可通过舒缩活动进行自身调节，使脑血流量保持相对恒定。当平均动脉压超出脑血管自身调节的限度时，脑血流量则会随平均动脉压而发生明显变化。当平均动脉压低于60mmHg时，脑血流量显著减少，将引起脑功能障碍；当平均动脉压超过140mmHg时，脑血流量明显增多，严重时可因毛细血管血压过高而导致脑水肿，也会引起脑功能障碍。

2. 体液调节　脑血管的舒缩活动受血液中化学因素的影响。血液中 PCO_2 升高和（或）PO_2 降低时，可直接使脑血管扩张，脑血流量增多；但在整体情况下，PCO_2 升高和（或）PO_2 降低，又可通过化学感受性反射引起血管收缩。由于化学感受性反射对脑血管的收缩效应很小，因而 PCO_2 升高和 PO_2 降低对脑血管的舒张效应十分明显。过度通气时，由于呼出的 CO_2 过多过快，使动脉血中的 PCO_2 过低，导致脑血流减少，出现头晕等症状。此外，脑组织各部分的血流量与脑组织的代谢水平相适应，当某一部分脑组织代谢活动增强时，该部分脑组织的血流量即随之增加，其机制可能与脑组织代谢产物 H^+、K^+、腺苷等增多，PCO_2 增加和 PO_2 降低所致。

3. 神经调节　交感神经和副交感神经纤维对其所支配的脑血管活动的调节作用很小，在心血管反射中，脑血管及脑血流量的变化也很小。

目标检测

A1 型题

1. 可用来反映心室收缩前负荷的是

A. 心室舒张末期容积　B. 心室收缩末期容积　C. 心房舒张末期容积

D. 心房收缩末期容积　E. 动脉血压

2. 心室收缩后负荷是指

A. 心房内压　B. 心室内压　C. 动脉血压

D. 静脉血压　E. 毛细血管血压

3. 房室延搁的生理意义是

A. 增强心肌收缩力

B. 使心肌不发生强直收缩

C. 使心房和心室兴奋节律一致

D. 使心房、心室不同时收缩

E. 使心房、心室不同时舒张

4. 心肌不产生完全强直收缩的原因是

A. 心肌的有效不应期特别长

B. 心肌兴奋频率低

C. 心肌的肌质网不发达，Ca^{2+}贮存少

D. 心肌有自律性

E. 心肌呈“全或无”式收缩

5. 心脏兴奋传导阻滞最容易发生于

A. 心房肌　B. 心室肌　C. 房室交界

D. 左右束支　E. 浦肯野纤维

6. 心脏的正常起搏点是

A. 窦房结　B. 房室结　C. 房室束

D. 左右束支　E. 浦肯野纤维

7. 第一心音的产生标志着

A. 心室收缩的开始　B. 心室舒张的开始　C. 心房收缩的开始

D. 心房舒张的开始　E. 心室开始收缩或舒张

8. 第二心音的产生标志着

A. 心室收缩的开始　B. 心室舒张的开始　C. 心房收缩的开始

D. 心房舒张的开始　E. 心室开始收缩或舒张

9. 与正常人相比，高血压患者明显增高的指标是

A. 搏出量　B. 心输出量　C. 射血分数

D. 心指数　E. 心脏做功量

10. 体循环与肺循环基本相同的是

A. 心脏做功量　B. 心输出量　C. 动脉血压

D. 外周阻力　E. 动脉血含氧量

11. 正常成年人的收缩压是

A. 60 ~ 80mmHg　B. 80 ~ 100mmHg　C. 100 ~ 120mmHg

D. 120 ~ 140mmHg　E. 140 ~ 160mmHg

12. 收缩压的高低主要反映

A. 心率的快慢　B. 搏出量的多少　C. 外周阻力的大小
D. 大动脉弹性的大小　E. 循环血量的多少

13. 舒张压的高低主要反映
A. 心率的快慢　B. 外周阻力的大小　C. 搏出量的多少
D. 大动脉弹性的大小　E. 心肌收缩能力的大小

14. 体循环的血压下降最显著的部位是
A. 大动脉　B. 微动脉　C. 毛细血管
D. 微静脉　E. 大静脉

15. 左心衰竭导致的肺水肿，主要原因是
A. 血浆胶体渗透压降低　B. 肺毛细血管血压增高
C. 组织液静水压降低　D. 组织液胶体渗透压增高
E. 淋巴回流受阻

16. 淋巴回流的功能主要是回收组织液中的
A. H_2O　B. NaCl　C. 蛋白质
D. 葡萄糖　E. 氨基酸

17. 交感缩血管神经分布密度最高的部位是
A. 皮肤血管　B. 骨骼肌血管　C. 肾血管
D. 冠状血管　E. 脑血管

18. 压力感受性反射最敏感的窦内压波动范围是
A. <50mmHg　B. 50～100mmHg　C. 100mmHg 左右
D. 120～140mmHg　E. >140mmHg

19. 压力感受性反射的生理意义是
A. 重新分配各器官的血流量
B. 稳定快速波动的血压
C. 升高动脉血压
D. 降低动脉血压
E. 减慢心率

20. 动脉血和静脉血的氧含量差值最大的是
A. 肝脏　B. 心脏　C. 肾脏
D. 脑　E. 骨骼肌

（张健）

第五章 呼 吸

要点导航

呼吸系统由呼吸道和肺组成，主要功能是实现机体与外界的气体交换，保证机体新陈代谢的功能。通过本章的学习，我们能够知道：

1. 人体是怎样有规律地吸入 O_2 和排出 CO_2 的？

2. 人体吸入 O_2 的动力是什么？如何评价肺通气功能？肺活量有何生理意义？

3. 胸膜腔内压是怎样形成的？有何意义？气胸会对人体生理功能造成怎样的伤害？

4. 肺换气是如何进行的？受哪些因素影响？

5. O_2、CO_2 在血液中是如何运输的？

6. 缺 O_2 时人体为何会有发绀现象？

7. 缺 O_2 或酸中毒时机体是如何进行调节的？

呼吸是指机体与外界环境之间的气体交换过程。机体通过呼吸不断地从外界环境中摄取 O_2 并排出代谢所产生的 CO_2，维持机体内环境中的 O_2 和 CO_2 含量相对稳定，以保证组织细胞新陈代谢正常进行。

呼吸全过程由三个环节来完成（图 5-1）：①外呼吸或肺呼吸，包括肺通气（外界空气与肺之间的气体交换过程）和肺换气（肺泡与肺毛细血管之间的气体交换过程）。②气体在血液中的运输。③内呼吸或组织呼吸，即组织换气（血液与组织细胞之间的气体交换过程）。呼吸过程的三个环节相互衔接并同时进行，需要依靠呼吸系统和血液循环系统协调配合来完成，受神经和体液因素的调节。

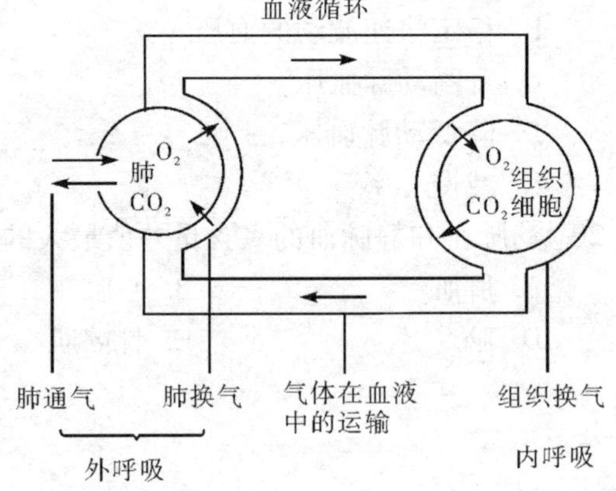

图 5-1 呼吸全过程示意图

第一节　肺通气

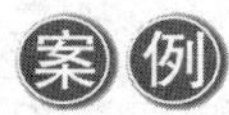

患者，男，46岁。因车祸入院，面色苍白，呼吸困难、紫绀。查体：右侧胸壁饱满，肋间隙变平，呼吸运动明显减弱，叩诊为鼓音，听诊呼吸音消失，血压82/50mmHg。X线胸片显示胸腔大量积气，肺萎缩成小团，纵隔明显向左侧移位。诊断：气胸。请根据本节所学内容解释：

1. 肺萎缩的主要原因是什么？
2. 胸膜腔负压形成机制以及生理意义是什么？
3. 该患者治疗的关键是什么？

肺通气是肺与外界环境之间的气体交换过程。参与肺通气的部位包括呼吸道、肺泡和胸廓等。呼吸道不仅是沟通肺泡与外界的通道，而且对吸入的气体起加温、湿润、过滤、清洁等作用；肺泡是肺换气的主要场所之一；胸廓的节律性扩大和缩小则是实现肺通气的动力。

一、肺通气原理

气体进出肺取决于两方面因素的相互作用：一是推动气体流动的动力；二是阻止其流动的阻力。只有动力克服了阻力，才能实现肺通气。

（一）肺通气的动力

肺泡内的压力称为肺内压。当肺内压低于大气压时气体入肺，引起吸气；反之则气体出肺，引起呼气。即气体进出肺是大气和肺泡气之间存在压力差的结果。正常情况下，大气和肺泡之间的压力差取决于肺内压的变化，肺内压的变化又取决于肺的扩大和缩小，肺的扩大和缩小是由胸廓的扩大和缩小引起的，而胸廓的扩大和缩小又是通过呼吸肌的收缩和舒张实现的。可见，大气压与肺内压的压力差是肺通气的直接动力，呼吸运动是肺通气的原动力。

1. 呼吸运动　在呼吸时，呼吸肌收缩与舒张引起的胸廓扩大和缩小称为呼吸运动，包括吸气运动和呼气运动。吸气肌主要有膈肌和肋间外肌，呼气肌主要有肋间内肌和腹肌。此外，还有一些辅助吸气肌，如斜角肌、胸锁乳突肌等。

人体在安静状态下，平稳而均匀的呼吸运动称为平静呼吸。正常成年人平静呼吸每分钟12~18次。平静吸气时，膈肌收缩增大胸腔的上下径；肋间外肌收缩使肋骨和胸骨向上提，肋骨下缘向外侧偏转，从而增大胸腔的前后径和左右径。因此，膈肌和肋间外肌收缩引起胸腔和肺容积增大，使肺内压低于大气压，外界气体进入肺内，完成吸气。当膈肌和肋间外肌舒张时，胸廓和肺依靠其自身的回缩力而回位，从而引起胸腔和肺容积减小，肺内压高于大气压，肺内气体被呼出，完成呼气。因此，平静呼吸时吸气是主动的，呼气则是被动的。

通常将以膈肌舒缩活动为主的呼吸运动称为腹式呼吸，以肋间外肌舒缩活动为主的呼吸运动则称为胸式呼吸。正常成年人通常是腹式呼吸和胸式呼吸同时存在，但妊娠妇女、腹腔积液和腹腔肿瘤患者，由于膈肌活动受阻，常表现为胸式呼吸；而胸腔积液患者，由于肋间外肌活动受阻，常表现为腹式呼吸。

用力呼吸是指劳动或运动时的呼吸。用力吸气时，除膈肌和肋间外肌收缩外，还有斜角肌、胸锁乳突肌等辅助吸气肌收缩，使胸廓进一步扩大，吸气运动增强，吸入气体增加；用力呼气时，除吸气肌舒张外，还有肋间内肌、腹肌等呼气肌收缩使胸腔和肺容积进一步缩小，肺内压升高，呼出更多的气体。由此可见，用力呼吸时吸气和呼气都是主动的。

2. 肺内压的变化　肺内压在呼吸周期中可发生规律性变化。如果以大气压为0，在呼吸暂停、声带开放、呼吸道畅通时，此时的肺内压与大气压相等，即肺内压为0。在吸气初期，肺内压低于大气压，则肺内压为负值，空气顺着压力差进入肺，随着肺内气体量的逐渐增加，肺内压升高，至吸气末，肺内压与大气压相等。在呼气初期，胸廓及肺的弹性回缩，导致肺内压高于大气压，气体出肺，肺内气体量逐渐减少，肺内压随之下降，至呼气末，肺内压又降至大气压水平，肺内压为0。在平静呼吸过程中，肺内压在吸气时为 -0.27～ -0.13kPa（-2～-1mmHg），呼气时为0.13～0.27kPa（1～2mmHg）。在用力呼吸时，肺内压变动增大。呼吸道不够通畅时，肺内压的升降将更大。例如紧闭声门，尽力吸气时，肺内压可低至 -13.3～-3.99kPa（-100～-30mmHg）；用力呼气时可高达7.98～18.62kPa（60～140mmHg）。由此可见，肺内压的周期性变化造成肺内压和大气压之间的压力差，成为肺通气的直接动力（图5-2）。

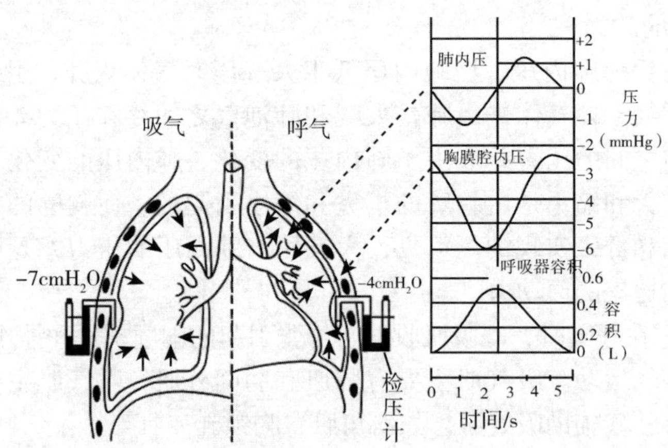

图5-2　吸气和呼气时，肺内压、胸膜腔内压及呼吸气容积的变化过程（右）和胸膜腔内压直接测量示意图（左）

（1mmHg=0.133kPa，$1cmH_2O$=0.098kPa）

护理应用

病人一旦呼吸突然停止，常采用人工呼吸。人工呼吸就是在保持呼吸道畅通的前提下，用人为的方法，使肺内压和大气压之间产生压力差，保持肺通气。如用呼吸机进行正压通气、口对口的人工呼吸和节律性地举臂压背挤压胸廓等。

3. 胸膜腔内压

（1）胸膜腔　胸膜腔是存在于胸膜脏层与壁层之间的密闭的、潜在的腔隙，内无气体，仅有少量浆液。浆液的作用：①在两层胸膜之间起润滑作用，减少在呼吸运动过程中两层胸膜间的摩擦。②浆液分子的内聚力又能使两层胸膜紧贴，肺就可以随胸廓的运动而扩大和缩小。若胸膜破裂，胸膜腔与大气相通，空气进入胸膜腔，形成气胸。气胸时，肺的通气功能受到阻碍，严重时，应紧急处理。

（2）胸膜腔内压的测定　胸膜腔内的压力称为胸膜腔内压。胸膜腔内压的大小可直接测定，即将与检压计相连的注射针头斜刺入胸膜腔，从检压计的液面直接读出胸膜腔内压力（图5－2）；也可通过气囊测定下胸段食管内压力来间接测量。

测量表明，胸膜腔内压通常比大气压低，故称为胸膜腔负压。平静呼气末胸膜腔内压约为－0.66～－0.40kPa（－5～－3mmHg），吸气末约为－1.33～－0.66kPa（－10～－5mmHg）。在关闭声门、用力吸气时，胸膜腔内压可降至－11.97kPa（－90mmHg）；用力呼气时，可升高到14.63kPa（110mmHg）。

（3）胸膜腔内压的形成　胸膜腔内压的大小取决于作用于胸膜上的力。由于胸廓的阻挡，大气压不可能作用于胸膜壁层，所以胸膜腔内压是由作用于胸膜脏层的力构成的。作用于胸膜脏层的力分为两种：一是能使肺泡扩张的肺内压，二是使肺泡缩小的肺回缩力。这两种力的作用方向相反，即：

胸膜腔内压＝肺内压－肺回缩力

在吸气末或呼气末，肺内压等于大气压。若以大气压为0，则：

胸膜腔内压＝－肺回缩力

由此可见，胸膜腔负压实际上是由肺回缩力造成的。吸气时，肺扩张，肺的回缩力增大，胸膜腔负压增大；呼气时，肺缩小，肺回缩力变小，胸膜腔负压也减小。

知识链接

在平静呼吸过程中胸膜腔内压总是负值，其原因是婴儿出生后自第一次呼吸开始，肺即充气而始终处于扩张状态；同时胸廓生长的速度比肺快，胸廓总是牵引着肺，因而在呼气胸廓缩小时，肺仍处于扩张状态。在正常情况下，肺总是表现出回缩倾向，因而胸膜腔内压总为负值。

（4）胸膜腔负压的生理意义　胸膜腔负压有利于维持肺的扩张状态，防止肺因其回缩力而完全塌陷；同时胸膜腔负压可使管壁薄的上、下腔静脉和胸导管等扩张，管内压力下降，有利于体液的回流。临床上在胸膜破裂造成开放性气胸时，肺将因本身的回缩力而萎陷，使肺通气功能下降；同时静脉和淋巴液回流受阻致循环血量减少。

☞ **考点：** 胸膜腔负压的生理意义。

此时治疗的关键是使胸膜腔密闭以恢复胸膜腔内的负压。

护理应用

胸膜腔闭式引流是胸外科应用广泛的基本技术，可以治疗气胸、血胸、脓胸等。其以重力引流为原理，是重建、维持胸膜腔负压，引流胸腔内积液、积气，促进肺扩张的重要措施。此引流术护理的重要措施之一就是在搬运患者及更换引流瓶等任何情况下，都要保持其引流管道的密闭性，防止空气进入胸膜腔。

（二）肺通气的阻力

在肺通气的过程中，动力需要克服阻力才能顺利完成肺通气。肺通气的阻力有两种：弹性阻力（肺和胸廓的弹性阻力）和非弹性阻力（包括气道阻力，惯性阻力和组织的黏滞阻力，其中又以气道阻力为主）。前者是平静呼吸时的主要阻力，约占总阻力的70%；后者约占总阻力的30%。

1. 弹性阻力和顺应性 弹性组织在外力作用下变形时，有对抗变形和弹性回位的力，称为弹性阻力。弹性阻力的大小一般用顺应性来衡量。顺应性是指在外力作用下弹性组织的可扩张性，容易扩张者顺应性大，弹性阻力小；不易扩张者，顺应性小，弹性阻力大。可见顺应性（C）与弹性阻力（R）成反比关系。

顺应性用单位压力变化（ΔP）所引起的容积变化（ΔV）来表示，单位是 $L/cm\ H_2O$，即

$$C=\frac{\Delta V}{\Delta P}L/cmH_2O$$

（1）肺弹性阻力和肺顺应性 肺弹性阻力主要来源于肺组织本身的弹性回缩力和肺泡内侧的液体层同肺泡内气体之间的液－气界面的表面张力所产生的回缩力。前者约占肺弹性阻力的1/3，后者约占2/3。肺的弹性阻力可用肺顺应性表示，其等于肺容积变化（$\triangle V$）与跨肺压（肺内压与胸膜腔内压之差）的变化之比。正常成年人的肺顺应性约为 $0.2L/cmH_2O$。

肺顺应性受肺总量的影响。一般来说，肺总量大的，其顺应性较大；反之，肺总量小的，其顺应性较小。为了排除肺总量的影响，比较其顺应性时通常测定单位肺容量下的顺应性，即比顺应性。比顺应性＝测得的肺顺应性（L/cmH_2O）/肺总量（L）。

肺顺应性会随着肺泡表面张力变化，而肺泡表面张力主要受肺泡表面活性物质的影响。

肺泡表面活性物质是由肺泡Ⅱ型细胞合成并释放的一种脂蛋白混合物，主要成分是二棕榈酰卵磷脂，其分子的一端是非极性疏水的脂肪酸，另一端是极性的易溶于水的胆碱。因此，二棕榈酰卵磷脂分子垂直排列于液－气界面，极性端插入水中，非极性端伸入肺泡气中，形成单分子层分布在液－气界面上，其密度随肺泡的扩大和缩小而发生改变。正常情况下，肺泡表面活性物质不断更新，以保持其正常的功能。

肺泡表面活性物质具有重要的生理意义：①降低肺泡表面张力，减少吸气的阻力，增加肺的顺应性。②减少肺间质和肺泡内的组织液生成，防止肺水肿的发生。③维持大小肺泡容量的稳定。在小肺泡上肺泡表面活性物质的密度大，降低肺泡表面张力的

作用强，使小肺泡内回缩力不至于过高，防止小肺泡的塌陷；在大肺泡上肺泡表面活性物质稀疏，降低肺泡表面张力的作用弱，使大肺泡的回缩力不会明显变小。因此，大小肺泡内的回缩力相等，保持了大小肺泡的稳定性，有利于吸入的气体在肺内得到较为均匀地分布。

临床上成年人有肺炎、失血性休克、体外循环等情况时，可因表面活性物质减少而发生肺不张。某些早产儿，肺泡Ⅱ型细胞尚未发育成熟，肺泡内壁缺乏表面活性物质，因而肺泡表面张力相对增加，当患儿用力吸气时，不足以使肺泡全部膨胀，呼气时却使肺泡关闭，引起肺泡大量萎陷，发生肺不张和肺泡内表面透明质膜形成，导致呼吸窘迫综合征。

（2）胸廓的弹性阻力和顺应性　胸廓也具有弹性，其弹性回缩力视胸廓的位置而定，既可能是吸气的弹性阻力，也可能是吸气的动力。①胸廓处于自然位置时的肺容量，相当于肺总量的67%左右，此时胸廓毫无变化，不表现有弹性回缩力。②肺容量小于肺总量的67%，胸廓被牵引向内而缩小，胸廓的弹性回缩力向外，是吸气的动力，呼气的弹性阻力。③肺容量大于肺总量的67%，胸廓被牵引向外而扩大，其弹性回缩力向内，成为吸气的弹性阻力，呼气的动力。

临床上因胸廓弹性阻力增大而使肺通气发生障碍的情况较为少见，所以临床意义相对较小。

2. 非弹性阻力　非弹性阻力包括惯性阻力、黏滞阻力和气道阻力。正常情况下，前两种阻力较小，可忽略不计。气道阻力来自气体流经呼吸道时气体分子间和气体分子与气道之间的摩擦，是非弹性阻力的主要成分，约占80%~90%。

健康人平静呼吸时的总气道阻力主要发生在鼻（约占总阻力的50%），声门（约占25%）及气管和支气管（约占15%）等部位，仅10%的阻力发生在口径小于2mm的细支气管。

气道阻力受气流流速、气流形式和气道管径大小、长度等因素的影响。流速快，阻力大；流速慢，阻力小。层流阻力小，湍流阻力大。气道管径小，阻力大；气道管径大，阻力小。如支气管哮喘患者，因支气管平滑肌收缩，气道阻力增加，表现为呼吸困难，且呼气比吸气更困难。如气管内有黏液、渗出物或肿瘤、异物等时，可用排痰、清除异物、减轻黏膜肿胀等方法减少湍流，降低阻力，改善呼吸功能。

二、肺通气功能的评价

肺通气是呼吸过程中的一个重要环节，其受呼吸肌的收缩活动、肺和胸廓的弹性特征以及气道阻力等多种因素的影响。所以呼吸肌麻痹、肺和胸廓的弹性发生变化，以及气胸等都可引起肺通气功能障碍。通常通过肺通气功能的测定来明确是否存在肺通气功能障碍及其障碍程度，或者鉴别肺通气功能降低的类型。

（一）肺容量

肺容纳气体的量称为肺容量。肺容量可随呼吸运动而发生变化，其变化幅度主要与呼吸深度有关（图5-3）。

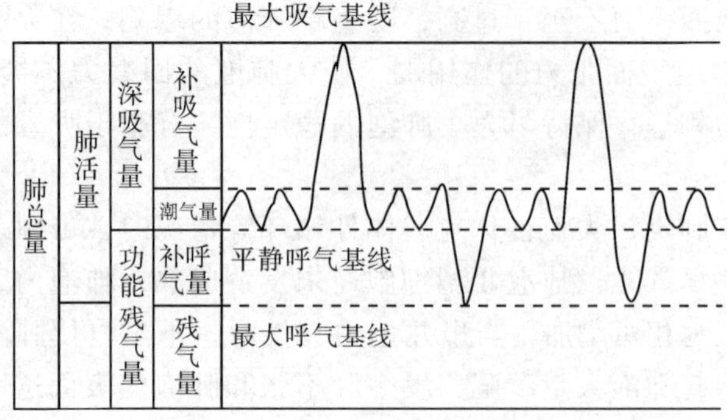

图 5－3　基本肺容量图解

1. 潮气量（tidal volume，TV）　平静呼吸时，每次吸入或呼出的气体量称为潮气量。正常成年人平静呼吸时的潮气量为 400～600ml，平均约 500ml。运动时，潮气量增大，最大可达肺活量大小。

2. 补吸气量（inspiratory reserve volume，IRV）和深吸气量（inspiratory capacity，IC）　平静吸气末，再尽力吸气所能吸入的气体量称为补吸气量。正常成年人的补吸气量为 1500～2000ml。从平静呼气末做最大吸气时所能吸入的气体量为深吸气量，它是潮气量与补吸气量之和，是衡量最大通气潜力的一个重要指标。

3. 补呼气量（expiratory reserve volume，ERV）　平静呼气末，再尽力呼气所能呼出的气体量称为补呼气量。正常成年人的补呼气量为 900～1200ml。

4. 残气量（residual volume，RV）和功能残气量（fianctional residual capacity，FRC）　最大呼气末尚存留于肺内不能呼出的气体量称为残气量。正常成年人的残气量为 1000～1500ml。平静呼气末尚存留于肺内的气体量称为功能残气量。功能残气量等于残气量与补呼气量之和，正常成年人约 2500ml。

5. 肺活量（vital capacity，VC）　最大吸气后，尽力呼气从肺内所能呼出的最大气体量称为肺活量。肺活量是潮气量、补吸气量与补呼气量之和。肺活量有较大的个体差异，与身材大小、性别、年龄、体位、呼吸肌强弱等有关，正常成年男性平均约为 3500ml，女性约为 2500ml。肺活量可反映一次通气的最大能力，是肺功能测定的常用指标。由于肺活量测定时不受呼气时间限制，在某些肺组织弹性降低或呼吸道狭窄的病人，虽然通气功能已经受到损害，但是如果延长呼气时间，所测得的肺活量仍可正常。

6. 用力呼气量（forced expiratory volume，FEV）　用力呼气量曾称为时间肺活量，是指最大吸气后以最快速度用力呼气时在一定时间内所呼出的气体量，通常以第 1、2、3 秒末呼出的气体量占其肺活量的百分数来表示。用力呼气量避免了肺活量不限制呼气时间的缺陷，是反映肺通气功能较好的指标。正常成年人第 1、2、3 秒末呼出的气体量分别为其肺活量的 83%、96% 和 99%。第 1 秒末的用力呼气量（FEV_1）在临床鉴别限制性肺疾病和阻塞性肺疾病中具有重要意义。如哮喘等阻塞性肺部疾病患者，FEV_1 可显著下降。

7. 肺总量（total lung capacity，TLC）　肺所能容纳的最大气体量称为肺总量。

肺总量等于肺活量与残气量之和，其大小因性别、年龄、身材、运动锻炼情况和体位改变而异，成年男性平均约5000ml，女性约3500ml。

（二）肺通气量

1. 每分肺通气量　是指每分钟进或出肺的气体总量，等于呼吸频率与潮气量的乘积。平静呼吸时，正常成年人呼吸频率为12～18次/分，潮气量500ml，则每分肺通气量为6～9L。每分肺通气量随性别、年龄、身材和活动量不同而有差异。劳动和运动时，每分肺通气量增大。

最大通气量是指尽力做深快呼吸时，每分钟所能吸入或呼出的最大气量。它反映单位时间内充分发挥全部通气能力所能达到的通气量，是估计一个人能进行多大运动量的生理指标之一。测定时，一般只测量10s或15s最深最快的呼出或吸入量，再换算成每分钟的最大通气量。最大通气量一般可达70～120L。

2. 无效腔和肺泡通气量　每次吸入的气体，一部分气体将留在从上呼吸道至呼吸性细支气管这一段呼吸道内，不参与肺泡与血液之间的气体交换，故这一部分气道称为解剖无效腔，其容积约为150ml。进入肺泡内的气体，也可因血流在肺内分布不均而未能都与血液进行气体交换，未能发生气体交换的这一部分肺泡容量称为肺泡无效腔。肺泡无效腔与解剖无效腔一起合称生理无效腔。健康人平卧时生理无效腔等于或接近于解剖无效腔。

☞ **考点：** 肺通气功能的评价。

肺泡通气量是每分钟吸入肺泡的新鲜空气量或每分钟能与血液进行气体交换的气体量，即：

肺泡通气量＝（潮气量－无效腔气量）×呼吸频率

如潮气量是500ml，无效腔气量是150ml，则每次呼吸仅使肺泡内气体更新1/7左右。潮气量和呼吸频率的变化，对每分肺通气量和肺泡通气量有不同的影响。当潮气量减半而呼吸频率增加一倍时，每分肺通气量不变，但肺泡通气量却明显减小（表5－1）。因此，从气体交换的效率看，在一定范围内，深而慢的呼吸比浅而快的呼吸效率高。

表5－1　不同呼吸频率和潮气量时的每分肺通气量和肺泡通气量

呼吸频率（次/分）	潮气量（ml）	每分肺通气量（ml/min）	每分肺泡通气量（ml/min）
16	500	8000	5600
8	1000	8000	6800
32	250	8000	3200

第二节　肺换气与组织换气

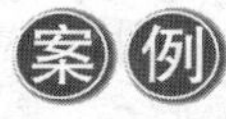

肺气肿是指终末细支气管远端的气道弹性减退，过度膨胀、充气和肺容积增大或

同时伴有气道壁破坏的病理状态。请根据本节所学内容解释：

1. 肺换气是如何进行的？

2. 肺气肿在哪些方面影响肺换气？

3. 影响肺换气的因素有哪些？

肺换气是指肺泡与肺毛细血管之间的 O_2 和 CO_2 的交换；组织换气是指血液与组织细胞之间的 O_2 和 CO_2 的交换。两者换气的原理基本相同。

一、气体交换的原理

（一）气体的扩散

肺换气和组织换气都是通过气体扩散来完成的。气体扩散是指气体分子从分压高处向分压低处发生转移的过程。单位时间内气体扩散的容积为气体扩散速率，它受下列因素的影响：

1. 气体的分压差 不同区域之间的气体分压差是气体扩散的动力。在混合气体中，每种气体分子运动所产生的压力为该气体的分压，它不受其他气体分压存在的影响，在温度恒定时，每一气体的分压只取决于它自身的浓度。混合气的总压力等于各气体分压之和。气体分压等于总压力与该气体占混合气体容积百分比的乘积。如大气压是 101.3kPa（760mmHg），其中 CO_2 占 0.04%，那么 CO_2 的分压为 $101.3\times0.04\%=0.04$ kPa（0.3mmHg）。气体分压差越大，气体扩散就越快。

2. 气体的分子量和溶解度 在相同条件下，各气体扩散速率与各气体分子量（MW）的平方根成反比，与气体的溶解度（S）成正比。溶解度一般以 1 个大气压，38℃时，100ml 液体中溶解的气体的毫升数来表示。溶解度与分子量平方根之比为扩散系数，其大小取决于气体分子本身的特性。如：CO_2 的分子量（44）与 O_2 的分子量（32）平方根之比是 1.07∶1，但是 CO_2 在血浆中的溶解度（51.5）约为 O_2 的（2.14）24 倍，所以 CO_2 的扩散系数是 O_2 的 20 倍。

3. 扩散面积和距离 扩散面积越大，所扩散的气体分子总数也越大，气体扩散速率与扩散面积（A）成正比；气体分子扩散的距离越大，扩散经全程所需的时间就越长，扩散速率与扩散距离（d）成反比。

4. 温度 扩散速率与温度（T）成正比。人体体温相对恒定，温度因素可忽略不计。综上所述，气体扩散速率与上述诸因素的关系是：

$$D \propto \frac{\Delta P \cdot T \cdot A \cdot S}{d \cdot \sqrt{MW}}$$

（二）人体不同部位气体的分压

人体吸入的气体是空气，空气具有生理意义的主要成分是 O_2 和 CO_2。当这些气体与液体相遇时，气体分子可溶解于液体中；溶解于液体中的气体又不断从液体中逸出。溶解的气体分子从液体中逸出的力称为张力，其数值与气体在液体中的分压相同。不同组织的 PO_2 和 PCO_2 不同，同一组织的 PO_2 和 PCO_2 还受组织活动的影响。肺泡气、静脉血、动脉血和组织中的 PO_2 和 PCO_2 见表 5-2。

表 5-2　肺泡、血液和组织液中 O_2 和 CO_2 分压　　单位：mmHg（kPa）

	肺泡	静脉血	动脉血	组织
PO_2	102（13.6）	40（5.3）	100（13.3）	30（4.0）
PCO_2	40（5.3）	46（6.1）	40（5.3）	50（6.7）

二、肺换气

（一）肺换气的过程

在肺换气的过程中，O_2 和 CO_2 的交换要通过呼吸膜进行。呼吸膜由六层结构组成（图 5-4），总厚度不到 1μm，通透性很大。

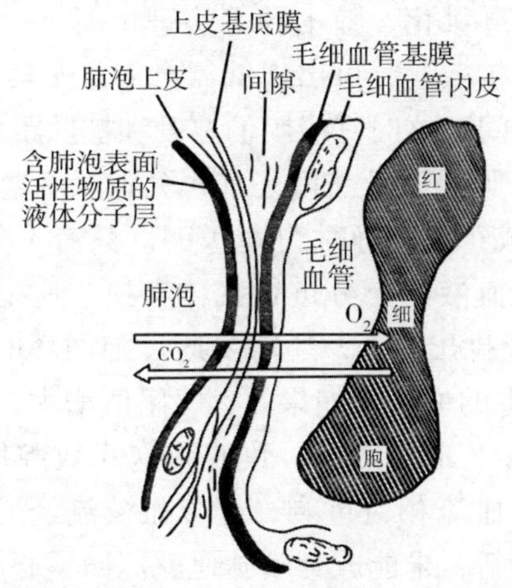

图 5-4　呼吸膜结构示意图

混合静脉血流经肺毛细血管时，由于血液 PO_2（约为 40mmHg）比肺泡气的 PO_2（约为 102mmHg）低，O_2 从肺泡顺着分压差扩散到血液，使血液 PO_2 逐渐上升，最后接近肺泡气的 PO_2；混合静脉血 PCO_2（为 46mmHg）比肺泡气 PCO_2（为 40mmHg）高，CO_2 从血液向肺泡扩散。O_2 和 CO_2 在血液和肺泡之间的扩散都极为迅速，不到 0.3s 即可完成肺部气体交换。肺换气的结果是使静脉血变成动脉血（图 5-5）。通常情况下，血液流经肺毛细血管的时间约为 0.7 秒，当血液流经肺毛细血管全长约 1/3 时，肺换气过程已基本完成。可见，肺换气有很大的储备能力。

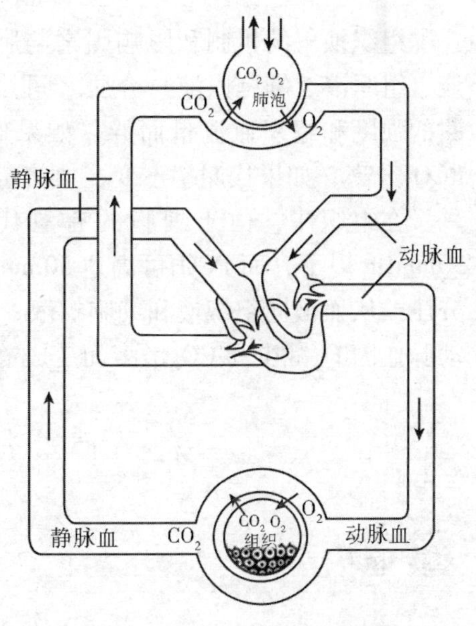

图 5-5　气体交换示意图

在安静状态下，经过肺换气过程，肺毛细血管血液的氧含量由每 100ml 血液 15ml 升至 20ml，CO_2 含量则由每 100ml 血液 52ml 降至 48ml。若按心输出量为 5L/min 计算，则流经肺毛细血管的血流每分钟可自肺泡摄入 O_2 250ml，并释出 CO_2 200ml。

（二）影响肺换气的因素

除前面已经提到的气体扩散速率受气体分压差、扩散面积、扩散距离、温度和扩散系数影响外，肺换气还受呼吸膜和通气/血流比值的影响。

1. 呼吸膜 气体扩散速率与呼吸膜厚度成反比，膜越厚，单位时间内交换的气体量就越少。气体扩散速率与扩散面积成正比。正常成年人的肺 3 亿左右的肺泡总扩散面积约为 70m^2，而安静状态下呼吸膜的扩散面积约 40m^2，故呼吸膜有相当大的贮备面积。此外，因为血液层很薄，肺毛细血管平均直径不足 8μm，红细胞膜通常能接触至毛细血管壁，所以 O_2、CO_2 不必经过大量的血浆层就可到达红细胞或进入肺泡，扩散距离短，交换速度快。在肺纤维化、肺水肿等病理情况下，呼吸膜增厚或扩散距离增加都会降低扩散速率，减少扩散量，可出现低氧血症；尤其在运动时，由于血流加速，缩短了气体在肺部的交换时间，这时呼吸膜的厚度和扩散距离的改变显得更重要。

2. 通气/血流比值 每分肺通气量（V_A）和每分肺血流量（Q）之间的比值（V_A/Q）称为通气/血流比值，正常成年人安静时约为 0.84。只有 V_A/Q 的比例适宜，气体交换才能实现高效率，即肺泡与血液能充分进行气体交换。这是因为肺部的气体交换不仅需要通过肺泡通气提供 O_2 及排出 CO_2，还需要通过肺循环的血液流动及时摄取肺泡内的 O_2，并带来机体代谢产生的 CO_2。如果 V_A/Q 比值增大，意味着通气过剩，血流不足，部分肺泡气未能与血液气充分交换，致使肺泡无效腔增大。反之，V_A/Q 比值下降，则意味着通气不足或者血流相对过剩，部分血液流经通气不良的肺泡，混合静脉血中的气体未能得到充分更新，未能成为动脉血就流回了心脏。

三、组织换气

组织换气的机制和影响因素与肺换气相似，不同的是气体的交换发生于液相（血液、组织液、细胞内液）介质之间，且扩散膜两侧 O_2 和 CO_2 的分压差随细胞内氧化代谢的强度和组织血流量而异。如果血流量不变，代谢增强，则组织液中的 PO_2 降低，PCO_2 升高；如果代谢率不变，血流量增大，则组织液中的 PO_2 升高，PCO_2 降低。

在组织中，由于细胞的有氧代谢，O_2 被利用，并产生 CO_2，所以 PO_2 可低至 30mmHg 以下，而 PCO_2 可高达 50mmHg 以上。动脉血液流经组织毛细血管时，O_2 便顺分压差从血液向组织液和细胞扩散，CO_2 则由组织液和细胞向血液扩散。经气体交换后动脉血因 O_2 减少和 CO_2 增多而变成静脉血，完成组织换气。

第三节 气体在血液中的运输

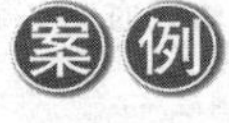

患者，女，25 岁。平时身体较健康，因在封闭房屋内燃烧煤气取暖，出现头痛、眩晕、心悸、恶心、呕吐、四肢无力，甚至有短暂的昏厥。诊断：CO 中毒。请根据本节所学内容解释：

1. CO中毒的原理是什么？

2. 有哪些因素可影响O_2在血液中的运输？

肺换气和组织换气分别在人体的不同部位进行，要构成一个完整的呼吸过程，必须依靠血液循环运输O_2和CO_2，将肺换气和组织换气联系起来。O_2和CO_2都以两种形式存在于血液中，即物理溶解和化学结合，其中以化学结合为主。

气体在溶液中物理溶解的量与该气体分压和溶解度成正比，与温度成反比。温度38℃时，1个大气压（760mmHg，101.08kPa）下O_2和CO_2在100ml血液中溶解的量分别是2.36ml和48ml。按此计算，静脉血PCO_2为6.12kPa（46mmHg），则每100ml血液含物理溶解的CO_2为（48 × 6.12）/101.08 = 2.9ml；动脉血PO_2为13.3kPa（100mmHg），每100ml血液含物理溶解的O_2为（2.36×13.3）/101.08 = 0.31ml。可是，血液中实际的O_2和CO_2含量比这数字大得多（表5-3），以物理溶解形式存在的O_2、CO_2比例极少，显然单靠物理溶解形式来运输O_2和CO_2不能适应机体代谢的需要，还需要有效的化学结合的运输形式。这样可以大大减轻对心脏和呼吸器官的要求。

表5-3 血液O_2和CO_2的含量（ml/100ml血液）

	动脉血			混合静脉血		
	物理溶解	化学结合	合计	物理溶解	化学结合	合计
O_2	0.31	20.0	20.31	0.11	15.2	15.31
CO_2	2.53	46.4	48.93	2.91	50.0	52.91

虽然物理溶解形式的O_2和CO_2很少，但也很重要。因为在肺或组织进行气体交换时，进入血液的O_2和CO_2都是先物理溶解，提高气体分压，再出现化学结合；O_2和CO_2从血液释放时，也是物理溶解的先逸出，分压下降，化学结合的也必须通过物理溶解而扩散。O_2和CO_2的物理溶解和化学结合处于动态平衡。

一、O_2的运输

（一）O_2的运输形式

血液中的O_2以物理溶解和化学结合两种形式存在，其中约有1.5%的O_2是以物理溶解形式存在的，近98.5%的O_2则与红细胞内血红蛋白（Hb）结合形成氧合血红蛋白（HbO_2），存在于血液中。

血液中的O_2与Hb中的Fe^{2+}结合，形成HbO_2。此反应快、可逆、不需酶的催化，1分子Hb可以结合4分子O_2，Fe^{2+}与O_2结合后仍是二价铁，所以该反应是氧合，不是氧化。O_2与Hb的氧合反应受PO_2的影响。当血液流经PO_2高的肺部时，Hb与O_2结合，形成HbO_2；当血液流经PO_2低的组织时，HbO_2迅速解离，释放O_2，成为去氧Hb：

$$Hb + O_2 \underset{PO_2\text{低（组织）}}{\overset{PO_2\text{高（肺）}}{\rightleftharpoons}} HbO_2$$

1g Hb可以结合1.34~1.39ml的O_2。每升血液中Hb所能结合的最大O_2量称为Hb

氧容量，其大小受 Hb 浓度的影响。每升血液中实际结合的 O_2量称为 Hb 氧含量，其大小受 PO_2的影响。Hb 氧含量和氧容量的百分比为 Hb 氧饱和度。例如，血液中 Hb 浓度在 150g/L 时，Hb 氧容量为 150 × 1.34 = 201ml/L，如测得的 Hb 氧含量是 201ml，则 Hb 氧饱和度是 100%。如果 Hb 氧含量实际是 150ml，则 Hb 氧饱和度为 75%。

HbO_2呈鲜红色，去氧 Hb 呈紫蓝色，当体表表浅毛细血管床血液中去氧 Hb 含量达 50g/L 以上时，皮肤、黏膜呈浅蓝色，称为发绀。出现发绀常表示机体缺氧，但也有例外。例如，红细胞增多（如高原性红细胞增多症）时，血液中去氧 Hb 含量可达 50g/L 以上而出现发绀，但机体并不一定缺氧。相反，严重贫血或 CO 中毒时，机体有缺氧但并不出现发绀。

（二）氧解离曲线

以 PO_2为横坐标，Hb 氧饱和度为纵坐标而绘制出的曲线称为氧解离曲线或氧合血红蛋白解离曲线，该曲线表示血液 PO_2与 Hb 氧饱和度的关系（图 5－6），既可反映在不同 PO_2下 O_2与 Hb 的解离情况，也可反映在不同 PO_2时 O_2与 Hb 的结合情况。

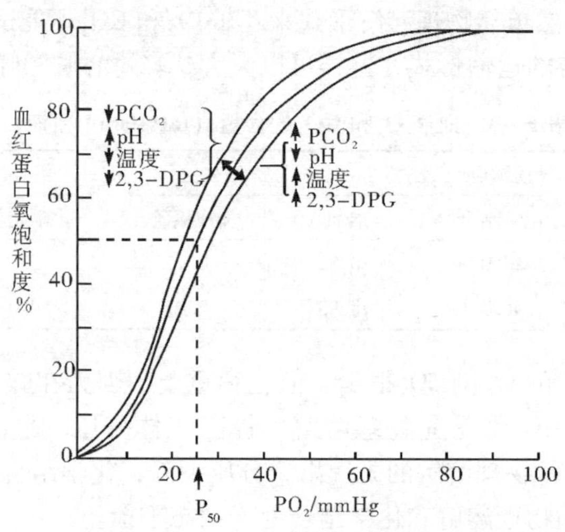

图 5－6　氧解离曲线及影响因素

从上述图中可见，在一定范围内 Hb 氧饱和度与氧分压成正比，但 Hb 氧饱和度与氧分压之间并非完全线性关系，而是呈 S 形曲线。这是由于 Hb 的 4 个亚单位之间和亚单位内部由盐键连接，当 Hb 分子中某个亚单位与 O_2结合或解离时，将引起盐键形成或断裂，使 Hb 四级结构的构型发生改变，其他亚单位与 O_2的亲和力也随之改变。氧解离曲线呈 S 形具有重要的生理意义，各段的特点及其功能意义如下：

1. 氧解离曲线的上段　PO_2在 8.0～13.3kPa（60～100mmHg）之间，Hb 氧饱和度为 90%～98%。氧解离曲线的上段是反映 Hb 与 O_2结合的部分，此段曲线较平坦，表明 PO_2发生改变时 Hb 氧饱和度变化很小。血 PO_2在此范围内发生较大变化时血液仍携带足够的 O_2。如在高原、高空或轻度呼吸功能不良时，只要 PO_2不低于 8.0kPa（60mmHg），Hb 氧饱和度仍能保持在 90% 以上，血液仍可携带足够量的 O_2，不致发生明显的低氧血症。氧解离曲线的上段变化小，能为机体摄取足够的氧提供较大的安全系数。

2. 氧解离曲线的中段　PO_2在8.0～5.3kPa（60～40mmHg）之间，Hb氧饱和度为75%～90%。此段曲线较陡，是反映HbO_2释放O_2的部分，表示PO_2的轻度下降即可引起Hb氧饱和度的较大下降。如动脉血PO_2为13.3kPa（100mmHg）时，Hb氧饱和度为97.4%，血O_2含量约194ml/L，而混合静脉血的PO_2为5.3kPa（40mmHg）时，Hb氧饱和度约为75%，血O_2含量约144ml/L，即每升动脉血在流过组织时释放了50 ml的O_2。氧解离曲线的中段斜率较大，有利于为组织供氧。

3. 氧解离曲线的下段　PO_2在5.3～2.0 kPa（40～15mmHg）时，此段曲线最陡，即PO_2稍有降低，HbO_2就可大大下降，此特点在组织活动加强、机体对O_2需求量急剧增加时具有重要意义。如PO_2降至2kPa（15mmHg），HbO_2解离加速，Hb氧饱和度降至更低的水平，以供给组织更多的O_2。此时血氧含量仅为44ml/L，即每升血液能供给组织150ml的O_2，为安静时的3倍。可见该段曲线代表O_2的储备，能适应组织活动增强时对O_2的需求。

（三）影响氧解离曲线的因素

影响Hb与O_2的结合、解离的因素有很多，能使Hb对O_2的亲和力发生变化，致氧解离曲线的位置偏移。通常用P_{50}表示Hb对O_2的亲和力，P_{50}是使Hb氧饱和度达50%时的PO_2，正常为3.5kPa（26.5mmHg）。P_{50}降低，Hb对O_2的亲和力增大，氧解离曲线左移；P_{50}增大，Hb对O_2的亲和力降低，氧解离曲线右移。影响氧解离曲线的因素主要有（图5－6）：

1. H^+浓度和PCO_2　H^+浓度或PCO_2升高，P_{50}增大，氧解离曲线右移；反之，氧解离曲线左移。H^+浓度或PCO_2对Hb与O_2亲和力的影响称为波尔效应，其可促进肺毛细血管血液的氧合，又有利于在组织中毛细血管内的血液释放O_2。当血液流经肺部时，CO_2从血液向肺泡扩散，血液PCO_2下降，H^+浓度也降低，氧解离曲线左移，即Hb对O_2的亲和力增大，结合的O_2量增多；当血液流经组织时，CO_2从组织扩散进入血液，血液PCO_2和H^+浓度升高，氧解离曲线右移，HbO_2解离加速，释放O_2供给组织利用。

2. 温度　运动或发热时体温升高，可致氧解离曲线右移，促进O_2的释放；反之，温度降低使曲线左移，不利于O_2的释放。因此，在临床低温麻醉手术时应加以考虑。

3. 2,3－二磷酸甘油酸（2,3－DPG）　红细胞中的2,3－DPG在Hb与O_2的亲和力调节中起重要作用。2,3－DPG浓度升高，氧解离曲线右移；反之，氧解离曲线左移。在高原缺O_2时，红细胞2,3－DPG增加，氧解离曲线右移，有利于HbO_2释放O_2供给组织利用；而血库贮存过久的血液，由于糖酵解停止，红细胞2,3－DPG含量下降，氧解离曲线左移，Hb不易与O_2解离。因此，用大量贮存过久的血液给病人输血，虽然Hb含量并未下降，但其运O_2功能较差。

4. 其他因素　Hb与O_2的结合还受其自身性质所影响。Hb中的Fe^{2+}氧化成Fe^{3+}，即失去运输O_2能力。CO中毒时，CO与Hb结合，占据O_2的结合位点，并且CO与Hb的亲合力是O_2与Hb的亲合力的200～300倍，所以CO极易与Hb结合，形成碳氧血红蛋白，使Hb丧失携O_2的能力。此外，CO与Hb分子某个血红素结合后，将增加其余3个血红素对O_2的亲和力，使氧解离曲线左移，妨碍O_2的解离。因此，CO中毒既可妨碍 Hb 与 O_2的结合，又能妨碍 Hb 与 O_2的解离，危害极大。

二、CO_2的运输

CO_2的运输形式

1. 物理溶解 血液中物理溶解的 CO_2较少，仅占 CO_2总运输量的5%。

2. 化学结合 95%的 CO_2以化学结合的形式来运输，一种是形成碳酸氢盐（占总运输量的88%），另一种是形成氨基甲酸血红蛋白（占总运输量的7%）。

（1）碳酸氢盐 组织中的 CO_2扩散至血液，物理溶解于血浆中。由于红细胞内的碳酸酐酶（CA）含量高，绝大部分 CO_2经单纯扩散进入红细胞内，在 CA 的催化下与 H_2O 结合生成 H_2CO_3，并解离成 HCO_3^- 和 H^+。由于红细胞内 HCO_3^- 浓度不断增加，HCO_3^-便顺浓度差经红细胞膜扩散至血浆，同时 Cl^- 经细胞膜上特异的 Cl^- 载体转运，Cl^-便由血浆扩散进入红细胞，即氯转移，以维持正负离子的平衡。在红细胞内 HCO_3^- 与 K^+结合，在血浆中则与 Na^+结合生成碳酸氢盐。在上述反应中产生的 H^+，主要与 Hb 结合而缓冲。当血液流经肺部，反应向相反方向进行，以 HCO_3^- 形式运输的 CO_2在肺部被排出（图5－7）。

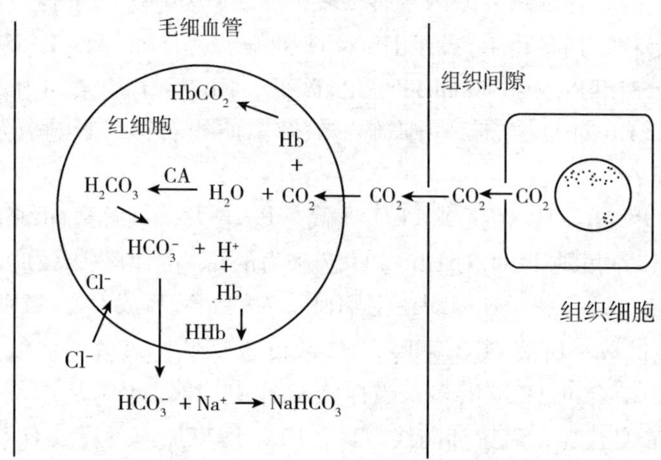

图5－7 CO_2的运输示意图

（2）氨基甲酸血红蛋白 少部分 CO_2可与红细胞内 Hb 自由氨基结合形成氨基甲酸血红蛋白（HHbNHCOOH），这一反应不需酶的催化，且 CO_2与 Hb 的结合松散，因而迅速、可逆。

$$HbNH_2O_2 + H^+ + CO_2 \rightleftharpoons HHbNHCOOH + O_2$$

在肺脏，PCO_2较低，PO_2较高，HbO_2生成增多，HHbNHCOOH 解离释放 CO_2和 H^+，上述反应向左进行；在外周组织，PCO_2较高，PO_2较低，HbO_2解离释放出 O_2，上述反应向右进行。

虽然以氨基甲酸血红蛋白形式运输的 CO_2仅约占总运输量的7%，但在肺排出的 CO_2中却有17.5%是从氨基甲酸血红蛋白释放出来的，说明这种运输形式的效率较高。

O_2与 Hb 结合可促使 CO_2释放，这一现象称为何尔登效应。这是因为 Hb 与 O_2结合后酸性增强，与 CO_2的亲和力下降，使结合于 Hb 的 CO_2释放，同时酸性的氧合 Hb 释放 H^+，后者与 HCO_3^-结合生成 H_2CO_3，再解离出 CO_2和 H_2O。因此，在组织，何尔登效应可促使血液摄取并结合 CO_2；在肺部，则因 Hb 与 O_2结合，促使 CO_2释放。综上所述，O_2和 CO_2的运输是相互影响的，CO_2通过波尔效应影响 O_2的结合和释放，O_2又通过何尔登效应影响 CO_2的结合和释放。

第四节　呼吸运动的调节

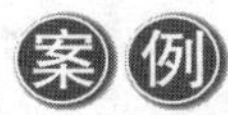

患者，男，62 岁。主诉咳嗽、咳痰伴气促 20 年，心悸、气短 3 年，加重 10 天。体格检查：T 38.1℃，P 120 次/分，BP 105/60mmHg。慢性病容，神志清楚，端坐呼吸，口唇发绀，颈静脉怒张，桶状胸，肋间隙增宽，两肺叩诊过清音，双肺呼吸音低，可闻及较多散在的干湿音，心尖搏动位于剑突下，三尖瓣区闻及 2 级收缩期吹风样杂音。动脉血气：pH 7.35，PCO_2 54mmHg，PO_2 42mmHg。诊断：慢性阻塞性肺疾病。请根据本节所学内容解释：

1. PO_2降低时，人体对呼吸是如何进行调节的？
2. PCO_2升高时，人体对呼吸是如何进行调节的？
3. 此患者是否能够吸纯氧？

呼吸运动是一种节律性活动，其深度和频率随体内外环境的改变而改变，以适应机体代谢的需求。如劳动或运动时，代谢增加，呼吸加深加快，肺通气量增大，需摄取更多的 O_2，排出更多的 CO_2，以与代谢水平相适应。此外，呼吸运动受意识控制，在一定程度上是一种随意运动。如吞咽、说话、排便、潜水时，可暂时屏住呼吸，以保证活动正常进行。

一、呼吸中枢

呼吸中枢是指中枢神经系统内产生呼吸节律和调节呼吸运动的神经细胞群。大量实验证明，呼吸中枢分布在大脑皮质、间脑、脑桥、延髓和脊髓等各级部位，它们在呼吸节律的产生和调节中所起的作用不同，共同实现机体的正常呼吸运动。其中延髓是呼吸的基本中枢所在。

（一）脊髓

脊髓中有支配呼吸肌的运动神经元，它们的胞体位于第 3～5 颈段脊髓前角（支配膈肌）和胸段脊髓前角（支配肋间肌和腹肌等）。呼吸肌在相应脊髓前角运动神经元支配下，发生节律性收缩、舒张运动，即呼吸运动。在动物实验中，如果在延髓和脊髓之间做一横切，其自主节律性呼吸运动立即停止且不能恢复。这些现象清楚地说明，脊髓本身以及呼吸肌和支配呼吸肌的传出神经不能产生呼吸节律，脊髓的呼吸运动神经元是联系高位呼吸中枢和呼吸肌的中继站。另外，脊髓在某些呼吸反射活动的初级整合中可能具有一定作用。

（二）低位脑干

低位脑干指脑桥和延髓。横切脑干的实验表明，呼吸节律产生于低位脑干，呼吸运动的变化因脑干横断的平面高低而异。

在动物中脑和脑桥之间进行横切，保留脑桥以下的部分，动物呼吸无明显变化。在延髓和脊髓之间横切，呼吸停止。此结果说明呼吸节律产生于低位脑干，上位脑对节律性呼吸不是必需的。

如果在脑桥上、中部之间横切，呼吸将变慢、变深，如果再切断双侧迷走神经，吸气便大大延长，仅偶尔为短暂的呼气所中断，这种形式的呼吸称为长吸呼吸。这一结果提示脑桥上部有抑制吸气的中枢结构，称为呼吸调整中枢。来自肺部的迷走神经传入冲动也有抑制吸气的作用，当延髓失去来自这两方面对吸气活动的抑制作用后，吸气活动不能及时中断，便出现长吸呼吸。如果在脑桥和延髓之间横切，保留延髓和脊髓，不论迷走神经是否完整，长吸式呼吸都将消失，呼吸节律不规则，呈喘息样呼吸。以上结果表明，最基本的呼吸中枢在延髓，而正常呼吸节律的形成依赖于延髓与脑桥的共同配合。

实验证明，在中枢神经系统内有的神经元呈节律性放电，并和呼吸周期相关，称为呼吸相关神经元或呼吸神经元。在延髓，呼吸神经元主要集中在背侧（孤束核的腹外侧部）和腹侧（疑核、后疑核和面神经后核附近的包氏复合体）两组神经核团内，分别称为背侧呼吸组和腹侧呼吸组，其轴突纤维支配脊髓前角的运动神经元，从而控制膈肌、肋间肌和腹肌等呼吸肌的运动。在脑桥上部，呼吸神经元相对集中于臂旁内侧核和相邻的 Kolliker－Fuse（KF）核，合称 PBKF 核群。PBKF 和延髓的呼吸神经核团之间有双向联系，形成调控呼吸的神经元回路。在麻醉猫，切断双侧迷走神经，损毁 PBKF 后可出现长吸式呼吸，提示呼吸调整中枢位于脑桥的 BPKF，其作用为限制吸气，促使吸气向呼气转换。

（三）上位脑

上位脑是指脑桥以上的高位中枢，如大脑皮质、边缘系统、下丘脑等对呼吸有调整作用。

1. 大脑皮质 在中脑水平切断，动物的呼吸无明显改变，说明大脑皮质不是产生节律性呼吸的必需部位，如临床上植物人可以保持平稳均匀地呼吸。但是大脑皮质对呼吸运动有明显的调节作用。大脑皮质可通过皮质脊髓束和皮质脑干束控制呼吸运动神经元的活动，如说话、唱歌、哭笑等，并在一定限度内可随意屏气或加深加快呼吸。因此，大脑皮质属于随意呼吸调节系统，而低位脑干属于不随意的自主呼吸节律调节系统。由于这两个系统的下行通路是分开的，临床上可观察到自主呼吸和随意呼吸分离的现象。例如，在脊髓前外侧下行的自主呼吸通路受损，自主节律呼吸受影响甚至停止，此时患者可通过随意呼吸或人工呼吸来维持肺通气。若未进行人工呼吸，一旦病人入睡，可能会发生呼吸停止。

2. 下丘脑 是体温调节中枢所在的部位。当体温过高时，呼吸变浅变快，以促进散热。这可能是由于体温过高，刺激下丘脑体温调节中枢，通过脑干各呼吸中枢而实现的。

3. 边缘系统 情绪紧张时，呼吸活动可随心血管活动变化而加深、加快。这种现象可能与边缘系统有关。

二、呼吸的反射性调节

产生于延髓的节律性呼吸活动除受中枢神经系统相关的呼吸神经元网络的控制外，也受呼吸器官以及血液循环等其他器官系统感受器传入冲动的反射性调节。

（一）机械感受性反射

1. 肺牵张反射　该反射由 Hering 和 Breuer 在 1868 年首次报道，因此又称为黑－伯反射，包括：

（1）肺扩张反射　指肺充气或扩张到一定程度时抑制吸气的反射。感受器位于从气管到细支气管的平滑肌中，属于牵张感受器，具有阈值低、适应慢的特点。传入神经是迷走神经，中枢在延髓。当肺扩张时，呼吸道受牵拉扩张，呼吸道平滑肌中的感受器兴奋，冲动经迷走神经传入延髓，在延髓内通过相关的神经联系，激活吸气切断机制，使吸气停止，转入呼气。

因此，肺扩张反射的意义是避免吸气过长，加速吸气和呼气的转换，增加呼吸频率。在动物实验中如果切断迷走神经，将出现吸气延长、加深，呼吸频率变慢。正常成年人平静呼吸时，肺扩张反射不参与呼吸调节，但新生儿存在这一反射，大约在出生 4～5 天后，该反射将显著减弱。病理情况下，如肺炎、肺充血、肺水肿等，使肺顺应性降低，肺扩张对气道的牵张刺激增强，激活肺扩张反射，使呼吸变浅、变快。

（2）肺萎陷反射　指肺萎陷到一定程度时反射性地使呼气停止，引起吸气。感受器位于气道平滑肌内，传入神经纤维走行于迷走神经干中。肺萎陷反射一般在较大程度的肺萎陷时才出现，所以它在平静呼吸时并不参与节律性呼吸的调节，但在防止呼气过深以及在肺不张等情况下可起一定作用。

2. 呼吸肌本体感受性反射　当呼吸肌内的肌梭受到牵拉刺激时，可反射性引起呼吸运动加强。例如，实验动物或某些病人因治疗需要而切断脊神经背根时将引起相应的呼吸肌活动暂时性减弱，表明呼吸肌本体感受性反射参与正常呼吸运动的调节。

3. 肺毛细血管旁感受器引起的呼吸反射　在肺毛细血管旁和肺泡之间的间质中存在肺毛细血管旁感受器，其传入纤维到达延髓，反射性引起呼吸暂停，继而呼吸浅快。在心肺疾病中如肺炎、肺水肿、肺栓塞时可通过兴奋该感受器引起呼吸急促。

4. 防御性呼吸反射　当呼吸道受到机械性或化学性刺激时，分布于呼吸道黏膜上皮内的感受器兴奋，引起咳嗽反射、喷嚏反射等防御性反射，以清除刺激物，避免其进入肺泡。

（1）咳嗽反射　是常见的、重要的防御性反射。咳嗽反射的感受器位于喉、气管和支气管的黏膜。大支气管以上部位的感受器对机械刺激敏感，二级支气管以下部位对化学刺激敏感。传入冲动经迷走神经传入延髓，触发咳嗽反射。

咳嗽时，先是短促地或较深地吸气，紧接着声门紧闭，呼气肌强烈收缩，肺内压和胸膜腔内压急剧上升，然后声门突然开放。由于肺内压很高，气体便由肺内高速冲出，将呼吸道内的异物或分泌物排出，起到清洁和维持呼吸道通畅的作用。剧烈咳嗽时，可因胸膜腔内压显著升高而阻碍静脉回流，使静脉压和脑脊液压升高，有害健康。

（2）喷嚏反射　是由鼻黏膜受刺激引起的反射活动，类似于咳嗽反射。感受器位于鼻黏膜，传入神经是三叉神经，反射效应是腭垂下降，舌压向软腭，而不是声门关闭，从鼻腔呼出气，其作用在于清除鼻腔中的刺激物。

（二）化学因素对呼吸的调节

化学因素主要是指动脉血或脑脊液中的 O_2、CO_2 和 H^+。机体通过呼吸运动调节血液中的 O_2、CO_2 和 H^+ 水平，动脉血中 O_2、CO_2 和 H^+ 水平的变化又通过化学感受性反射调节呼吸运动，以维持内环境的相对稳定。

1. 化学感受器　是指其适宜刺激为 O_2、CO_2 和 H^+ 的感受器，分为外周化学感受器和中枢化学感受器。

（1）中枢化学感受器　位于延髓腹外侧浅表部位，其生理性刺激是脑脊液和局部脑组织细胞外液中的 H^+，而不是 CO_2 本身。但在体内，血液中的 CO_2 能以单纯扩散的方式迅速通过血脑屏障，在脑脊液中碳酸酐酶的作用下，CO_2 与水生成 H_2CO_3，后者再解离出 H^+，使中枢化学感受器周围液体中的 H^+ 浓度升高，刺激中枢化学感受器，使得呼吸中枢兴奋。因此，血液中 CO_2 的增加可间接通过兴奋中枢化学感受器而兴奋呼吸。

中枢化学感受器对 H^+ 的敏感性比外周化学感受器高，但不能感受缺氧的刺激。中枢化学感受器的生理作用可能在于调节脑脊液的 H^+ 浓度，使中枢神经系统有稳定的 pH 环境。

（2）外周化学感受器　指颈动脉体和主动脉体化学感受器，对血液中的 PO_2、PCO_2 及 H^+ 浓度的变化敏感。当动脉血 PO_2 降低、PCO_2 或 H^+ 浓度升高时颈动脉体和主动脉体化学感受器兴奋，冲动经窦神经和主动脉神经传入延髓，反射性地引起呼吸加深加快和血液循环的变化。颈动脉体主要调节呼吸，主动脉体在循环调节方面更为重要。

2. O_2、CO_2 和 H^+ 对呼吸的调节

（1）CO_2 对呼吸的调节　CO_2 是调节呼吸最重要的生理性化学因素。当吸入气中 CO_2 增加或呼吸暂停等导致动脉血 PCO_2 升高时，CO_2 可通过外周化学感受器和中枢化学感受器两条途径刺激呼吸：①兴奋外周化学感受器，冲动经窦神经和迷走神经传入延髓，兴奋呼吸中枢。②通过使脑脊液中 H^+ 浓度增加，兴奋中枢化学感受器再兴奋呼吸中枢。两者共同作用，反射性地使呼吸加深、加快，肺通气量增加。随着 CO_2 排出的增加，肺泡气和动脉血的 PCO_2 回降。在这两条途径中，以兴奋中枢化学感受器的作用为主，但在某些情况下如动脉血 PCO_2 突然增高，因中枢化学感受器对 CO_2 的反应较慢，此时外周化学感受器迅速起作用，引起呼吸加深加快。此外，当中枢化学感受器对 CO_2 的敏感性降低时，外周化学感受器也起重要作用。

如果 CO_2 过高，如吸入气 CO_2 含量超过一定水平时，肺通气量不能相应增加，则肺泡气和动脉血 PCO_2 迅速升高造成 CO_2 潴留，可抑制中枢神经系统包括呼吸中枢的活动，出现呼吸困难、头痛、头昏，严重时可发生昏迷甚至死亡，即 CO_2 麻醉。

（2）H^+浓度对呼吸的调节　动脉血中H^+浓度增高时，呼吸中枢兴奋，呼吸加深、加快，肺通气量增加；H^+浓度降低，呼吸受到抑制。血液中H^+浓度增加对呼吸的兴奋作用主要是通过外周化学感受器实现的。虽然中枢化学感受器对H^+的敏感性比外周化学感受器高，但血液中的H^+难以通过血脑屏障，限制了它对中枢化学感受器的作用。

呼吸的加深加快将使CO_2排出增多，PCO_2随之降低，在一定程度上限制了呼吸的加强。因此，血中H^+浓度对呼吸的影响不如CO_2明显。

（3）缺氧对呼吸的调节　各种原因使动脉血中PO_2降低时，呼吸中枢兴奋，呼吸加深、加快，肺通气量增加。只有动脉血PO_2下降到10.64kPa（80mmHg）以下时，肺通气量才会出现明显增加。

血液中PO_2的变化不能直接刺激中枢化学感受器，同时低氧对呼吸的直接作用是抑制，这种直接抑制作用随着缺氧程度的加重而加强。所以，低氧对呼吸的刺激完全是通过外周化学感受器引起的。

动脉血PO_2在一定范围内变化对正常呼吸的调节作用不大，但在某些特殊情况下低氧对呼吸的刺激有重要意义。例如，严重肺气肿、慢性呼吸衰竭的病人，肺换气功能严重受损，导致低氧和CO_2潴留。中枢化学感受器对长时间CO_2潴留产生适应，而外周化学感受器对低氧刺激的适应很慢，此时低氧对外周化学感受器的刺激成为兴奋呼吸的主要刺激。如果吸入纯氧来改善缺氧，则取消了低氧对外周化学感受器的刺激，可引起呼吸暂停。因此，这类患者应低流量给氧，以保留一定程度的缺氧。如果缺氧进一步加重，则缺氧对呼吸中枢的直接抑制作用加强，外周化学感受性反射不足以克服缺氧对呼吸中枢的抑制作用，将导致呼吸停止。

☞ **考点：** O_2、CO_2和H^+对呼吸的调节。

缺氧一方面可直接抑制呼吸中枢，另一方面可兴奋外周化学感受器，使呼吸中枢兴奋。即缺氧对呼吸的直接作用是抑制，间接作用是兴奋。因此，呼吸中枢的活动变化将取决于缺氧的程度。当轻度缺氧时，间接的兴奋作用大于直接的抑制作用，呼吸中枢兴奋，呼吸加深、加快，肺通气量增加。

综上所述，当PO_2、PCO_2或H^+浓度发生变化时，通过刺激化学感受器引起反射活动，调节呼吸，从而维持内环境的相对稳定。

知识链接

高原低气压地区，吸入气PO_2降低，刺激外周化学感受器，进而兴奋呼吸中枢，使呼吸加深加快，肺通气量增加，以升高肺泡气PO_2，改善机体缺氧。但同时CO_2排出增多，动脉血中PCO_2降低，H^+浓度降低，又可抑制呼吸中枢，降低缺O_2的代偿效应。同时血中CO_2和H^+浓度降低将使氧解离曲线左移，不利于O_2的释放。以上因素将造成机体一定程度的缺氧。但长期生活在高原环境的人，对缺氧的耐受力会逐渐增强以适应低氧环境，这一过程称为习服。包括：①增加肾脏HCO_3^-的排出，在一定范围内使血中H^+浓度增加，解除对呼吸中枢的抑制，加强化学感受性反射，保证较大的肺通气量。②血中HCO_3^-降低，可增加CO_2的刺激作用。③低氧使促红细胞生成素分泌增加，红细胞生成增加，有利于O_2的运输。④红细胞内2，3-DPG增加，及CO_2和H^+浓度的相对增加使氧解离曲线右移，促进O_2的释放。

目标检测

A1 型题

1. 机体与环境间进行的氧气和二氧化碳的交换过程，称为
   A. 外呼吸　B. 内呼吸　C. 呼吸
   D. 肺通气　E. 肺换气
2. 胸膜腔内压等于
   A. 大气压－肺内压　B. 大气压－肺表面张力　C. 肺内压－肺回缩力
   D. 大气压－非弹性阻力　E. 大气压
3. 决定肺泡气体交换方向的主要因素是
   A. 气体分压差　B. 气体分子量　C. 气体溶解度
   D. 呼吸膜的厚度　E. 温度差
4. 血中氧分压降低导致呼吸加强的原因是直接兴奋
   A. 延髓呼吸中枢　B. 呼吸调整中枢　C. 外周化学感受器
   D. 中枢化学感受器　E. 肺牵张感受器
5. 维持与调节机体正常呼吸节律的中枢部位是
   A. 脊髓和延髓　B. 延髓和脑桥　C. 中脑和脑桥
   D. 大脑皮质　E. 脊髓和脑桥
6. 从肺换气的角度看，能衡量最有效肺通气量的指标是
   A. 潮气量　B. 肺活量　C. 肺通气量
   D. 肺泡通气量　E. 时间肺活量
7. 肺通气的根本（原）动力是
   A. 气体分压大小　B. 肺内压的变化　C. 胸膜腔内压变化
   D. 肺本身的舒缩活动　E. 呼吸肌的舒缩活动
8. 关于肺泡表面活性物质，下列哪项是错误的
   A. 降低肺的顺应性　B. 降低肺泡表面张力　C. 提高肺的顺应性
   D. 由肺泡Ⅱ型细胞分泌　E. 成分为二棕榈酰卵磷酯
9. 肺总量减去肺活量等于
   A. 潮气量　B. 补呼气量　C. 功能残气量
   D. 补吸气量　E. 残气量
10. 正常情况下，CO_2增强呼吸运动主要是通过刺激
   A. 大脑皮质　B. 外周化学感受器　C. 延髓呼吸中枢
   D. 脑桥呼吸中枢　E. 中枢化学感受器

（田琴）

第六章 消化与吸收

要点导航

消化与吸收是消化系统的主要功能。消化系统由消化道和消化腺构成，二者在功能上相辅相成，紧密联系，使人体能够从食物中获取营养物质和能量。通过本章的学习，我们能够知道：

1. 消化、吸收的概念。
2. 消化道平滑肌有哪些生理特性？
3. 人体如何调节消化系统的活动？
4. 胃、小肠、大肠的运动形式有哪些？是否相同？
5. 人体内的消化液主要有哪些？主要成分及功能分别是什么？
6. 食物中的营养成分在哪里被吸收？如何被吸收？
7. 影响消化和吸收的因素主要有哪些？

第一节 概 述

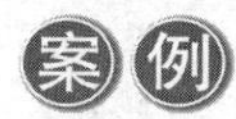

某女，22岁，平时吃一小碗饭，某日食自助餐，自述食入量为平时的5倍之多，自觉胃胀，服用助消化药后有所缓解。请根据本节所学内容解释：

1. 胃为何能够容纳如此多的食物？
2. 服用助消化药后胃胀为何有所缓解？

一、消化和吸收的概念

人体在新陈代谢过程中，不仅要从外界环境中摄取氧气，还需从外界摄取营养物质，以供机体进行各种生命活动的物质与能量需要。人体所需营养物质包括蛋白质、脂肪、糖类、维生素、水和无机盐等。其中水、无机盐和大多数维生素可直接被人体吸收利用；蛋白质、脂肪和糖类三类物质为结构复杂的大分子有机物，必须先在消化道内分解成为结构简单的小分子物质，才能透过消化道黏膜进入血液或淋巴。

食物在消化道内被加工、分解成可以被吸收的小分子物质的过程称为消化。消化包括机械性消化和化学性消化两个密切相关的过程。机械性消化是指通过消化道的运动，将食物磨碎，与消化液充分搅拌混合，并将食物逐段向消化道远端推送的过程；化学性消化是指在消化酶的作用下，将食物中的大分子物质分解成可以被吸收的小分子物质的过程。一般来说，机械性消化是初步的，只能使食物发生物理性状的改变；化学性消化则为食物最终吸收创造必要条件。在整个消化过程中，两种消化方式同时进行，密切配合。

消化后的小分子物质、水、无机盐和维生素通过消化道黏膜进入血液和淋巴的过程称为吸收。

二、消化道平滑肌的生理特性

（一）一般生理特性

在消化道中，除口腔、咽、食管上段的肌肉和肛门外括约肌是骨骼肌外，其余各段均为平滑肌。消化道平滑肌与食物的消化、吸收密切相关，它们与其他肌组织一样，具有兴奋性、传导性和收缩性，同时又具有自身的特点（表6－1）。

表6－1　消化道平滑肌的一般生理特性

生理特性	主要表现
兴奋性	消化道平滑肌的兴奋性比骨骼肌低，收缩缓慢，收缩期、舒张期均较长，使食物在消化道内停留时间长。
自动节律性	消化道平滑肌在离体后，置于适宜环境中，仍能自动产生节律性收缩，但与心肌相比，其节律缓慢且不规则。
紧张性	消化道平滑肌常保持微弱的持续收缩状态，使消化道保持一定的基础压力，维持胃肠等器官的形态和位置，也是消化道各种运动发生的基础。
伸展性	消化道平滑肌能适应需要进行很大程度地伸展，有利于中空的消化器官容纳大量食物，而不会发生运动障碍和明显的压力变化。
敏感性	消化道平滑肌对电刺激不敏感，但对化学、温度、机械牵张刺激的敏感性却很高，这些刺激是引起胃肠内容物推进和排空的自然刺激因素。

（二）电生理特性

1. 静息电位　消化道平滑肌细胞的静息电位为－50～－60 mV，波动较大。其形成原因主要为K^+外流。

2. 慢波电位　消化道平滑肌细胞可在静息电位基础上产生自发性去极化和复极化的节律性电位波动，其频率较慢，故称为慢波电位，又称为基本电节律。消化道不同部位的慢波频率不同，人的胃平滑肌慢波约为3次/分，十二指肠约为12次/分，回肠末端约为8～9次/分。慢波波幅为10～15mV，持续时间由数秒至十几秒。

慢波电位本身不引起肌肉收缩，但它可使静息电位减小，一旦达到阈电位水平，则产生动作电位，引起肌肉收缩。

3. 动作电位　当慢波去极化达阈电位时，在慢波基础上会产生一次至数次动作电位（图6－1）。消化道平滑肌动作电位时程较骨骼肌长（约10～20毫秒），幅值较低。它的去极化相主要是由慢钙通道开放，Ca^{2+}（以及少量Na^+）内流造成。复极化相是由K^+通道开放，K^+外流所致。

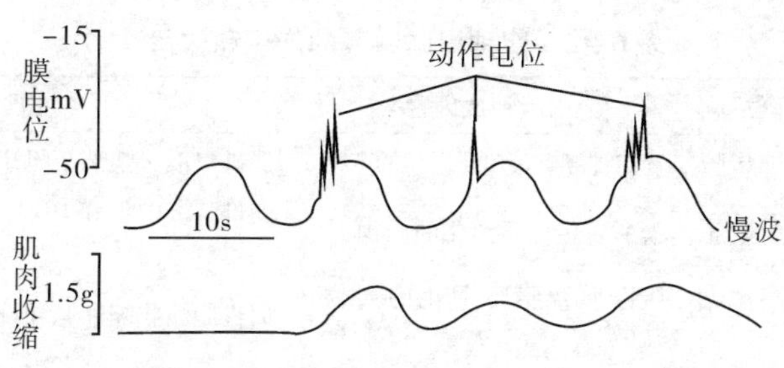

图6－1　消化道平滑肌的电活动与收缩之间的关系

三、消化道的神经支配及作用

支配消化器官的神经有外来的自主神经和位于消化道壁内的神经丛，两个系统相互协调统一。自主神经包括交感神经和副交感神经，其中副交感神经对消化功能的影响较大。

（一）交感神经和副交感神经

1. 交感神经　自脊髓胸5至腰2段侧角发出，经腹腔神经节、肠系膜上神经节或肠系膜下神经节换神经元后，其节后纤维支配唾液腺、胃、小肠、结肠、肝、胆囊和胰腺等。当交感神经兴奋时，节后纤维释放去甲肾上腺素，可抑制胃肠的运动和腺体的分泌。

2. 副交感神经　主要有迷走神经和盆神经。迷走神经起自延髓的迷走神经背核，支配横结肠及以上的消化道；盆神经起自脊髓骶段，支配降结肠及以下的消化道。当副交感神经兴奋时，其节后纤维释放乙酰胆碱，可引起胃肠道运动增强，消化腺分泌的消化液增多，胃肠括约肌舒张。

（二）壁内神经丛

壁内神经丛包括胃肠壁黏膜下神经丛和肌间神经丛两种。这些神经丛中含有感觉神经元，感受胃肠道内的化学、机械和温度等刺激；含有运动神经元，支配胃肠道平滑肌、腺体和血管；还有大量的中间神经元。各种神经元互相连接，形成了一个相对独立的局部反射系统，起传递感觉信息、调节运动神经元活动的作用。当食物刺激消化道壁时，不需要神经中枢参与，可通过壁内神经丛完成局部反射。

四、消化道的内分泌功能

胃肠的黏膜内散在40多种内分泌细胞，它们能合成和释放多种有生物活性的化学物质，统称为胃肠激素。其中，对消化器官功能影响较大的胃肠激素主要有促胃液素、促胰液素、缩胆囊素、抑胃肽等（表6－2）。

此外，一些原来认为只存在于中枢神经系统中的肽类，也在胃肠内被发现，这些双重分布的肽类称为脑－肠肽。迄今已被确认的脑－肠肽有促胃液素、促胰液素、缩胆囊素、P物质、神经降压素、生长抑素等20余种，它们具有调节消化道活动、消化腺分泌、机体代谢、摄食活动和机体免疫等功能。

表 6-2 四种胃肠激素的产生和作用

激素名称	分泌部位	引起释放因素	主要作用
促胃液素	胃窦、十二指肠	迷走神经、蛋白质消化的产物	促进胃液、胰液、胆汁分泌，促进胃肠运动
促胰液素	十二指肠、空肠	盐酸、蛋白质消化的产物	促进胰液中水和 HCO_3^- 分泌，抑制胃肠运动和胃液分泌
缩胆囊素	十二指肠、空肠	蛋白质及脂肪消化的产物、盐酸	促进胆囊收缩和胆汁排放，促进胰酶分泌
抑胃肽	十二指肠、空肠	脂肪、葡萄糖、氨基酸	抑制胃液的分泌和胃的运动，促进胰岛素分泌

第二节 消化功能

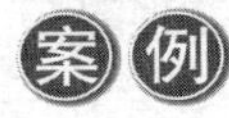

患者，男，40 岁。突然发作上腹部疼痛，呈持续性钝痛，并逐渐加重，疼痛在仰卧位加重，蜷曲位减轻，伴恶心、呕吐。腹痛前曾参加过聚餐，饮白酒约 400ml，进食较多。经检查后，诊断为急性胰腺炎。请根据本节所学内容解释：

1. 胰液的主要成分和生理作用有哪些？
2. 急性胰腺炎的发病原理是什么？
3. 胰液分泌的调节方式有哪些？

一、口腔内的消化

食物的消化从口腔开始，食物在口腔内停留的时间很短，一般为 15～20 秒。食物在口腔内被咀嚼，与唾液混合形成食团后吞咽，唾液中的消化酶对食物有较弱的化学性消化作用。

（一）唾液分泌

口腔内有三对大的唾液腺（腮腺、颌下腺和舌下腺）及散在于口腔黏膜中的许多小唾液腺，它们均有导管开口于口腔黏膜，这些腺体的分泌物混合在一起总称为唾液。

1. 唾液的性质、成分和作用 唾液是无色、无味、近中性（pH 为 6.6～7.1）的低渗或等渗液体。正常人每日分泌的唾液量为 1.0～1.5L，其主要成分中约 99% 为水，其余为黏蛋白、球蛋白、唾液淀粉酶、溶菌酶和无机盐等。

唾液的主要作用是：①湿润和溶解食物，引起味觉，并易于吞咽。②清洁和保护口腔，清除口腔内食物残渣，稀释、中和进入口腔的有害物质。③唾液淀粉酶可将食物中的淀粉水解成麦芽糖。④唾液中的溶菌酶有杀菌作用。因此，对唾液分泌少的患者，如高热病人应注意口腔护理。

2. 唾液分泌的调节 唾液分泌的调节完全依赖于神经反射，包括条件反射和非条件反射。食物对口腔黏膜的机械、化学及温度刺激可反射性引起唾液分泌，属于非条件反射。进食时食物的形状、颜色、气味、有关的语言文字和进食环境等刺激，引起唾液分泌，属于条件反射。所谓“望梅止渴”，就是日常生活中条件反射引起唾液分泌的典型事例。唾液分泌的初级中枢在延髓，高级中枢分布于下丘脑和大脑皮质等处。通常在进食时，条件反射和非条件反射调节同时存在。

（二）咀嚼和吞咽

1. 咀嚼　指通过咀嚼肌协调有序地收缩完成的反射动作。咀嚼的作用是通过牙齿对食物的切割、研磨和舌的搅拌使食物变成小块，并与唾液混合，形成食团以便吞咽。牙齿缺失或进食过快的人，因食物在口腔内消化不够，会加重胃肠负担，故进食时应细嚼慢咽。

2. 吞咽　指将口腔内的食团通过咽部和食管推送到胃的过程，根据食团所经过的部位，可将吞咽分为三期。

第一期为口腔期，由口腔至咽。口腔期是在大脑皮质控制下的随意动作，依靠舌的翻卷运动，将食团由舌背推至咽部。

第二期为咽期，由咽至食管上段。当咽部感受器受到食团刺激时，反射性地引起咽部肌群的有序收缩，使软腭和腭垂上举，咽后壁前凸，封闭鼻咽通道。声带内收使声门关闭，喉头上移紧贴会厌，封闭咽与气管之间的通道，呼吸暂停，避免食物进入呼吸道。同时食管上段舒张，食团被挤入食管。

第三期为食管期，由食管下行至胃。食团进入食管后，引起食管肌肉的顺序收缩，将食团推送入胃。肌肉顺序收缩产生一种向前推进的波行运动，称为蠕动，表现为食团上端平滑肌收缩，下端平滑肌舒张，食团被挤入舒张部分，依次下行，使食团被不断下移，推送入胃内（图6－2）。蠕动是消化道平滑肌共有的一种运动形式。

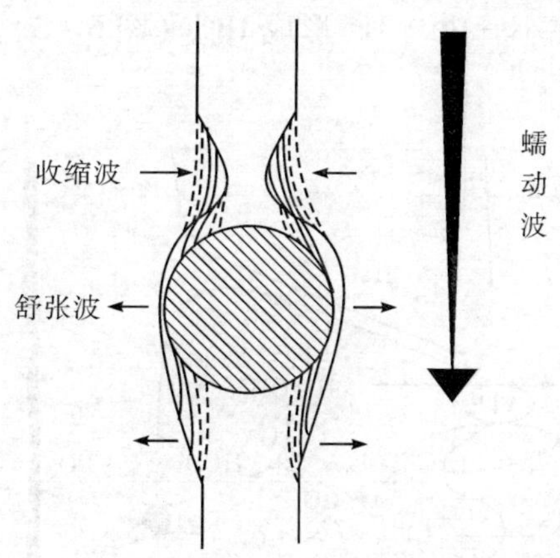

图6－2　食管的蠕动和食团前进示意图

在食管和胃连接处上段，有一长约4～6cm的高压区，其压力比胃高0.67～1.33kPa（5～10mmHg）。正常情况下，此高压区可阻止胃内容物逆流入食管，起生理括约肌的作用，故此段食管称为食管－胃括约肌。当食物经过食管时，刺激食管壁的感受器，反射性地引起食管－胃括约肌舒张，使食物顺利入胃。

二、胃内的消化

胃有暂时储存和消化食物的功能，食物由口腔进入胃后，通过胃壁肌肉的机械性消化进一步被磨碎，并与胃液混合，成为食糜；通过胃液的化学性消化，将食物中的蛋白质初步分解；食糜借助胃的运动被逐次排入十二指肠。

（一）胃液的分泌

1. 胃液的性质、成分和作用 胃液由贲门腺、泌酸腺及幽门腺和胃黏膜上皮细胞共同分泌所构成。胃液为无色的强酸性液体，pH 为0.9～1.5，正常成年人每日分泌量为1.5～2.5L。胃液除水外，主要成分有盐酸、胃蛋白酶原、内因子和黏液。

（1）盐酸 又称胃酸，由泌酸腺中的壁细胞分泌。胃液中的盐酸以两种形式存在。一种呈解离状态，称为游离酸；另一种与蛋白质结合，称为结合酸，其中游离酸占胃酸的大部分。正常人空腹时，盐酸排出量为0～5mmol/h；进食后，盐酸排出量明显增加；在食物或药物的刺激下，正常人最大盐酸排出量可达20～25mmol/h。盐酸最大排出量取决于壁细胞的数量和功能，并反映胃的分泌能力。

壁细胞中的H^+来自胞质内水的解离，水被解离成H^+和OH^-。H^+借助质子泵的作用，逆浓度梯度主动分泌到小管内，OH^-留在细胞内有待被中和。壁细胞内含有丰富的碳酸酐酶，使细胞内的CO_2和水在碳酸酐酶的作用下形成H_2CO_3。H_2CO_3随即解离成H^+和HCO_3^-。H^+与OH^-中和生成水，HCO_3^-则与血浆中的Cl^-进行交换，HCO_3^-进入血液，与Na^+形成$NaHCO_3$，而血浆中的Cl^-则进入壁细胞，再通过小管膜上特异性的Cl^-通道进入小管腔，在小管内与H^+形成HCl（图6－3）。当需要时再由小管分泌入胃腔。

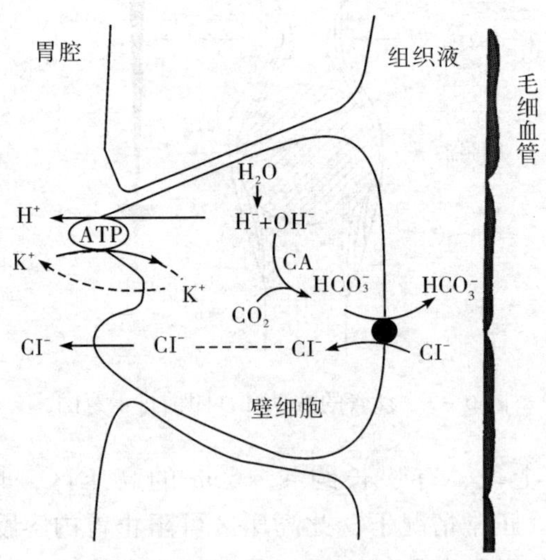

图6－3 壁细胞分泌盐酸的基本过程

盐酸的生理作用主要是：①将无活性的胃蛋白酶原激活成有活性的胃蛋白酶，并为胃蛋白酶发挥作用提供酸性环境。②使食物中的蛋白质变性，易于消化。③杀死随食物进入胃内的细菌。④盐酸进入小肠后，促进胰液、胆汁和小肠液的分泌。⑤酸性环境有助于小肠对铁和钙的吸收。因此，若盐酸分泌不足，可引起食欲不振、腹胀、消化不良和贫血等。若盐酸分泌过多，又会对胃和十二指肠黏膜产生侵蚀作用，诱发溃疡病。

☞ **考点：** 盐酸的生理作用。

（2）胃蛋白酶原　由泌酸腺中的主细胞分泌。在盐酸的作用下，无活性的胃蛋白酶原转变成有活性的胃蛋白酶。胃蛋白酶又可反过来对胃蛋白酶原起激活作用，形成局部正反馈。胃蛋白酶的主要作用是水解食物中的蛋白质，使之变为脲、胨以及少量的多肽和氨基酸。胃蛋白酶作用的最适 pH 约为 2.0，随着 pH 值的升高，胃蛋白酶的活性降低，当 pH 超过 5.0 时，便失去活性。

（3）内因子　由泌酸腺中的壁细胞分泌。它有两个结合位点，其一与进入胃内的维生素 B_{12} 结合，形成内因子－维生素 B_{12} 复合物，保护维生素 B_{12} 免受小肠内蛋白水解酶的破坏；另一个与回肠黏膜上皮细胞特异性受体结合，促进维生素 B_{12} 在回肠主动吸收。当体内内因子缺乏时，则维生素 B_{12} 吸收障碍，从而引起巨幼红细胞性贫血。

（4）黏液　由胃腺中的黏液细胞、胃黏膜表面的上皮细胞、贲门腺和幽门腺共同分泌，主要成分是糖蛋白。黏液具有较强的黏滞性，形成厚约 500um 的凝胶状薄层覆盖在胃黏膜表面。胃黏液具有润滑作用，可减少坚硬食物对胃黏膜的机械损伤；同时与胃黏膜一起分泌的 HCO_3^- 参与形成胃黏液屏障，抵御 H^+ 的侵蚀和胃蛋白酶的消化。

此外，胃黏膜本身也具有屏障作用。由于胃黏膜上皮细胞的腔面和相邻细胞间的紧密连接，构成一道生理屏障，称为胃黏膜屏障（图 6－4），具有防止 H^+ 由胃腔向胃黏膜逆向扩散以及阻止 Na^+ 从黏膜向胃腔内扩散的双重作用。当大量饮酒或服用阿司匹林等药物后，可破坏胃黏膜屏障，损伤胃黏膜。

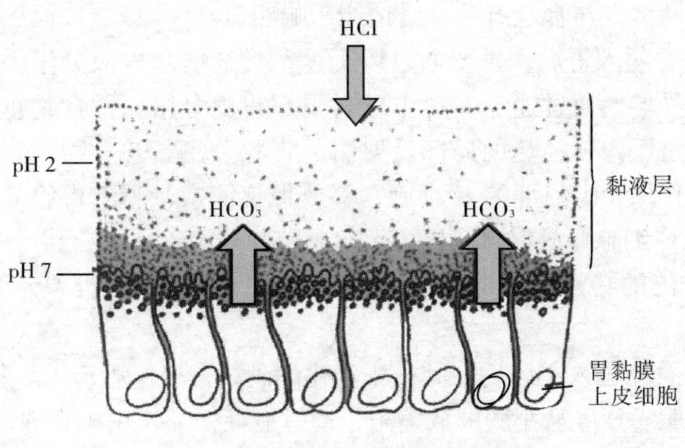

图 6－4　胃黏液、黏膜屏障示意图

知识链接

2005 年诺贝尔生理学或医学奖授予了科学家巴里·马歇尔和罗宾·沃伦，他们发现了导致人类患胃炎、胃溃疡等疾病的罪魁祸首—幽门螺杆菌。1982 年，马歇尔从胃黏膜活检样本中分离出一种多鞭毛、螺旋形弯曲的细菌，当时大家都认为，由于胃酸的存在，胃内不可能有细菌生长。为了验证细菌致病理论，马歇尔服用了含有幽门螺杆菌的液体。5 天后，冒冷汗、进食困难、呕吐、口臭等症状相继出现，10 天后，马歇尔在自己的胃黏膜上发现长满了“弯曲的细菌”，这就是造成胃溃疡的幽门螺杆菌。研究表明，约 80% 以上的十二指肠溃疡和胃溃疡都是幽门螺杆菌感染所致。两位科学家的发现，使全世界数以亿计的胃炎、胃溃疡患者得到有效的治疗。

2. 胃液分泌的调节 空腹时，胃液很少分泌，称为基础胃液分泌或非消化期胃液分泌。进食后，胃液分泌称为消化期胃液分泌，受神经和体液因素的调节。消化期胃液分泌按感受食物刺激的部位不同，人为地将进食后的胃液分泌分为头期、胃期和肠期。这三个时期几乎同时开始、互相重叠。

（1）头期 头面部（眼、耳、鼻、口腔、咽、食管等）感受器所引起的胃液分泌，称为头期，头期胃液分泌包括条件反射和非条件反射两种。条件反射是由食物的形象、气味、进食的环境以及与进食有关的语言等刺激引起；非条件反射是当咀嚼和吞咽食物时，刺激了口腔和咽部的化学和机械感受器而引起。这些反射的传入神经与进食引起唾液分泌的传入神经相同，反射中枢包括延髓、下丘脑、边缘叶和大脑皮质等，迷走神经是它们共同的传出神经。迷走神经兴奋后，除了其末梢释放乙酰胆碱直接引起胃腺细胞分泌外，还可引起胃窦黏膜 G 细胞释放促胃液素，通过血液循环刺激胃腺分泌。

头期胃液分泌的特点是：分泌量多（约占30%），酸度高，胃蛋白酶含量高，消化能力强。分泌量的多少与食欲有关，受情绪影响明显。

（2）胃期 食物入胃后，主要通过以下途径继续引起胃液分泌：①食物扩张刺激胃底、胃体部感受器，通过迷走－迷走反射引起胃腺分泌。②食物扩张刺激胃底、胃体部感受器，通过壁内神经丛的局部反射引起胃腺分泌。③食物扩张刺激幽门部，通过壁内神经丛，作用于幽门部的 G 细胞，释放促胃液素，刺激胃腺分泌。④食物的化学成分直接刺激 G 细胞释放促胃液素，引起胃腺的分泌。

胃期胃液分泌的特点是：分泌量最多（约占 60%），酸度高，但酶的含量比头期少。

（3）肠期 食物进入小肠后，其扩张和化学刺激直接作用于十二指肠和空肠上部，使促胃液素、缩胆囊素等从小肠释放出来，通过血液循环作用于胃腺，引起胃液分泌。

肠期胃液分泌的特点是：分泌的量和胃蛋白酶的含量均较少。

除上述因素对胃液分泌有兴奋作用外，还有许多对胃液分泌有抑制作用的因素。①酸的作用：当胃内盐酸增加，使胃窦部 pH 降到 1.2～1.5 时，以负反馈的形式抑制胃腺的分泌，可能是由于盐酸刺激小肠黏膜而引起促胰液素释放，促胰液素再抑制促胃液素对胃酸分泌的作用。②脂肪：其进入十二指肠后可抑制胃液分泌，这种抑制作用是由小肠黏膜释放的肠抑胃素引起。③高渗溶液：食糜的高渗溶液刺激小肠内渗透压感受器，通过肠－胃反射和肠抑胃素的释放而抑制胃的分泌。

（二）胃的运动

在非消化期，胃无明显的运动；只是在进食后的消化期，胃才有明显的运动。胃的头区和尾区的运动不同。头区包括胃底和胃体上1/3，运动较弱，主要功能是储存食物；尾区包括胃体的下2/3和胃窦，运动较强，主要功能是磨碎食物，使食物与胃液充分混合，形成食糜，并将食糜逐步排入十二指肠。

1. 胃运动的形式及意义

（1）紧张性收缩　胃壁平滑肌经常处于一定程度的收缩状态，称为紧张性收缩。空腹时，紧张性收缩对于维持胃的形态和位置具有重要意义；进食后，胃的紧张性收缩逐渐增强，使胃内压升高，以利于胃液渗入食团中。紧张性收缩是胃进行其他运动的基础。若胃紧张性收缩过低，易导致胃下垂。

（2）容受性舒张　当进食时，食物刺激咽和食管等处的感受器，通过迷走神经反射性地引起胃底和胃体部的平滑肌舒张，使胃容积增大，称为容受性舒张。正常成年人胃内无食物时，胃容积约为50ml；进食后，由于胃的容受性舒张，胃容积可增大到1.0～2.0L，使胃能接受大量食物，而胃内压升高却很少。

容受性舒张的生理意义是使胃容纳和储存食物，同时保持胃内压基本不变，以防止食糜过早地排入十二指肠，有利于食物在胃内充分消化。

（3）蠕动　食物入胃约5分钟，胃便开始蠕动。蠕动波从胃的中部开始，有节律地向幽门方向推进，每分钟约3次，一个蠕动波约1分钟左右到达幽门，通常是一波未平一波又起。蠕动波开始时较弱，在向幽门传播过程中逐渐增强。当到达胃窦接近幽门时，导致幽门开放，将部分食糜（约1～2ml）排入十二指肠。若蠕动波超越胃内容物先到达胃窦时，引起胃窦终末部的有力收缩，可将胃窦内一部分食糜反向推回胃体，有利于食物与消化液充分混合，并进一步被磨碎。

☞ **考点：** 胃的运动。

蠕动的生理作用是：①研磨进入胃内的食团，促进食物与胃液混合，以利于化学性消化。②将食糜从胃体向幽门方向推进，并排入十二指肠。

2. 胃排空及其控制

（1）胃排空过程　食物由胃排入十二指肠的过程称为胃排空。食物入胃后5分钟左右就开始胃排空，食物的物理性状和化学组成不同，胃排空的速度也不同。一般来说，稀的、流体的食物比稠的、固体的食物排空快；颗粒小的食物比大块的食物排空快。在三种营养物质中，糖类排空速度最快，蛋白质其次，脂肪最慢，混合食物约需要4～6小时。

（2）胃排空的控制　胃的排空是少量而间断性的，受胃和十二指肠两方面影响。①食物在胃内促进胃排空：由于食糜对胃壁的刺激，通过神经反射与体液因素的作用，使胃运动加强，胃内压升高大于十二指肠内压，食糜排入十二指肠。②食糜进入十二指肠后抑制胃排空：当食糜进入十二指肠后，刺激十二指肠内多种感受器，又反射性地抑制胃的运动，延缓胃排空，该反射称为肠－胃反射。肠－胃反射对酸刺激很敏感，当pH降到3.5～4.0时，即引起该反射。当大量食糜，特别是盐酸和脂肪进入十二指肠后，还可引起小肠黏膜释放某些激素（如促胰液素等），与肠－胃反射共同抑制胃的运动，从而抑制胃排空。随着十二指肠内容物中的盐酸被中和，抑制胃运动的神经和体液因素渐渐减弱，促进胃运动的因素又占优势，使胃运动逐渐增强，又开始胃排空。如此反复，直至食糜全部排入十二指肠为止。

（三）呕吐

将胃及部分肠内容物经口腔强烈驱出的反射，称为呕吐。当机械或化学刺激作用于舌根、咽部、胃、胆总管及泌尿生殖器官等处的感受器时，可反射性引起呕吐。此外，视觉或内耳前庭器官受到某种刺激，也可引起呕吐。呕吐前常伴有恶心、流涎、呼吸急促和心跳加快等症状，呕吐时先深吸气，接着声门和鼻咽通路关闭，胃窦、膈肌和腹肌强烈收缩，胃和食管下段舒张，将胃内容物从口腔驱出。

呕吐是一种防御性反射，通过呕吐可将胃内有害物质排出，以免对人体造成损害。因此，抢救食物中毒患者时，通过刺激舌根和咽部进行催吐或使用药物催吐，以达到排出毒物的目的。但持续剧烈地呕吐，由于消化液大量丢失，可导致水、电解质和酸碱平衡紊乱。

三、小肠内的消化

小肠内消化是整个消化过程中最重要的阶段。口腔内消化和胃内消化为小肠内消化打下基础。食糜在小肠内受到胰液、胆汁和小肠液的化学性消化以及小肠运动的机械性消化，使营养物质彻底分解，成为可被吸收的小分子物质，完成消化过程。因此，食物消化和吸收的主要部位在小肠。剩余的食物残渣被推送到大肠，形成粪便排出体外。

（一）胰液的分泌

胰腺是兼有内分泌和外分泌两种功能的腺体，内分泌部分泌激素，外分泌部分泌胰液。胰液是由胰腺腺泡细胞和小导管的管壁上皮细胞分泌的，经胰腺导管排入十二指肠。

1. 胰液的性质、成分和作用 胰液是无色的碱性液体，pH为7.8～8.4，每日分泌量约1～2L。胰液主要成分除含大量水分外，还含有多种消化酶和碳酸氢盐等。各种胰酶由胰腺腺泡细胞分泌，碳酸氢盐由胰腺小导管上皮细胞分泌。

（1）碳酸氢盐　可中和进入十二指肠内的胃酸，使小肠黏膜免受侵蚀，并为小肠内多种消化酶发挥作用提供适宜的碱性环境。

（2）胰淀粉酶　可将淀粉水解为糊精、麦芽糖及麦芽寡糖。胰淀粉酶以活性形式分泌，不需要激活，对淀粉的水解效率较高，小肠内的淀粉与胰液接触约10分钟就能全部水解。

（3）胰脂肪酶　在胰腺分泌的辅脂酶的参与下，胰脂肪酶可将脂肪分解成一酰甘油、甘油和脂肪酸。如果胰脂肪酶缺乏，将引起脂肪消化不良。

（4）胰蛋白酶原和糜蛋白酶原　这两种酶原刚分泌出来时是以无活性的酶原形式存在的，进入小肠后，在小肠液中肠致活酶的作用下，胰蛋白酶原被激活成有活性的胰蛋白酶。此外，胰蛋白酶本身又可正反馈地自我激活胰蛋白酶原，还可迅速使糜蛋白酶原激活为有活性的糜蛋白酶。胰蛋白酶和糜蛋白酶可将蛋白质水解成际和胨，当两者同时作用时，可将蛋白质分解成小分子多肽和氨基酸。

综上所述，胰液中含有分解三大营养物质的水解酶，作用全面，消化能力最强，因此胰液是人体内最重要的消化液。如果胰液分泌障碍，将出现消化不良。

☞ **考点：** 胰液的成分和作用。

正常情况下，胰液中含有胰蛋白酶抑制因子，它能使胰蛋白酶失活，并部分抑制糜蛋白酶的活性，抵抗少量胰蛋白酶对胰腺本身的消化作用。当暴饮暴食引起胰液分泌增多时，胰管内压力升高，导致胰小导管和胰腺腺泡破裂，胰蛋白酶原大量溢入胰腺间质被组织液激活，大大超过胰蛋白酶抑制因子的作用能力，可引起胰腺自身消化而发生急性胰腺炎。

2. 胰液分泌的调节　空腹时，胰液基本不分泌；进食后，胰液开始大量分泌。胰液的分泌受神经因素和体液因素的调节，但以体液调节为主。

（1）神经调节　食物对口腔、食管、胃、小肠的机械和化学刺激均可通过神经反射引起胰液的分泌，反射的传出神经是迷走神经，迷走神经末梢释放乙酰胆碱，直接作用于胰腺腺泡细胞引起胰液分泌，也可通过促胃液素的释放间接引起胰液分泌。迷走神经兴奋引起胰液分泌的特点是水分和碳酸氢盐的含量很少，而酶的含量很丰富，消化能力强。

（2）体液调节　调节胰腺分泌的体液因素主要有促胰液素和缩胆囊素。

当酸性食糜进入小肠后，可刺激小肠黏膜S细胞释放促胰液素。促胰液素主要作用于胰腺小导管的上皮细胞，使其分泌大量的水分和碳酸氢盐，增加胰液的分泌量，但酶的含量却很低。

在食糜中蛋白质的分解产物、脂肪酸、盐酸、脂肪的刺激下，小肠黏膜I细胞分泌缩胆囊素。缩胆囊素主要作用于胰腺的腺泡细胞，引起各种酶的大量分泌，所以又称促胰酶素。此外，缩胆囊素还能促进胆囊强烈收缩，排出胆汁。

（二）胆汁的分泌与排出

肝细胞不断分泌胆汁，在非消化期，经肝管、胆囊管流入胆囊内贮存。从肝细胞刚分泌出来的胆汁称肝胆汁，储存于胆囊内的胆汁称胆囊胆汁。在消化期，食物及消化液的刺激，使胆囊收缩，胆囊胆汁和肝胆汁经胆总管排入十二指肠内，参与消化作用。

1. 胆汁的性质、成分和作用　胆汁是一种味苦的有色且浓稠的液体。肝胆汁为金黄色，pH为7.4。胆囊胆汁因被浓缩，颜色变为深绿色，因碳酸氢盐在胆囊中被吸收而呈弱酸性，pH为6.8，成年人每天分泌量为0.8～1.0L。胆汁的主要成分除水外，还有胆盐、胆色素、胆固醇、卵磷脂及多种无机盐等。胆汁中不含消化酶，但其中的胆盐在消化中起主要作用。

胆盐的主要作用有：①乳化脂肪，胆汁中的胆盐、胆固醇和卵磷脂可降低脂肪表面张力，使脂肪乳化成微滴，增加胰脂肪酶的作用面积，加快脂肪分解速度。②促进脂肪和脂溶性维生素的吸收，胆盐达到一定浓度时，可聚合形成微胶粒，将脂肪的分解产物掺入到微胶粒中，混合的微胶粒容易到达肠黏膜表面，从而促进脂肪分解产物的吸收，同时也促进脂溶性维生素 A、D、E、K 的吸收。③促进胆汁分泌，胆盐可直接刺激肝细胞分泌胆汁，称为胆盐的利胆作用。胆汁中的胆盐进入十二指肠后，其中 90% 以上被回肠黏膜吸收入血，经门静脉回到肝，再由肝细胞分泌，参与组成胆汁排入小肠，这一过程称为胆盐的肠－肝循环（图 6－5）。当胆道阻塞或肿瘤压迫胆管时，胆汁排放困难，影响脂肪及脂溶性维生素的消化吸收，同时由于胆管内压力升高，一部分胆汁可进入血液，发生黄疸。

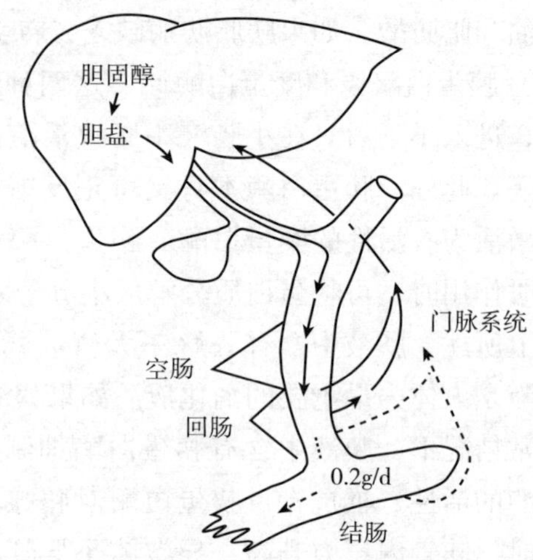

图 6－5　胆盐的肠－肝循环示意图

2. 胆汁分泌与排出的调节　食物是引起胆汁分泌和排出的自然刺激物，胆汁的分泌和排出受神经和体液因素的调节，以体液调节为主。进食后，食物对胃和小肠的刺激可引起迷走神经兴奋及缩胆囊素、促胰液素、促胃液素的释放。其中迷走神经兴奋引起胆汁分泌少量增加，胆囊轻度收缩；缩胆囊素引起胆囊强烈收缩，肝胰壶腹括约肌舒张，促进胆囊胆汁排入十二指肠；促胰液素、促胃液素可刺激肝细胞分泌胆汁。

（三）小肠液的分泌

小肠液是由十二指肠腺和小肠腺分泌的，pH 约为 7. 6，成年人每天分泌量 1. 0 ~ 3. 0L。小肠液中除水和无机盐外，还有肠致活酶和黏蛋白等。

小肠液的主要作用有：①稀释作用，大量的小肠液可稀释消化产物，降低肠内容物的渗透压，有利于小肠内的水分及营养物质的吸收。②保护作用，小肠碱性液可中和十二指肠内盐酸，保护十二指肠黏膜免受胃酸的侵蚀。③消化作用，小肠液中的肠致活酶可激活胰蛋白酶原，从而促进蛋白质的消化。

食糜对小肠黏膜局部的机械刺激和化学刺激均可通过肠壁内在神经丛的局部反射而引起小肠液的分泌。刺激迷走神经可引起十二指肠腺分泌，但对其他部位肠腺的作用不明显。在体液因素中，促胃液素、促胰液素、缩胆囊素等都有刺激小肠液分泌的作用。

（四）小肠的运动

小肠通过肠壁平滑肌的舒缩运动，进一步研磨、搅拌食糜，有利于食糜中营养物质的吸收，同时将食糜从小肠向大肠推进。

1. 小肠运动的形式

（1）紧张性收缩　是小肠各种运动的基础，使小肠保持一定的形状和位置。当紧张性收缩增强时，小肠内容物的混合与推进速度加快；当紧张性收缩减弱时，肠内容物的混合与推进速度减慢。

（2）分节运动　是以小肠壁环形肌收缩和舒张为主的节律性运动。空腹时，分节运动几乎不存在，食糜进入小肠后逐渐加强。在有食糜的肠管，环形肌以一定的间隔，在许多点同时收缩或舒张，把肠管内食糜分成许多节段。数秒后，收缩的部位开始舒张，而舒张的部位又开始收缩，将每段食糜又分成两半，邻近的两半重新组合成新的节段，如此反复交替进行（图6－6）。分节运动存在一个频率梯度，即小肠上段较快，向小肠远端频率逐渐减慢。分节运动的作用是：①使食糜与消化液充分混合，有利于化学性消化。②使食糜与肠壁紧密接触，不断挤压肠壁以促进血液和淋巴的回流，有利于吸收。分节运动对食糜的推进作用很小。

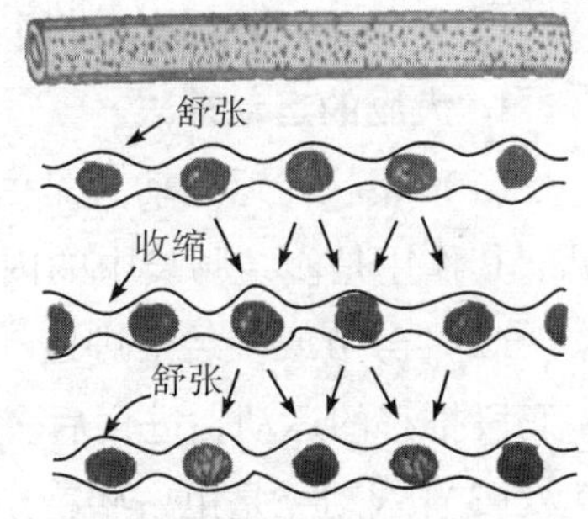

图6－6　小肠分节运动示意图

（3）蠕动　小肠的任何部位均可发生蠕动，并将食糜向大肠方向推进，但推进速度较慢，通常每个蠕动波将食糜向前推送数厘米后消失。蠕动的意义是使经过分节运动作用后的食糜向前推进，到达一个新的肠段后再开始分节运动。

☞ 考点：小肠的运动形式。

小肠还有一种进行速度快、传播远的蠕动，称为蠕动冲，它可将食糜从小肠始段一直推送到小肠末端，有时达到大肠。蠕动冲由吞咽动作及食糜进入十二指肠引起，有些药物（如泻药）的刺激，也可引起蠕动冲。

小肠蠕动推送肠内容物（包括水和气体）时产生的声音称肠鸣音。正常情况下，肠鸣音大约每分钟4～5次，可反映肠蠕动的情况。肠蠕动增强时，肠鸣音亢进；肠麻痹时，肠鸣音减弱或消失。

2. 小肠运动的调节　小肠的运动主要受肌间神经丛的调节，食糜对肠黏膜的机械和化学刺激可引起局部反射，使运动增强。此外，外来神经也可调节小肠运动，副交感神经兴奋时小肠运动加强，交感神经兴奋则小肠运动减弱，上述效应需依当时肠肌的状态而定。促胃液素、缩胆囊素、5－羟色胺、脑啡肽等体液因素，也可促进小肠运动，而肾上腺素则起抑制作用。

四、大肠内的消化

大肠内没有重要的消化活动，主要功能是吸收部分水分和无机盐，合成维生素B及维生素K等物质，储存食物残渣，形成并排出粪便。

（一）大肠液的分泌及大肠内细菌的活动

大肠液由大肠黏膜柱状细胞和杯状细胞分泌，pH为8.3～8.4，其主要成分为黏液和碳酸氢盐，对消化作用不大，主要作用是润滑粪便，保护肠黏膜免受机械损伤。

大肠内有大量的细菌，主要来自食物和空气，大肠内的环境极适合细菌的生长繁殖，粪便中的细菌约占粪便固体总量的20%～30%。细菌中含有能分解食物残渣的酶，细菌对糖和脂肪的分解称为发酵，其产物有乳酸、醋酸、CO_2、沼气等。细菌对蛋白质的分解称为腐败，其产物为氨、硫化氢、组胺、吲哚等。大肠内的细菌能利用肠内较简单的物质合成维生素 B 及维生素 K，被人体吸收利用。若长期使用肠道抗菌药物，肠内细菌被抑制或杀死，可引起维生素 B 和维生素 K 的缺乏。

（二）大肠的运动与排便

1. 大肠的运动形式

（1）袋状往返运动　是由环形肌不规律地收缩引起的一种运动形式，在空腹时多见。其作用是使结肠袋中的内容物往返作短距离的位移。

（2）分节或多袋推进运动　是指一个结肠袋或多个结肠袋收缩，将肠内容物向下一肠段推移的运动，进食后多见。

☞ **考点：** 大肠的运动形式。

（3）蠕动　是由一些稳定向前推进的收缩波组成。蠕动较缓慢，有利于吸收水分，贮存粪便。偶尔发生速度快、传播远的蠕动称为集团蠕动。一般开始于横结肠，可将一部分肠内容物推送至降结肠或乙状结肠，甚至直肠。集团蠕动多发生在进食后，当胃内食糜进入十二指肠时，刺激肠黏膜引起壁内神经丛反射活动，称为十二指肠－结肠反射。

2. 排便　进入大肠的内容物中的部分水分、无机盐和维生素被吸收，未被消化的食物残渣经过细菌发酵和腐败作用形成的产物，再加上脱落的肠黏膜上皮细胞和大量的细菌共同构成了粪便。

粪便主要储存于结肠下部，平时直肠内并无粪便，粪便一旦进入直肠，便引起排便反射。排便反射过程如下：粪便刺激直肠壁内的感受器，冲动经盆神经和腹下神经传到脊髓腰骶段的初级排便中枢，并上传到大脑皮质，引起便意。在条件允许的情况下，大脑皮质对脊髓排便中枢的抑制解除，通过盆神经传出冲动，使降结肠、乙状结肠和直肠收缩，肛门内括约肌舒张，同时阴部神经传出冲动减少，肛门外括约肌舒张，使粪便排出体外（图6－7）。此外，排便时腹肌和膈肌的收缩，也可增加腹内压，促进排便过程。如果条件不允许，大脑皮质发出传出冲动，抑制脊髓排便中枢的活动，使排便受到抑制。若经常抑制便意，使直肠对粪便的压力刺激逐渐失去敏感性，粪便在大肠内停留过久，水分被过多地吸收而变干硬，产生排便困难，引起便秘。

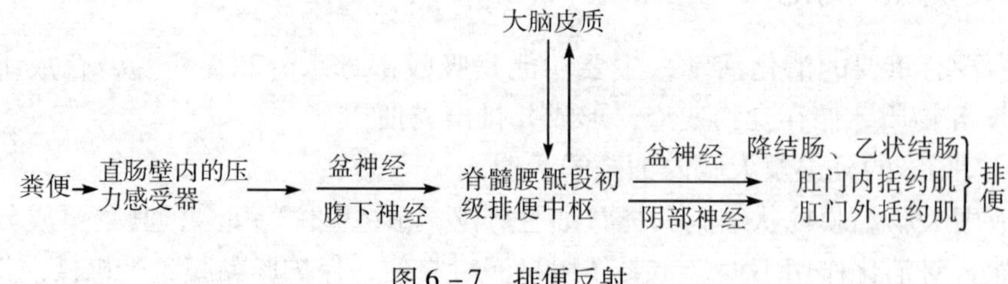

图6－7　排便反射

护理应用

正常粪便的形态是柔软成形的。当消化不良或急性肠炎时，排便次数增多，粪便呈糊状或水样便；便秘时，粪便坚硬，有时呈栗子样；肠梗阻时，粪便呈扁条状或带状。

正常粪便的颜色为黄褐色，如食用大量绿叶蔬菜，粪便呈暗绿色，摄入动物血或服用铁剂药物，粪便呈黑色。柏油样便见于上消化道出血，暗红色便见于下消化道出血，陶土色便见于胆道梗阻，果酱样便见于阿米巴痢疾或肠套叠，粪便表面黏有鲜红色血液或排便后有滴血，多见于肛裂或痔疮。因此，护士通过对粪便的观察，有助于临床诊断、治疗和护理。

第三节　吸收功能

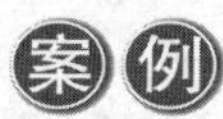

患者，女，28岁。患者消瘦，自述腹泻，每日大便4次左右，体重减轻，常感乏力，出现贫血，曾做小肠切除手术。经检查，诊断为吸收不良综合征。请根据本节所学内容解释：

1. 人体吸收营养的主要部位在何处？
2. 人体所需三大营养物质是如何被吸收的？

营养物质的吸收是在食物被消化的基础上进行的。人体所需要的营养物质都是经消化道吸收进入人体的，因此，吸收对于维持人体正常生命活动具有十分重要的意义。

一、吸收的部位

在口腔和食管内，食物基本不被吸收；胃仅吸收少量的水和酒精；而大肠只吸收水分和无机盐；小肠是吸收营养物质的主要部位。其中蛋白质、糖类和脂肪的消化产物大部分在十二指肠和空肠被吸收；胆盐和维生素 B_{12} 在回肠被吸收。食物经过小肠后，吸收过程已基本完成（图6－8）。

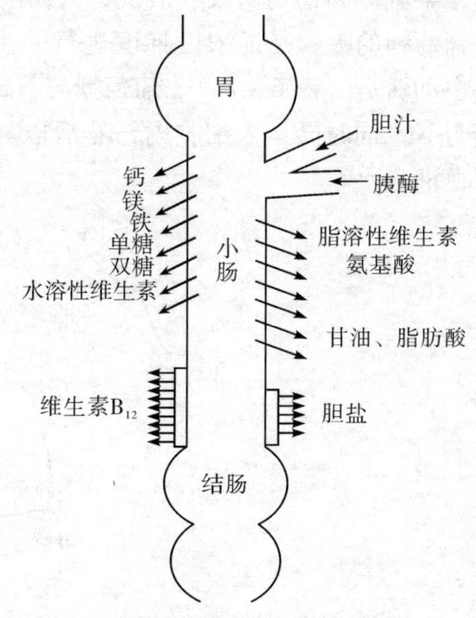

图6－8　各种营养物质在小肠的吸收部位示意图

小肠是营养物质吸收的主要场所，主要原因有：①小肠有巨大的吸收面积。成年人小肠长约5～7m，小肠黏膜有许多环状皱襞，皱襞上有大量绒毛，绒毛表面的柱状上皮细胞顶端还有许多微绒毛。因此，环状皱襞、绒毛、微绒毛使小肠的吸收面积增加约600倍，达到200m²左右（图6-9）。②食物在小肠内已被充分消化为小分子物质，有利于吸收。③食糜在小肠内停留时间长，大约为3~8小时，使营养物质有充分的时间被消化吸收。④小肠黏膜绒毛内有丰富的毛细血管和毛细淋巴管，绒毛的舒缩和摆动，可促进血液和淋巴的流动，为吸收提供了良好的途径。

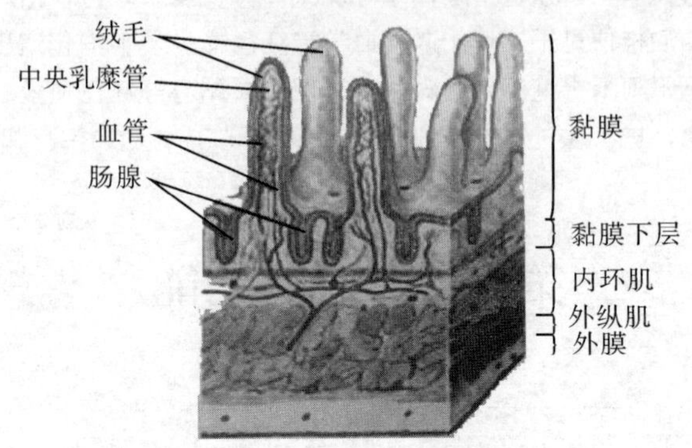

图6-9　小肠立体结构示意图

小肠吸收的特点是吸收种类多，数量大。因此，如果小肠的吸收功能障碍，不仅会使人体发生营养物质吸收障碍，而且由于消化液大量丢失，还可能导致水和电解质平衡的紊乱。

二、主要营养物质的吸收

（一）糖的吸收

食物中的糖类是以单糖的形式被小肠主动吸收，小肠腔内的单糖主要是葡萄糖，约占单糖总量的80%，其余的单糖是半乳糖、果糖和甘露糖等。各种单糖吸收的速率不同，半乳糖和葡萄糖吸收最快，果糖次之，甘露糖最慢。

葡萄糖的吸收是逆浓度梯度进行的主动转运过程，能量来自钠泵的活动，属于继发性主动转运（图6-10）。葡萄糖与Na^+共用肠上皮细胞膜上的同一转运蛋白，使葡萄糖与Na^+同时转运入细胞内，然后以易化扩散方式进入细胞间液，再通过毛细血管进入血液。

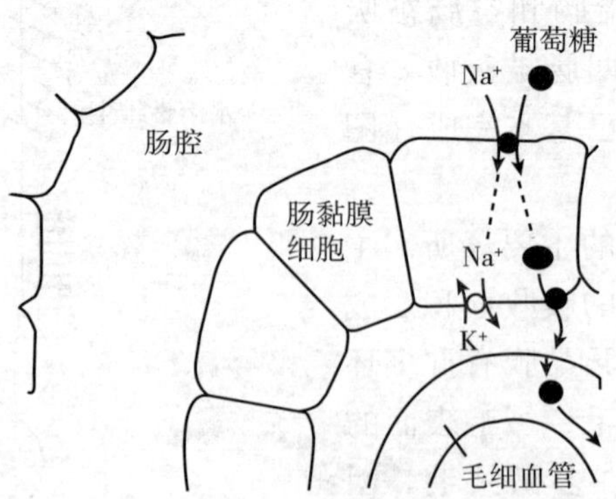

图6-10　葡萄糖吸收示意图

（二）蛋白质的吸收

蛋白质是以氨基酸的形式被吸收，吸收的部位主要在小肠上段，吸收的途径是血液。氨基酸的吸收过程与葡萄糖的吸收过程相似，也是与 Na^+ 吸收耦联进行的继发性主动转运过程，再经过毛细血管进入血液。近年的研究发现，小肠的纹状缘上也有二肽和三肽能以完整的形式进入上皮细胞，然后在细胞内二肽酶和三肽酶的作用下水解成氨基酸，再进入血液（图6－11）。

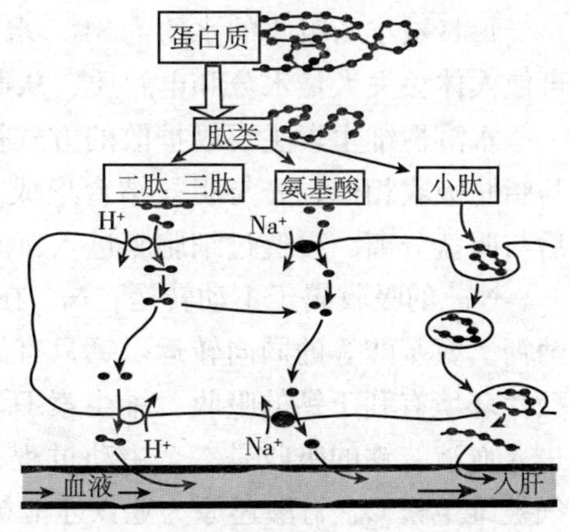

图6－11　蛋白质吸收示意图

（三）脂肪的吸收

脂肪在小肠内被分解为脂肪酸、一酰甘油和胆固醇等。脂肪消化的产物多是脂溶性物质，不溶于水，必须与胆汁中的胆盐结合形成水溶性混合微胶粒，才能透过肠黏膜上皮细胞表面的静水层到达细胞的微绒毛。在此处，一酰甘油、脂肪酸和胆固醇再从混合微胶粒中释出，透过微绒毛进入黏膜细胞；胆盐则不能通过细胞膜，大部分在回肠被吸收，进入胆盐的肠－肝循环。

长链脂肪酸及一酰甘油在上皮细胞内质网，被重新合成为三酰甘油，并与胆固醇等结合于载脂蛋白形成乳糜微粒，再以出胞的方式进入组织间隙，然后扩散至淋巴管（图6－12）。中、短链脂肪酸及其一酰甘油因能溶于水，可直接扩散出细胞进入血液。由上可知，脂肪的吸收有血液和淋巴两种途径，由于食物中的动、植物油含长链脂肪酸较多，所以脂肪的吸收以淋巴途径为主。

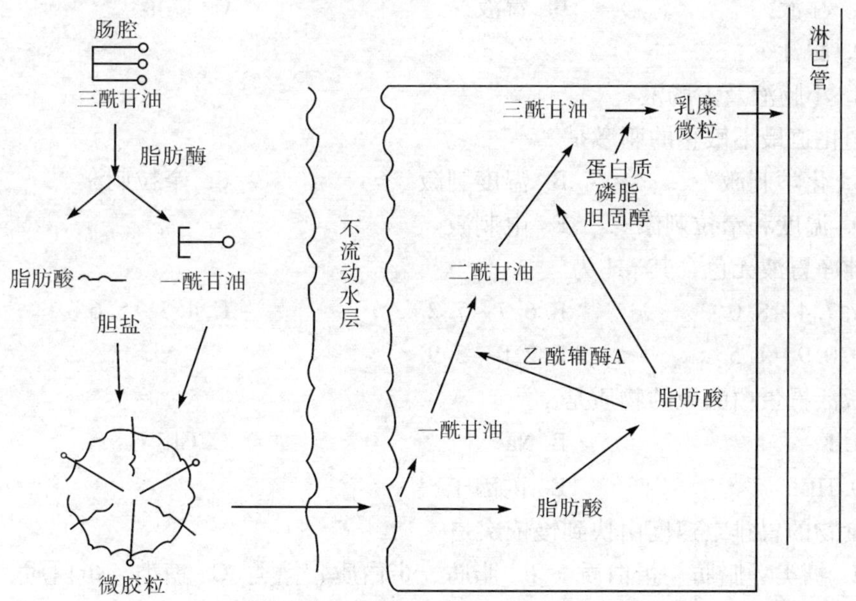

图6－12　脂类物质吸收示意图

（四）水、维生素和无机盐的吸收

每日被小肠吸收的水约为8L，水是通过渗透作用而被动吸收的。严重呕吐、腹泻可使人体丢失大量水分和电解质，从而导致人体脱水和电解质紊乱。

水溶性维生素主要以扩散的方式被吸收，脂溶性维生素A、D、E、K的吸收机制与脂肪吸收相似，先与胆盐结合形成水溶性复合物，通过小肠黏膜表面的静水层，之后与胆盐分离，再透过细胞膜进入血液或淋巴。

Na^+的吸收属于主动转运，Na^+在肠上皮细胞通过转运体进入细胞时，还有助于葡萄糖、氨基酸等的同向转运。钙只有呈离子状态才能被吸收，通过主动转运吸收入血。酸性环境有利于钙的吸收，维生素D能促进钙从肠腔进入肠黏膜细胞，协助钙从细胞进入血液。铁的吸收是一个主动过程，食物中的铁大部分是三价铁，不易被吸收，必须被维生素C、胃酸还原为亚铁才能被吸收。胃大部切除或胃酸分泌少的患者，由于铁的吸收受影响可发生缺铁性贫血。

目标检测

A1型题

1. 下列关于消化道平滑肌生理特性的叙述，正确的是
   A. 伸展性小　B. 兴奋性比骨骼肌高　C. 舒缩缓慢
   D. 对化学刺激不敏感　E. 自律性频率较高且稳定
2. 人体内最重要、消化能力最强的消化液是
   A. 唾液　B. 胃液　C. 胰液
   D. 胆汁
   E. 小肠液及大肠液
3. 消化道最不敏感的刺激是
   A. 化学刺激　B. 温度刺激　C. 牵拉刺激
   D. 温度和牵拉刺激　E. 电刺激
4. 纯净胃液无色，其pH为
   A. 7.4~8.0　B. 6.7~7.2　C. 4.3~5.6
   D. 0.9~1.5　E. 2.0~3.9
5. 激活胃蛋白酶原的物质是
   A. K^+　B. Na^+　C. Cl^-
   D. HCl　E. 内因子
6. 食物的胃排空速度由快到慢依次是
   A. 糖类、脂肪、蛋白质　B. 脂肪、蛋白质、糖类　C. 糖类、蛋白质、脂肪
   D. 蛋白质、糖类、脂肪　E. 脂肪、糖类、蛋白质
7. 胃大部分切除的病人出现严重贫血，表现为外周血巨幼红细胞增多，主要原因是缺乏

A. HCl　　B. 内因子　　C. 黏液
D. Na^+　　E. 胃蛋白酶原

8. 大肠内细菌利用简单物质合成的维生素是
A. 维生素 D　　B. 维生素 A　　C. 维生素 E
D. 维生素 K 和维生素 B 族　　E. 叶酸

9. 排便反射的初级中枢位于
A. 脊髓腰骶段　　B. 脊髓胸段　　C. 延髓
D. 脑桥　　E. 中脑

10. 有助于脂肪消化的消化液是
A. 胃液和胰液　　B. 胆汁和胰液　　C. 胆汁和胃液
D. 小肠液和胰液　　E. 唾液和胃液

（张晓丽）

第七章 能量代谢与体温

要点导航

能量是生命活动所必需的，如体温的维持，肌肉收缩，物质的跨膜转运，腺体分泌等均离不开能量的供给。因此，维持机体能量摄入和消耗的动态平衡是健康的基础。通过本章的学习，我们能够知道：

1. 影响能量代谢的主要因素有哪些？
2. 临床上常用哪些物理方法为高热患者降温？原理是什么？
3. 患者发热前后常有哪些表现？机体对体温是如何进行调节的？
4. 人体体温的生理变动有哪些？

维持机体能量摄入与消耗的动态平衡是健康的基础。能量代谢是伴随着物质代谢而发生的，能量来源于食物，主要用于维持体温和机体的生命活动。

第一节 能量代谢

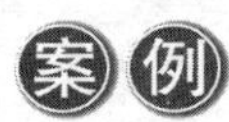

患者，女，42 岁。无明显诱因出现心率加快，达 120 次/分，伴烦躁、怕热、多汗、好动、多食、消瘦，无发热。在当地医院查体发现颈部肿大，甲状腺功能异常(具体不详)。诊断：甲状腺功能亢进症。请根据本节所学内容解释：

1. 为什么甲状腺功能亢进症患者会怕热，多汗？
2. 甲状腺功能亢进患者为什么多食还会消瘦？

一、机体能量的来源与去路

（一）机体能量的来源

机体的能量主要来源于食物中的糖、脂肪和蛋白质分子结构中蕴藏的化学能。ATP 是这些物质在生物氧化过程中合成的一种高能化合物。当机体需要消耗能量时，ATP 被水解为 ADP，同时释放出能量供机体利用。在体内 ATP 既是直接的供能物质，也是能量储存的重要形式。

生理情况下，机体所需能量的 50% ~70% 左右由糖类物质提供，其余的由脂肪提供，只有在某些特殊情况下糖和脂肪供应不足时，如长期不能进食或消耗量极大，机体才会依靠分解蛋白质供能。

1. 糖　糖是机体最主要的能源物质。糖的分解供能有两种途径，一是有氧氧化，二是无氧酵解。一般生理情况下，体内绝大多数组织细胞均有足够氧的供应，1mol 葡萄糖可通过糖的有氧氧化产生 38mol ATP；在氧供应不足时，1mol 葡萄糖通过糖的无氧酵解仍能产生 2mol ATP。糖的无氧酵解是体内能源物质唯一不需要氧的供能途径，因此当机体处于缺氧状态时，糖的无氧酵解对机体能量供应来说极为重要。例如，当机体剧烈运动时，骨骼肌耗氧量急剧增加，处于相对缺氧状态，即可通过糖的无氧酵解提供能量。

2. 脂肪　脂肪在体内的主要功能是储存和供给能量，一般情况下机体所消耗的能源有 30% ~50% 来自脂肪。当机体需要时，脂肪可通过有氧氧化补充糖类物质供能的不足。

3. 蛋白质　蛋白质主要用于构成细胞成分或形成酶、激素等生物活性物质，作为能源物质只是其次要的功能。一般情况下，机体主要依靠分解糖和脂肪供能，蛋白质用于分解供能的量很小，但在某些特殊情况下，如长期不能进食或体力极度消耗，体内的糖原和脂肪大量消耗几乎耗竭时，机体才会依靠蛋白质分解释放的能量维持其最基本的生理功能。

（二）能量的去路

机体各种能源物质在体内氧化时所释放的能量，约有 50% 以上是直接转化为热能的，主要用于维持体温；其余不足 50% 的能量则以高能磷酸键的形式贮存于 ATP 和磷酸肌酸（creatine phosphate，CP）中。需要消耗能量时，ATP 的一个高能磷酸键断裂，转变为 ADP，同时将大量能量释放出来。当体内物质分解释放的能量过剩时，ATP 浓度升高，促使 ATP 水解，将高能磷酸键转移给肌酸（creatine，C），生成 CP，后者将能量贮存起来。反之，当组织细胞消耗能量增加，ATP 浓度降低时，CP 又将贮存的能量转移给 ADP，又合成新的 ATP。尽管 CP 在细胞内的含量远多于 ATP，约为 ATP 的 3 ~8 倍，尤其是在肌肉组织中更加丰富，但 CP 不能直接为细胞生命活动提供能量。因此，CP 常被看作是 ATP 的巨大贮存库，ATP 的合成与分解是体内能量转移、贮存和利用的关键环节（图 7 -1）。

机体利用 ATP 分解提供的能量完成各种功能活动，如合成细胞的组成成分和生物活性物质、实现物质的跨膜转运、完成腺体分泌、肌肉收缩等。

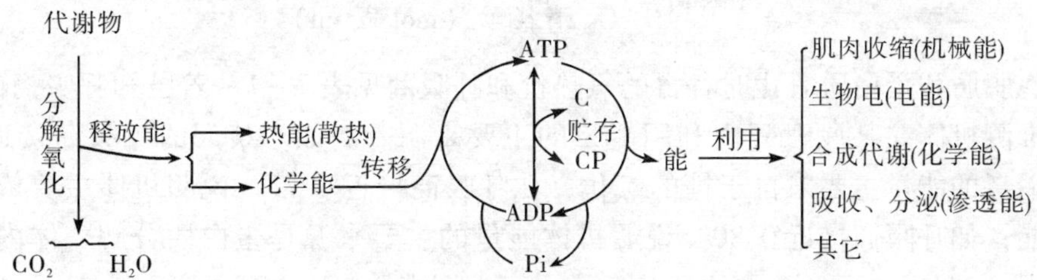

图 7 -1　体内能量的转移、储存和利用

C：肌酸　CP：磷酸肌酸

（三）能量贮备的调节

通常情况下，机体在一段时间内摄入的能量与消耗的能量达到“收支平衡”时，体重基本不变；如果摄入的能量大于消耗的能量，机体将把多余的能量转变为化学能如脂肪而贮存起来，体重将增加；反之，能量物质摄入不足或饥饿时，机体将动用体内的能量贮备，使脂肪甚至蛋白质分解，体重减轻。能量的贮备受神经和多种体液因素的影响，如持续的精神紧张或神经衰弱引起消瘦；甲状腺激素、生长素等多种激素影响着糖、脂肪、蛋白质的合成、分解及其在体内的相互转化。甲状腺激素是对能量代谢影响最大的激素，它可以使绝大多数组织细胞的耗氧量及产热量显著增加，有资料表明，1mg 甲状腺激素可使人体的产热量增加 4200kJ，基础代谢率提高 28%。因此，激素水平一旦持续异常，将会影响机体能量的“收支平衡”，从而对机体的功能活动产生影响。

知识链接

肥胖可引发多种疾病，如心脑血管疾病、高脂血症、糖尿病等。因此，在日常生活中，人们应根据自身的实际生理情况、活动强度等调整能量物质的摄入量，使机体保持在有利于健康的能量代谢水平。在临床上常用体质指数和腰围作为判断肥胖的简易诊断指标。体质指数是体重（kg）除以身高（m）的平方所得的值，体质指数过大主要反映全身性超重和肥胖。在我国，成年人体质指数达 24 为超重界限，28 则为肥胖界限。腰围主要反映腹部脂肪的分布，成年男性的腰围不宜超过 85cm，女性不宜大于 80cm。

二、能量代谢的测定

能量代谢的测定遵循能量守恒定律，机体所利用的蕴藏于食物中的化学能等于机体散发的热能和所做的外功之和。因而，通过测定机体所消耗的食物释放的热量，即可计算出整个机体的能量代谢水平。

某种食物被氧化分解时，每消耗 1L 氧所产生的热量称为该物质的氧热价。糖和脂肪可在体内完全被氧化，蕴藏于其中的化学能可完全被利用；蛋白质在体内则不能完全被氧化，蕴藏于其中的化学能一部分随尿素、尿酸和肌酐等从尿中排出。

在一定时间内 CO_2的产生量和 O_2消耗量的比值称为呼吸商，即：

$$\text{呼吸商} = \frac{CO_2\ \text{产生量（mol 或 ml）}}{O_2\ \text{消耗量（mol 或 ml）}}$$

糖、脂肪和蛋白质氧化时各自的氧热价和呼吸商见表 7－1。若已知呼吸商的大小，就可以推测机体在某段时间内利用能量的主要来源。例如，某人的呼吸商接近 1.00，说明其消耗的能量主要来自于糖的氧化；如呼吸商接近 0.71，说明机体主要依靠脂肪氧化供能；如呼吸商接近 0.80，说明机体能量的主要来源是蛋白质分解，体内的糖与脂肪耗竭。

表 7－1　糖、蛋白质和脂肪的氧热价和呼吸商

营养物质	耗 O_2 量（L/g）	CO_2 产量（L/g）	氧热价（kJ/L）	呼吸商
糖	0.83	0.83	20.66	1.00
蛋白质	0.95	0.76	18.93	0.80
脂　肪	2.03	1.43	19.58	0.71

正常情况下，机体主要依靠氧化糖和脂肪供能，动用蛋白质的量极少，可忽略不计。将蛋白质供能除外的情况下测得的呼吸商称为非蛋白呼吸商。通过测定单位时间内 O_2 的消耗量和 CO_2 的产生量，可求得非蛋白呼吸商，从非蛋白呼吸商和氧热价的对应关系表（表 7－2）中可查出相应的氧热价，氧热价（kJ/L）与 O_2 的消耗量（L）的乘积即为机体单位时间内的产热量，即能量代谢率。

表 7－2　不同比例糖、脂肪混合物的非蛋白呼吸商和氧热价

非蛋白呼吸商	氧化百分比		氧热价（kJ/L）	非蛋白呼吸商	氧化百分比		氧热价（kJ/L）
	糖（%）	脂肪（%）			糖（%）	脂肪（%）	
0.707	0.00	100.0	19.62	0.86	54.1	45.9	20.41
0.71	1.10	98.9	19.64	0.87	57.5	42.5	20.46
0.72	4.75	95.2	19.69	0.88	60.8	39.2	20.51
0.73	8.40	91.6	19.74	0.89	64.2	35.8	20.56
0.74	12.0	88.0	19.79	0.90	67.5	32.5	20.61
0.75	15.6	84.4	19.84	0.91	70.8	29.2	20.67
0.76	19.2	80.8	19.89	0.92	74.1	25.9	20.71
0.77	22.8	77.2	19.95	0.93	77.4	22.6	20.77
0.78	26.3	73.7	19.99	0.94	80.7	19.3	20.82
0.79	29.0	70.1	20.05	0.95	84.0	16.0	20.87
0.80	33.4	66.6	20.10	0.96	87.2	12.8	20.93
0.81	36.9	63.1	20.15	0.97	90.4	9.58	20.98
0.82	40.3	59.7	20.20	0.98	93.6	6.37	21.03
0.83	43.8	56.2	20.26	0.99	96.8	3.18	21.08
0.84	47.2	52.8	20.31	1.00	100.0	0.00	21.13
0.85	50.7	49.3	20.36				

三、影响能量代谢的主要因素

能量代谢是伴随着物质代谢出现的，因此，影响营养物质的摄取、消化、吸收、代谢、生物氧化和能量利用的诸多因素都可影响机体的能量代谢。在这里我们主要介绍肌肉活动、精神活动、食物的特殊动力效应和环境温度等对能量代谢的影响。

（一）肌肉活动

肌肉活动是影响能量代谢最显著的因素。机体 O_2 的消耗量与肌肉活动强度呈正比，

产热量又与 O_2 的消耗量有关，因此可用单位时间内机体的产热量，即能量代谢率作为评估肌肉活动强度的指标。从表 7－3 可看出不同劳动强度或运动时的能量代谢率。

表 7－3　机体不同状态下的能量代谢率

机体的状态	产热量［kJ/（m^2·min）］	机体的状态	产热量［kJ/（m^2·min）］
静卧	2.73	扫地	11.37
开会	3.40	打排球	17.50
擦玻璃窗	8.30	打篮球	24.44
洗衣	9.89	踢足球	24.98

（二）精神活动

精神活动主要通过肌紧张和激素的作用增加产热量。当人处于精神紧张如激动、恐惧、焦虑、烦躁时，骨骼肌紧张性增强，产热量明显增多；同时交感神经兴奋，使肾上腺素、甲状腺激素、糖皮质激素等分泌增多，使组织细胞代谢活动加速，也可使产热量明显增多。

（三）食物的特殊动力效应

研究发现，人在进餐后一段时间内，即使处于进餐前相同的安静状态，产热量也会较进餐前有所增加。这种现象一般从进餐后 1 小时左右开始，延续 7～8 小时。这种由食物引起的机体产热量额外增加的现象，称为食物的特殊动力效应。实验发现，各种营养物质的特殊动力效应不同，食物中糖和脂肪的含量较高时，额外增加的产热量一般为 4%～6%，产热效应可持续 2～3 小时；混合食物额外增加的产热量约为 10%；全蛋白饮食额外增加的产热量可达 30%，产热效应可持续 3～12 小时。由此可见，蛋白质类食物的特殊动力效应是最明显的。目前认为，食物的特殊动力效应可能与肝脏处理氨基酸或合成糖原等过程有关。

（四）环境温度

人在安静状态下能量代谢率以在 20～30℃的环境温度中最为稳定，这是由于此时骨骼肌保持在比较松弛的状态。当环境温度过低或过高均可使机体的能量代谢率增加。当环境温度过低时，寒冷刺激反射性引起寒战及肌肉紧张度增加，致使能量代谢率增加；当环境温度过高时，体内酶的活性增强，体内化学过程的反应速度加快，同时机体的发汗功能及呼吸、循环功能均有不同程度地增强，因此同样也会增加能量代谢率。

四、基础代谢

基础代谢（basal metabolism，BM）是指人体处于基础状态下的能量代谢。所谓的基础状态，是指尽量排除上述影响能量代谢的主要因素后机体所处的状态，即室温保持在 20～25℃，人体处于清晨、清醒、静卧，无肌肉活动和精神紧张，无食物和环境温度等因素影响时的状态。在这种状态下，机体所消耗的能量只用于维持基本的生命活动，代谢水平比较稳定。机体在基础状态下单位时间内的能量代谢称为基础代谢率（basal metabolic rate，BMR）。BMR 比一般安静状态时的能量代谢率低，但并不是机体最低的能量代谢率。机体在熟睡无梦时能量代谢率约比 BMR 低 8%～10%，可能与熟睡时机体的代谢水平较低和肌肉完全松弛有关。

实验证明，能量代谢率与体表面积基本成正比。因此，为了比较不同个体间的能量代谢情况，通常以每小时单位体表面积的产热量来衡量机体能量代谢水平，以排除身高、体重等对能量代谢率的影响。人的体表面积可从身高和体重两项数值来推算。中国人体表面积的计算公式为：

$$体表面积\ (m^2) = 0.0061 \times 身高\ (cm) + 0.0128 \times 体重\ (kg) - 0.1529$$

为了使用方便，体表面积还可根据身高和体重在 Stevenson 体表面积检索图（图 7－2）上直接连线查出。

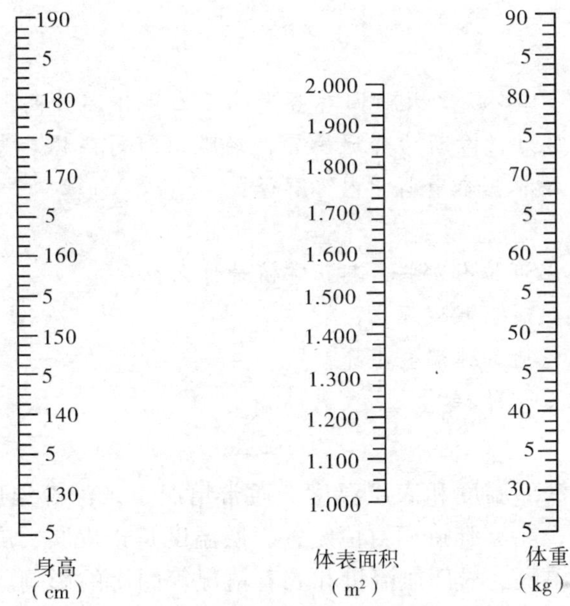

图 7－2　体表面积测算图

将受试者的身高和体重两点连成一条直线，该直线与体表面积尺度交点的数值即为该人的体表面积值

中国人不同年龄和性别人群的平均基础代谢率值可在表 7－4 中查得。

表 7－4　中国人正常基础代谢率的平均值［kJ/（m^2·h）］

年龄（岁）	11～15	16～17	18～19	20～30	31～40	41～50	51 以上
男	195.5	193.4	166.2	157.8	158.6	154.0	149.0
女	172.5	171.7	154.0	146.5	146.9	142.4	138.6

临床上，为了便于对测定的结果进行判断，常将测定的基础代谢率值与同性别、同年龄组的正常值进行比较，用实测值与正常平均值相差的百分数来表示基础代谢率，即：

$$基础代谢率 = \frac{实测值 - 正常平均值}{正常平均值} \times 100\%$$

一般认为，实测值与正常平均值相差的百分数如在 ±15% 范围内为正常，只有在相差±20%时才被认为可能为病理性变化。例如，当人体发热时，基础代谢率升高，体温每升高1℃，基础代谢率约可升高13%。

甲状腺疾病的基础代谢率变化非常显著，甲状腺功能亢进时，基础代谢率可比正常值高出25%～80%；甲状腺功能减退时，基础代谢率可比正常值低20%～40%。因此，测定基础代谢率是诊断甲状腺疾病的重要辅助方法。

第二节　体　温

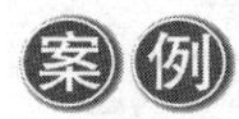

患者，男，35岁，工人。2天前因淋浴受凉后出现体温升高，体温达40.2℃，时有寒战，伴有流涕、咳嗽，诊断为普通感冒，经服用阿司匹林后患者大汗淋漓，随后体温下降至37.6℃。请根据本节所学内容解释：

1. 什么是体温？
2. 常用的测量体温部位有哪些，其正常值是什么？
3. 为什么患者发热时有寒战现象？
4. 出汗后为什么患者的体温会下降？
5. 机体正常体温如何维持？

机体的温度分为深部温度和表层温度。通常情况下，深部温度主要是指心、脑、肺、腹腔脏器的温度，能够维持相对恒定；表层温度是指皮肤、皮下组织、肌肉等部位的温度，易受环境温度、局部血流量和衣着情况等因素的影响。体温是指机体深部组织的平均温度，也叫体核温度，它是人体的一项重要的生命体征。体温的相对恒定是内环境稳态的重要内容，是保证机体新陈代谢和一切生命活动正常进行的必要条件。

一、人体的正常体温及生理变动

（一）正常体温

机体深部各脏器的温度由于代谢水平的不同而略有差异。在安静状态下，肝脏的代谢活动最为旺盛，产热量多，温度最高，为38℃左右；脑的产热量也较大，温度接近38℃；肾、胰、十二指肠等温度略低；直肠的温度则更低，约为37.5℃。机体深部各器官的温度不易测定的，因而临床上通常用直肠、口腔或腋窝等浅表部位的温度来代表体温。

☞ **考点：** 体温的正常值。

正常成年人在安静状态下，直肠温度的正常值为36.9～37.9℃，口腔温度的正常值为36.7～37.7℃，腋窝温度的正常值为36.0～37.4℃，三者正常值均在37℃左右，为人体新陈代谢过程中一系列酶促反应的适宜温度。其中，直肠温度最高，最接近机体的深部温度，并且受外界环境温度的影响也较小，但在测量时要保证温度计插入直肠内6cm以上，测量很不方便，因而在临床上并不常用，一般用于小儿及昏迷患者。口腔温度较直肠温度略低，测量的是口唇紧闭时的舌下温度，虽然测量比较方便，但容易受进食、饮水、经口呼吸等因素的影响，尤其要注意烦躁的病人、哭闹的小儿等不能配合的病人，不宜测量口腔温度。腋窝温度最低，测量的是腋窝皮肤的温度，由于测量方法简单，体温计可重复使用且不易发生交叉感染，因此是测量体温最常用的方法。测量腋窝温度时，要让测试者上臂紧贴胸廓，形成密闭的人工体腔，测量5~10分钟，以使机体深部的热量传导至腋窝，使该处温度上升接近机体深部温度的水平。

知识链接

体温的相对恒定对于维持机体生命活动的正常进行至关重要。体温过低时酶活性下降，细胞代谢受到抑制，当低于34℃时意识丧失，低于25℃时呼吸、心跳停止；体温过高时可使酶和蛋白质变性，当高于42℃时可引起细胞尤其是脑细胞发生实质性损害，高于45℃时可因体内蛋白质发生不可逆变性而致死。

（二）体温的生理变动

体温恒定是相对的。在生理情况下，体温可因昼夜、性别、年龄、肌肉活动和精神活动等方面的差异而有所变动，但波动幅度一般不超过1℃。

☞ **考点：** 体温的生理变动。

1. 昼夜周期性波动　体温在一昼夜之中存在周期性波动，表现为在清晨2:00~6:00体温最低，午后1:00~6:00体温最高，昼夜波动幅度一般不超过1℃。

2. 性别的影响　通常情况下，成年女性的平均体温比男性约高0.3℃，可能与女性皮下脂肪较多，散热较少有关。生育年龄女性的基础体温还随月经周期而变动。一般来说，月经期和排卵前期体温较低，排卵日最低，排卵后体温可升高0.3~0.6℃，直至下次月经开始（图7-3）。因此，连续测定每天清晨醒后、起床之前的基础体温，可以帮助生育年龄女性了解有无排卵及排卵的日期。

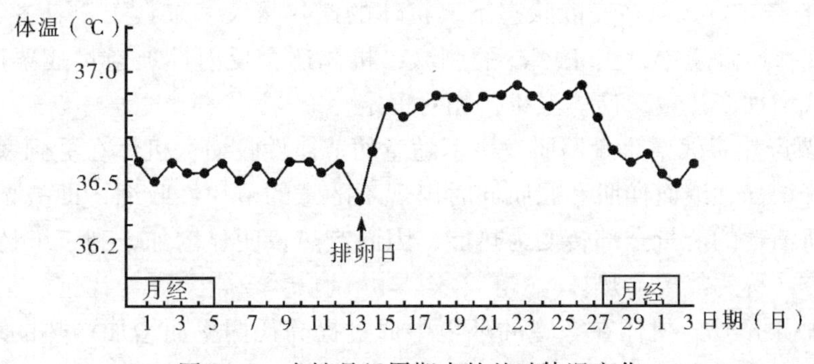

图7-3　女性月经周期中的基础体温变化

3. 年龄的影响　儿童和青少年的体温较高，老年人因基础代谢率低而体温较低。新生儿特别是早产儿，由于体温调节中枢发育尚未完善，体温调节能力差，体温易受环境温度的影响，因而对其应注意加强护理。

4. 肌肉活动和精神活动的影响　肌肉活动时代谢加速，产热量增加，体温升高。精神紧张、情绪激动时肌紧张增强，甲状腺激素、肾上腺素等分泌增多时使组织细胞代谢加速，产热量明显增多，体温升高。

5. 其他因素的影响　环境温度、进食等影响能量代谢，因此对体温也会产生影响，在测量体温时也应加以考虑。

二、产热与散热

恒温动物的体温之所以能保持相对稳定，就是在体温调节机制的调控下，机体的产热与散热达到动态平衡的结果。当机体的产热增加和（或）散热减少时，体温就会升高；反之，当机体的产热减少和（或）散热增加时，体温就会降低。

（一）产热过程

人体的热量主要来自于各组织器官所进行的氧化分解代谢。当环境温度高于体表温度时，人体也可从环境中摄取热能。

1. 主要的产热器官 人体的主要产热器官因机体所处的状态而有差别（表7-5）。在安静状态下，人体主要由脑和内脏产热，其中肝脏是体内代谢最旺盛的器官，产热量最大。机体在运动或劳动时，骨骼肌是最主要的产热器官，骨骼肌肌紧张稍有增强，产热量即可明显增加，剧烈运动时产热量可达安静时的10~20倍。

表7-5 几种组织器官占体重的百分比及在不同状态下产热的百分比

组织、器官	占体重百分比（%）	产热量（%）	
		安静状态	运动或劳动
脑	2.5	16	3
内脏	34.0	56	22
骨骼肌	40.0	18	73
其他	23.5	10	2

2. 机体的产热方式 在安静状态下，机体的产热量大多来自于全身各组织器官的基础代谢。在寒冷环境中，由于寒冷的刺激，机体还会反射性地通过战栗产热和非战栗产热的方式增加产热量，使体温维持相对恒定。

（1）战栗产热 战栗是骨骼肌发生不随意的节律性收缩。机体在受到寒冷刺激时，骨骼肌肌紧张增强，继而伸肌和屈肌同时出现不随意的节律性收缩，即战栗。战栗时，骨骼肌收缩所消耗的能量全部转变为热能，因而产热量明显增加，利于维持体热平衡，这样的产热方式称为战栗产热。

（2）非战栗产热 机体在寒冷的环境中通过提高代谢率而增加产热的现象，称为非战栗产热，也称代谢性产热。其中，体内的褐色脂肪组织的产热量最大，约占非战栗性产热量的70%。褐色脂肪组织是一种特殊类型的脂质，主要分布在腹股沟、腋窝、颈背部及肩胛间区等部位，具有密集的交感神经末梢的分布。当寒冷刺激使交感神经兴奋及血中儿茶酚胺类激素水平增加时，褐色脂肪组织氧化分解增强，使产热量迅速增加。成年人体内仅有少量褐色脂肪组织，新生儿体内则较多，新生儿因体温调节功能尚不完善，不能发生战栗，故非战栗产热对新生儿的意义尤为重要。

（二）散热过程

人体的散热途径主要有皮肤、呼吸道和大、小便，皮肤是最主要的散热部位。当环境温度低于皮肤表层温度时，在安静状态下，大部分体热通过辐射、传导和对流的方式向外散发热量，小部分体热随呼出气、尿、粪便等排泄物排出体外；在劳动或运动时，除上述散热方式增强外，还可通过蒸发散热的方式散发体热。在环境温度高于皮肤表层温度时，仅能通过蒸发散热散发热量。

1. 散热方式

（1）辐射散热　是机体以热射线的形式将热量向外界散发的一种散热方式。辐射散热的多少主要与下面两个因素有关：一是机体有效的辐射面积，二是皮肤与周围环境之间的温度差。辐射散热量与有效的辐射面积呈正相关。当皮肤温度高于环境温度时，辐射散热量与温度差呈正相关；反之，当环境温度高于皮肤温度时，机体不仅不能以辐射的方式有效地进行散热，反而会由于周围物体也能以辐射方式散热，使机体吸收周围物体的辐射热。

（2）传导散热　是机体的热量直接传给与之相接触的较冷物体的一种散热方式。传导散热量主要与下面三个因素有关：一是皮肤与接触物体表面间的温度差，二是接触面积，三是接触物体的导热性能。传导散热量与温度差和接触面积均呈正相关。物体的导热率越高，传导散热量就越大。金属是热的良导体，皮肤与之接触后散热量大；衣物是热的不良导体，故穿衣可以隔热保暖；水和冰的导热性大，因此临床上可用冰帽、冰袋给高热患者实施降温。

（3）对流散热　是通过气体的流动实现热交换的一种散热方式。在人体周围总有一薄层空气，体热传给此空气层后，使其温度升高、密度变小，运动加快而远离皮肤并带走体热，同时周围温度较低的空气填补进去。如此往复循环，将体热散发到外界空间。对流散热量受风速影响很大，二者间呈正相关。穿衣覆盖（尤其是紧身内衣）以及棉毛纤维可减少空气对流，具有保暖作用。

☞ 考点：散热的方式。

（4）蒸发散热　是水分从体表汽化时散发体热的一种方式。体表 1g 水蒸发可散发体热 2. 43kJ。蒸发散热量受环境温度、风速、空气湿度等因素的影响很大。环境温度高，风速快，有助于蒸发散热；空气湿度大，蒸发散热量少。因而，人处于高温且通风不良、湿度大的环境中，不但辐射、传导、对流散热方式停止，而且蒸发散热也很困难，容易造成体热瘀积，引起中暑。

蒸发散热有不感蒸发和可感蒸发两种形式。

不感蒸发是指水分从皮肤或黏膜（主要是呼吸道黏膜）表面不断渗出而被汽化的过程，又称不显汗蒸发。

人体每日不感蒸发水分约为 1000ml，其中 60% ~80% 经皮肤蒸发，20% ~40% 经呼吸道黏膜蒸发。在肌肉活动或发热的状态下，不感蒸发可增加。婴幼儿不感蒸发的速率较成年人大，因而在缺水时更容易出现严重脱水。在临床上给患者补液时，应注意补充由不感蒸发而丢失的这部分体液量。

可感蒸发是指汗腺分泌的汗液在体表形成可见的汗滴后，从体表蒸发而带走体热的一种方式，又称为发汗。需要注意的是，汗液必须在体表蒸发才能散热，如被擦掉或流失，则不能起散热作用。先天性汗腺缺乏或大面积烧伤的患者，由于发汗障碍，使散热受阻，在高温环境中容易中暑。

2. 散热的调节　机体主要通过调节皮肤的血流量和发汗来调节散热量。

（1）皮肤血流量的调节　皮肤温度的高低受皮肤血流量控制。皮肤血液循环的特点是在乳头层下有较多的动脉网，皮下静脉丛丰富，还有大量的动－静脉吻合支，以上特点决定了皮肤的血流量可以在很大范围内变动，从而改变皮肤温度。人体通过交感神经支配皮肤血管口径的变化，调节皮肤的血流量，使散热量符合当时条件下体热平衡的需要。在炎热环境中，交感神经活动减弱，皮肤小动脉扩张，动－静脉吻合支开放增多，皮肤血流量增加，表层温度上升，散热增加，防止体温升高；在寒冷环境中，交感神经活动增强，皮肤血管收缩，皮肤血流量减少，皮肤表层温度降低，使散热量大幅度下降，防止体热散失。

（2）发汗的调节　正常人在安静状态下，环境温度达30℃左右时便开始发汗；若空气湿度大，且衣着较多时，25℃即可发汗；劳动或运动时，由于产热量增加，环境温度即使低于20℃也会发汗。这种由体内外温热性的刺激引起的发汗称为温热性发汗，其生理意义是蒸发散热，调节体温。

汗液是低渗液，在大量发汗时容易造成高渗性脱水，此时应注意及时给机体补充水分和氯化钠，以防发生电解质紊乱。

精神紧张或情绪激动也可引起发汗，称为精神性发汗。精神性发汗的汗液常见于掌心、足底和前额等处，在体温调节中意义不大。

三、体温的调节

当环境温度发生变化时，人体可通过行为性体温调节和自主性体温调节来调节机体的产热和散热活动，从而使体温保持相对恒定。行为性体温调节是指在大脑皮质的控制下，人体有意识地改变自身行为活动来调节产热和（或）散热，以保持体温相对恒定。例如，蜷缩身体保暖、伸展肢体散热、运动御寒、根据环境温度的变化增减衣物以及使用空调等。自主性体温调节是指当环境温度变化时，在体温调节中枢的调控下，对机体的产热过程和散热过程进行调节，以维持体温的相对恒定。本部分仅讨论自主性体温调节，其为典型的生物自动控制系统（图7－4）。

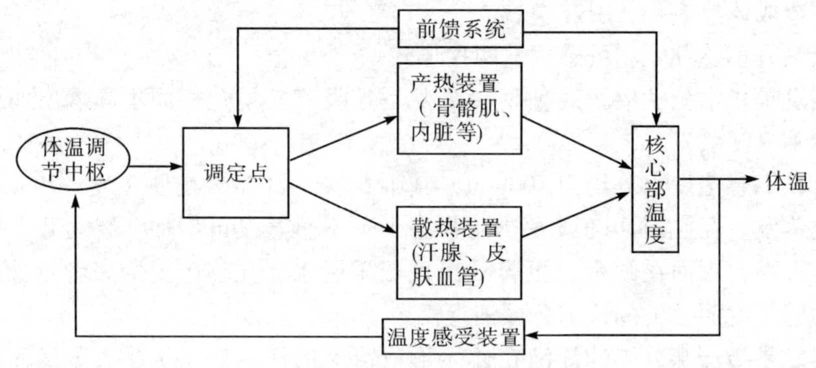

图7－4　自主性体温调节的自动控制系统

（一）温度感受器

温度感受器是感受机体各处温度变化的特殊结构。根据分布部位的不同，可将温度感受器分为两大类，即外周温度感受器和中枢温度感受器。

1. 外周温度感受器　是指广泛地分布于皮肤、黏膜、内脏和肌肉等部位的游离的神经末梢，包括热感受器和冷感受器。外周温度感受器对机体外周的温度起监测作用，其传入冲动的频率在一定范围内能够灵敏地反映外周温度的改变。皮肤温度感受器中以冷感受器数量居多，故其主要感受冷刺激。

2. 中枢温度感受器　是指存在于中枢神经系统内对温度变化敏感的神经元，包括热敏神经元和冷敏神经元，分布于脊髓、延髓、脑干网状结构及下丘脑等部位。热敏神经元在局部温度升高时活动增强，发放冲动频率增加；冷敏神经元则在局部温度降低时活动增强，发放冲动的频率增加。研究证实，在下丘脑的视前区－下丘脑前部（preoptic－anterior hypothalamus，PO/AH），热敏神经元居多；在脑干网状结构和下丘脑的弓状核，冷敏神经元较多。

（二）体温调节中枢

从脊髓到大脑皮质的整个中枢神经系统中都存在参与调节体温的温度敏感神经元，但通过动物实验观察到，只要保留了下丘脑及其以下结构的完整，恒温动物就能保持相对恒定的体温；一旦破坏了下丘脑，动物就再也不能维持相对恒定的体温。现已证明，下丘脑 PO/AH 是机体最重要的体温调节的基本中枢。

下丘脑体温调节中枢为控制系统，它所发出的指令控制着产热装置（如肝、骨骼肌等）和散热装置（如皮肤血管、汗腺等）的活动，以维持体温的相对恒定。

（三）体温调节的调定点学说

从20世纪70年代开始，人们用体温调定点学说来解释机体在各种环境温度下保持体温相对恒定的机制。该学说认为，体温的调节类似于恒温器的工作原理，机体能够根据一个设定的温度值，对产热和散热过程进行调节，从而使体温稳定在这个所设定的温度值上。这个设定的温度值即为体温调定点，它反映了下丘脑 PO/AH 中的温度敏感神经元的敏感性（阈值）。体温调节中枢围绕着这个调定点来调控体温。一般认为，人的体温调定点设定的温度值为37.0℃，在此水平上机体的产热和散热活动保持着平衡。若体温超过37.0℃，可刺激热敏神经元兴奋，它所发出的指令是加强散热装置的活动，抑制产热装置的活动，使机体散热大于产热，从而将升高了的体温调回至37.0℃，在此水平上使产热和散热达到平衡。反之，当体温低于37.0℃时，可刺激冷敏神经元兴奋，它发出的指令是加强产热装置的活动，抑制散热装置的活动，使机体产热大于散热，从而将降低了的体温调回至37.0℃，在此水平上使产热和散热达到平衡。

由此学说可以解释致热原引起发热的原因是体温调定点上移的结果。以细菌感染所致的发热为例，内生致热原的释放，使下丘脑 PO/AH 热敏神经元的敏感性降低（温度阈值升高），冷敏神经元的敏感性增强（温度阈值降低），即体温调定点发生了上移。若上移至39.0℃，此时实际体温（37.0℃）低于调定点水平（39.0℃），使冷敏神经元兴奋性增强，通过增强机体的产热活动，减弱散热活动，使体温升高到调定点水平（39.0℃）。因此患者在体温升高之前常有畏寒、战栗等症状。当体温达到新的调定点水平（39.0℃）后，产热活动与散热活动达到平衡，体温便在新的调定点水平

(39.0℃) 维持相对恒定。应用解热镇痛药之后，能使升高的调定点回到正常水平(37.0℃)，这时体温高于调定点水平，需通过增强散热活动，减弱产热活动，使体温下降到调定点水平（图7－5）。因此患者在降温的过程中常有发汗、皮肤血管扩张等现象。

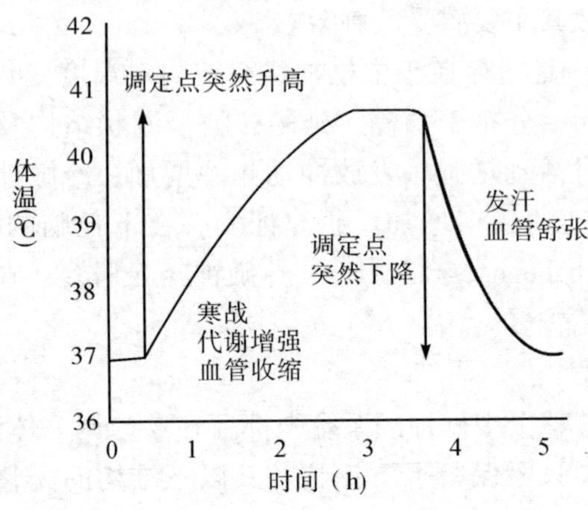

图7－5 调定点的变化对机体产热和散热的影响

此外，并不是所有的体温的升降都是调定点变化的结果。例如，环境温度过高所致的中暑，是机体散热不良所致，为非调节性的体温升高。

护理应用

对于高热的患者，①注意体温监测，每4小时测体温1次，密切观察其他生命体征。②用冰袋冷敷头部，体温超过39℃应行酒精擦浴或药物降温，降温30分钟后复测体温。③补充营养和水分：高热时机体可丧失大量水分，同时胃肠消化吸收功能差，但机体分解代谢却加快，使营养物质大量消耗，加之摄入营养不足，引起病人衰弱及病情加重。④口腔护理：长期发热病人，口腔内细菌易生长，加之维生素缺乏，易患口腔溃疡。⑤加强皮肤护理，保持被服干燥清洁，并嘱其卧床休息。

目标检测

A1 型题

1. 对能量代谢影响最为显著的因素是
   A. 进食　　B. 环境因素　　C. 肌肉活动
   D. 精神活动　　E. 性别
2. 下列哪种疾病基础代谢率升高最为明显
   A. 糖尿病　　B. 甲状腺功能亢进　　C. 白血病
   D. 红细胞增多症　　E. 肝炎
3. 测定基础代谢率的条件，错误的是

A. 清醒　B. 静卧　C. 室温 25℃
D. 餐后 6 小时　E. 肌肉放松

4. 关于体温生理变动的叙述，错误的是
A. 清晨 2 ~6 时最低　B. 儿童略高于成年人　C. 剧烈运动可使体温升高
D. 环境因素对体温有影响　E. 女性排卵日最高

5. 人体最主要的散热器官是
A. 肺　B. 肾　C. 消化道
D. 汗腺　E. 皮肤

6. 给高热病人用酒精擦浴是为了
A. 增加辐射散热　B. 增加传导散热　C. 增加对流散热
D. 增加蒸发散热　E. 增加不感蒸发

7. 当外界温度等于或高于体表温度时，机体的散热方式为
A. 辐射　B. 传导　C. 对流
D. 辐射和对流　E. 蒸发

（高玲）

第八章 尿液的生成与排出

要点导航

肾脏是人体的主要排泄器官，通过生成尿液完成排除血液中的有害物质和保留有益物质的功能。通过本章的学习，我们能够知道：

1. 肾脏血液循环有哪些特点？
2. 靠近肾小体部位有哪些特殊的细胞？
3. 尿液在肾脏中是如何生成的？包括几个基本环节？
4. 尿液在生成的过程中是如何浓缩和稀释的？
5. 通过排尿如何调节水、电解质平衡？
6. 尿液的量和成分受哪些因素影响？
7. 人体是如何排尿的？
8. 正常尿量及临床常见的排尿异常。

肾脏通过生成和排出尿液，完成以下生理功能：①排除机体的大部分代谢终产物以及进入体内的异物。②调节细胞外液量和渗透压。③调节体内的酸碱平衡。④肾脏分泌促红细胞生成素、肾素、羟化维生素 D_3 和前列腺素等生物活性物质，具有内分泌功能。

第一节 肾脏的结构与血液循环的特点

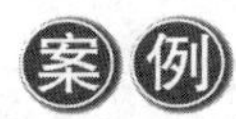

某男，45 岁，出租车司机。一年前体检发现血压很高，为 230/164mmHg，立即给他服用降压药。由于没有很好地控制血压，一年后发现尿量减少，并且突然眼睛模糊看不清道路，住入当地人民医院。体查：贫血貌，脉搏 100 次/分钟，血压 240/150mmHg，血红蛋白 70g/L，尿蛋白 +，尿比重 1.010，尿素氮 28.5mmol/L，血肌酐 1306.43μmol/L，尿酸 807μmol/L，被诊断为高血压性肾病、尿毒症。请根据本节所学内容解释：

1. 肾血液循环特点。
2. 为什么高血压控制不好会引起尿毒症？

一、肾脏的结构特点

（一）肾单位和集合管

肾单位是肾的基本结构功能单位，它和集合管共同完成泌尿功能。正常人两肾有170 万 ~240 万个肾单位，其组成简示如图 8 –1 所示。

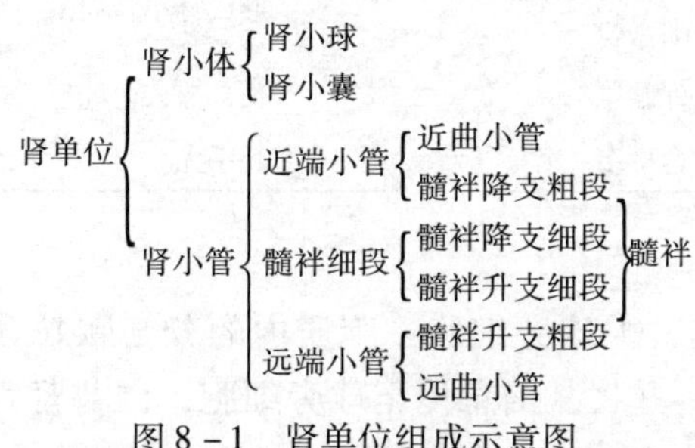

图 8 –1　肾单位组成示意图

肾单位按其所在部位分为皮质肾单位和近髓肾单位，其结构特点见表 8 –1 和图8 –2。

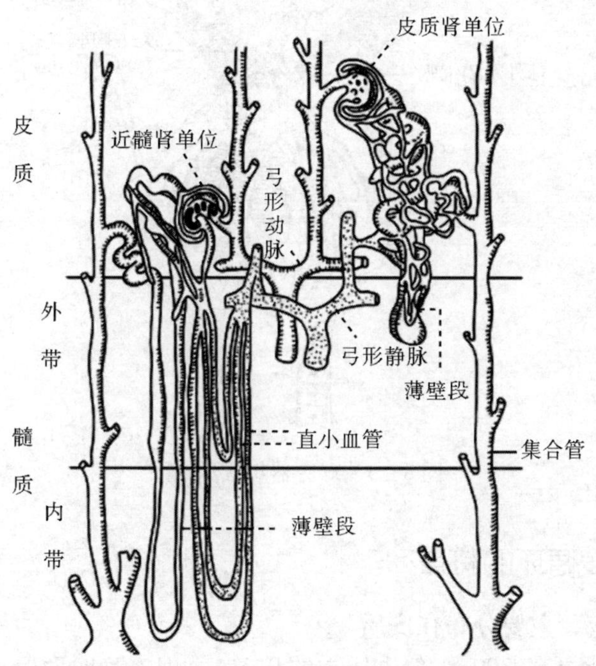

图 8 –2　肾单位和肾血管示意图

远曲小管的末端与集合管相连。每一个集合管接受多条远曲小管输送来的液体并形成尿液。

表 8 –1　皮质肾单位和近髓肾单位的结构及特点比较

	皮质肾单位	近髓肾单位
分布	肾皮质的外层和中层	肾皮质的近髓层

续表

	皮质肾单位	近髓肾单位
占肾单位总数	85%～90%	10%～15%
肾小球体积	较小	较大
入、出球小动脉口径	入球小动脉 > 出球小动脉	差异甚小
出球小动脉分支	形成毛细血管网几乎全部缠在皮质部肾小管周围	形成肾小管周围毛细血管网和U形直小血管
髓袢	短，只达外髓层	长，深入内髓层，甚至达乳头部
球旁器	有，肾素含量多	几乎无

（二）球旁器

球旁器又称近球小体，①球旁细胞：胞质内的分泌颗粒含肾素。②致密斑：感受小管液中NaCl含量变化，并将其信息传至球旁细胞，调节肾素的释放。③球外系膜细胞：具有吞噬功能（图8－3）。

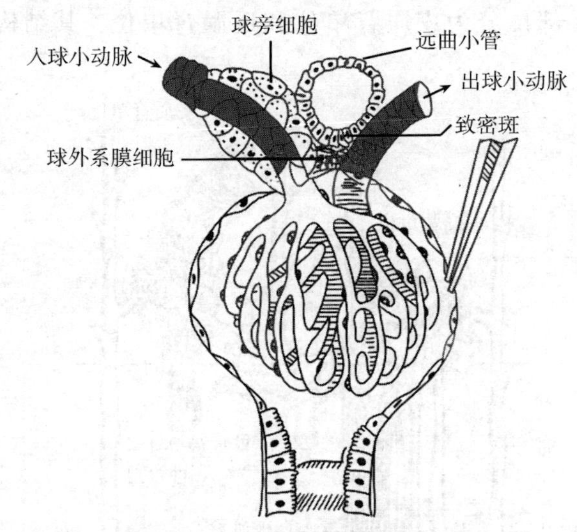

图8－3　球旁器组成示意图

二、肾脏血液循环的特点

（一）血流量大，主要分布在皮质

正常成年人两肾重约300g，仅占体重的0.5%，但安静时两肾血流量约为1200ml/min，相当于心输出量的20%～25%。流经肾皮质的血量约为肾血流量的94%，通常所说的肾血流量主要指皮质血流量。

（二）两套毛细血管网的血压差异大

1. 肾小球毛细血管网的血压高　有利于肾小球的滤过。

2. 肾小管周围毛细血管网的血压低　有利于肾小管对小管液中物质的重吸收。

（三）肾血流量的调节

1. 自身调节　肾动脉的灌注压（相当于体内的平均动脉压）在10.7～24.0kPa

（80～180mmHg）范围内变动时，肾血流量保持相对稳定，属于肾血流量的自身调节。关于自身调节的机制，有人提出肌源学说来解释。此学说认为，当肾灌注压增高时，血管平滑肌因灌注压增加而受到牵张刺激，使平滑肌的紧张性加强，血管口径相应缩小，血流的阻力便相应地增大，保持肾血流量相对稳定；而当灌注压减小时则发生相反的变化。由于在灌注压低于80mmHg时，平滑肌已达到舒张的极限；而灌注压高于180mmHg时，平滑肌又达到收缩的极限，因此，灌注压在80mmHg以下和180mmHg以上时，肾血流量将随血压的变化而变化。只有在80～180mmHg的血压变化范围内，血管平滑肌才能发挥自身的调节作用，保持肾血流量的相对恒定。如果用罂粟碱、水合氯醛或氰化钠等药物抑制血管平滑肌的活动，自身调节便消失。通过肾血流量的自身调节，肾小球滤过率不会因一定范围内血压波动而改变，维持肾小球滤过率相对恒定。

☞ **考点：** 肾血流量调节。

2. 神经调节和体液调节　肾脏主要受肾交感神经支配，虽有副交感神经进入肾，但其作用尚不清楚。正常人在安静状态下，交感神经的紧张性很低，对肾血流量无明显影响。当剧烈运动时，肾交感神经活动加强，引起肾血管收缩，肾血流量减少。肾上腺素、去甲肾上腺素、血管升压素和血管紧张素等都能使肾血管收缩，肾血流量减少；前列腺素可使肾血管舒张，肾血流量增多。

在通常情况下，肾主要依靠自身调节来保持肾血流量的相对稳定，以维持正常的泌尿功能。在紧急情况下，交感神经兴奋及肾上腺髓质分泌肾上腺素、去甲肾上腺素增多，使肾血流量减少，全身血液重新分配，以保证心、脑等重要器官的血液供应。

肾的结构和血液循环特点为其完成尿生成功能提供了基础。尿生成过程包括以下几个步骤：首先通过肾小球的滤过作用形成原尿，再经肾小管和集合管的重吸收及其分泌作用，以及对尿液的浓缩或稀释作用，最后形成终尿。下面分别予以叙述。

第二节　尿液的生成过程

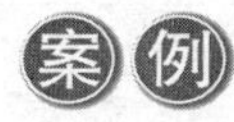

患者，女，59岁。发现肉眼血尿29年，间断性水肿10余年，伴有腰痛、尿频、尿急、尿痛及发热。尿检：尿蛋白2+、RBC和WBC均增高。诊断：慢性肾小球肾炎。请根据本节所学内容解释：

1. 为什么肾炎患者会引起水肿？
2. 尿检为什么会出现蛋白尿和血尿？

尿液是在肾单位中生成的，包括以下三个环节。

一、肾小球的滤过

肾小球的滤过是肾脏生成尿的初始阶段，指循环血液经过肾小球毛细血管时，除了血细胞和血浆中的大分子蛋白质外，其他物质在有效滤过压的作用下通过滤过膜进入肾小囊内形成原尿的过程。因此，血液流经肾小球时能否滤过，主要与肾小球滤过膜及其通透性和有效滤过压有关。

（一）滤过膜

滤过膜由三层结构组成，每层结构上都存在不同直径的微孔（图8-4）。

1. 内层 毛细血管的内皮细胞，微孔直径50~100nm，可阻止血细胞通过。

2. 中间层 水和凝胶形成的基膜，呈纤维网状结构，微孔直径4~8nm，可允许水和部分溶质通过。

3. 外层 肾小囊脏层上皮细胞，微孔直径4~14nm，可限制蛋白质的通过。这三层结构上的微孔组成了滤过膜的机械屏障，其中基膜上的微孔直径最小，因此是机械屏障的主要部分。同时，在滤过膜的各层，均覆盖着一层带负电荷的物质（主要是糖蛋白），这些物质构成电学屏障。

血浆中物质能否通过滤过膜，取决于被滤过物质的有效半径及其所带电荷。凡是分子量大于69000，有效半径等于或大于3.6nm的大分子物质，难以通过机械屏障；分子量大于70000的物质完全不能通过。虽然血浆白蛋白的分子量为69000，有效半径3.5nm，但由于带负电荷，不能通过电屏障，故原尿中几乎无蛋白质。电学屏障的作用不如机械屏障的作用明显。两种屏障使滤过膜对血浆中物质的通过具有高度的选择性，这种选择性对原尿的质起着决定性的作用。

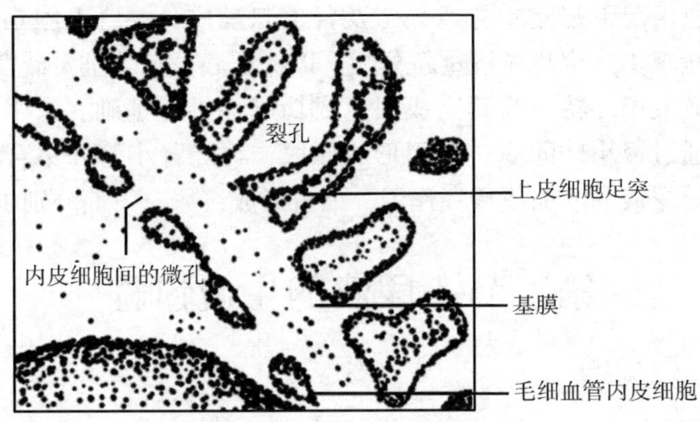

图8-4 肾小球滤过膜示意图

（二）有效滤过压

有效滤过压是肾小球滤过作用的动力，在滤过膜通透性和肾血流量不变时，原尿的量主要由有效滤过压决定。

肾小球有效滤过压=肾小球毛细血管血压-（血浆胶体渗透压+肾小囊内压）（图8-5）。其中，肾小球毛细血管血压是肾小球滤过的动力，血浆胶体渗透压和肾小囊内压是肾小球滤过的阻力。正常情况下三个力中肾小球毛细血管血压和肾小囊内压较为恒定，因此肾小球有效滤过压的大小，主要取决于血浆胶体渗透压的变化。因为在血液由入球小动脉向出球小动脉端流动的过程中，由于水和晶体物质不断被滤出，血浆蛋白质浓度相对增加，血浆胶体渗透压逐渐增大，有效滤过压逐渐下降，滤出逐渐减少，当有效滤过压下降为零时，滤过作用停止。产生滤过作用的毛细血管长度取决于有效滤过压下降的速率，当有效滤过压下降的速率减小时，则产生滤过作用的毛细血管长度延长，生成的原尿增多；反之，则减少。

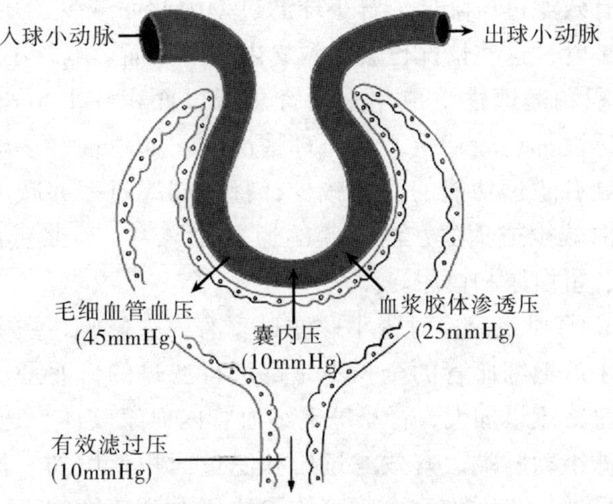

图 8－5　肾小球有效滤过压示意图

单位时间（分钟，min）内两肾生成的原尿量，称为肾小球滤过率。正常成年人安静时肾小球滤过率约为 125ml/min，是衡量肾功能的一个重要指标。

☞ **考点：** 肾小球滤过率。

滤过分数指肾小球滤过率与每分钟肾血流量的比值，正常为 19%，表明肾的血浆流量中约有 19% 由肾小球滤出到肾小囊内形成了原尿。

（三）影响肾小球滤过的因素

肾小球的滤过决定于有效滤过压、滤过膜的面积及通透性和肾血浆流量。因此，凡是能影响上述几方面的因素均能影响肾小球的滤过。

1. 有效滤过压

（1）肾小球毛细血管血压　人体在安静状态下，当血压在 80 ~ 180mmHg（10.7 ~ 24.0kPa）范围内变化时，由于肾血流量存在自身调节，能使肾小球毛细血管血压保持相对稳定，从而使肾小球滤过率基本不变。但在人体处于剧烈运动时，尽管血压仍在此范围内变动，但由于体内血液的重新分配，流入肾的血流量减少，使肾小球毛细血管血压降低，有效滤过压下降，肾小球滤过率减少。

（2）血浆胶体渗透压　人体血浆胶体渗透压在正常情况下不会有很大变动，但若全身血浆蛋白的浓度明显降低时，血浆胶体渗透压也将降低。此时有效滤过压将升高，肾小球滤过率也随之增加。例如由静脉快速注入生理盐水时，肾小球滤过率将增加，其原因之一即是血浆胶体渗透压的降低。

知识链接

> 肝硬化的出现是一个漫长的肝脏疾病的发展过程，在此之前由于肝脏的病变，影响蛋白质的合成和摄取，最后导致营养不良，以及各种营养素的缺乏或者合成障碍。而当白蛋白低于 30g/L 时，血浆胶体渗透压降低，致血液中的成分大量外渗而形成肝硬化腹水。

（3）囊内压　在正常情况下，肾小囊内的超滤液不断生成，又不断经肾小管引流带走，两者总是处于动态平衡状态，因此，肾小囊内压是比较稳定的。肾盂或输尿管结石、肿瘤压迫或其他原因引起的输尿管阻塞，都可使肾盂内压显著升高，随之囊内压也将升高，致使有效滤过压降低，肾小球滤过率因此而减少。某些疾病时溶血过多，血红蛋白可堵塞肾小管，这些情况也会导致囊内压升高而影响肾小球滤过。

2. 滤过膜的面积和通透性 成年人两肾总滤过面积在 $1.5m^2$ 以上。正常情况下，滤过膜的面积和通透性都比较稳定。在病理情况下，如急性肾小球肾炎时，由于毛细血管的管腔变窄，具有滤过功能的面积减少，肾小球滤过率亦减少；同时由于滤过膜上带负电荷的糖蛋白减少或消失，滤过膜的通透性增大，血浆蛋白甚至血细胞“漏”出，故可出现少尿、蛋白尿和血尿。

3. 肾血浆流量 肾血浆流量对肾小球滤过率有很大影响，主要影响滤过平衡的位置。如前所述，肾小球毛细血管的全长不是都进行滤过的，而是仅在滤过平衡前具有滤过作用。如果肾血浆流量加大，肾小球毛细血管内血浆胶体渗透压的上升速度减慢，滤过平衡就靠近出球小动脉端，有效滤过压和滤过面积就增加，肾小球滤过率将随之增加。如果肾血流量进一步增加，血浆胶体渗透压上升速度就进一步减慢，肾小球毛细血管的全长都达不到滤过平衡，全长都有滤过。相反，肾血浆流量减少时，血浆胶体渗透压的上升速度加快，滤过平衡就靠近入球小动脉端，有效滤过压和滤过面积就减少，肾小球滤过率将减少。在严重缺氧、中毒性休克等病理情况下，由于交感神经兴奋，肾血流量和肾血浆流量将显著减少，肾小球滤过率也因而显著减少。

二、肾小管与集合管的重吸收

原尿进入肾小管后称为小管液，小管液流经肾小管和集合管时，其中大部分水和溶质（有的几乎是全部）被管壁细胞吸收回血液的过程，称为肾小管和集合管的重吸收。这种重吸收具有选择性。其中，葡萄糖100%重吸收，水99%重吸收，Na^+、k^+、HCO_3^- 等大部分重吸收，对尿素和磷酸根等为部分重吸收，肌酐等代谢产物和进入体内的异物，则不被重吸收。这种选择性重吸收，既保留了对机体有用的物质，又清除了对机体有害的和过剩的物质，实现了对内环境的净化。

（一）重吸收的部位和方式

1. 重吸收的部位 肾小管各段和集合管都具有重吸收的功能，但近端小管重吸收物质的种类最多，数量最大，是各类物质重吸收的主要部位。重吸收的途径有跨上皮细胞和细胞旁途径，以前者为主。

2. 重吸收的方式 有主动重吸收和被动重吸收两种方式。

（1）主动重吸收 是指肾小管和集合管上皮细胞在耗能的情况下，将小管液中溶质逆浓度差或电位差运到管周组织液并入血的过程。直接由 ATP 供能，如 Na^+ 和 K^+ 的重吸收，为原发性主动重吸收；与 Na^+ 的主动重吸收耦联进行，间接利用 ATP 供能，如葡萄糖、氨基酸和有机酸等的重吸收，它们分别与 Na^+ 共用细胞膜上的不同转运体，以相同的方向通过细胞膜而被吸收，其动力来自 Na^+ 的顺电化学梯度转运时释放的能量，故是间接消耗 ATP，为继发性主动重吸收。细胞膜上的转运体有两种类型，即同向转运体和逆向转运体。

（2）被动重吸收 是指小管液中的物质顺浓度差或电位差或渗透压差，从管腔内转运至管周围组织液并入血的过程。主动重吸收和被动重吸收二者密切联系。

（二）几种物质的重吸收

1. NaCl 和水的重吸收

（1）Na^+ 的重吸收　每日滤过的 Na^+ 总量可达 594g，排泄量仅为 5.3g，表明原尿中 99% 以上的 Na^+ 被重吸收入血。除髓袢降支细段外，肾小管各段和集合管均具有重吸收 Na^+ 的能力，其中近端小管重吸收的最多，占滤液总量的 65% ~70%，其重吸收机制称为“泵 - 漏模式”，由钠泵参与，属于主动重吸收（图 8 -6）。肾小管上皮细胞的管腔膜对 Na^+ 的通透性大，小管液中的 Na^+ 浓度比细胞内高，Na^+ 顺浓度差扩散入细胞内，随即被管周膜和基侧膜上的钠泵泵入组织液。随着细胞内的 Na^+ 被泵出，小管液中的 Na^+ 又不断地进入细胞内。伴随 Na^+ 的重吸收，细胞内呈正电位，管腔内呈负电位，加之小管液中的 Cl^- 浓度比小管细胞内高，Cl^- 顺其电位差和浓度差而被动重吸收。NaCl 进入管周组织液，使其渗透压升高，促使小管液中的水不断进入上皮细胞及管周组织液。NaCl 和水进入后，使细胞间隙的静水压升高，促使 Na^+ 和水通过基膜进入相邻的毛细血管而被重吸收。部分 Na^+ 和水也可能通过紧密连接回漏到小管腔内，故在近端小管的重吸收量等于主动重吸收量减去回漏量。

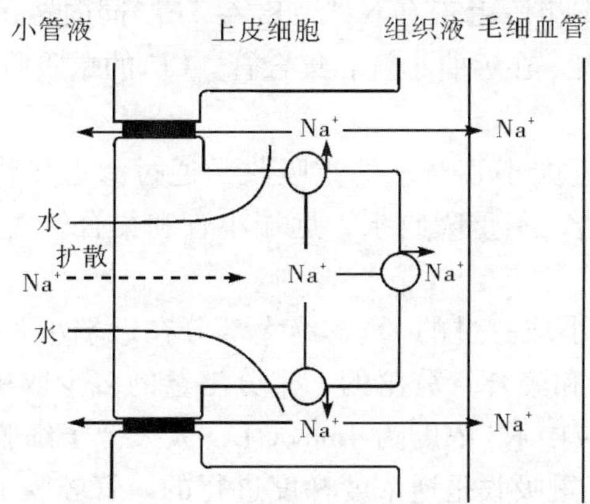

图 8 -6　Na^+ 在近端小管重吸收示意图

空心圆表示钠泵

髓袢各段对 Na^+ 的重吸收情况复杂，占滤液总量的 20%。降支细段对 Na^+ 的通透性极低，几乎不重吸收；升支细段的通透性高，Na^+ 顺浓度差扩散至管周组织液。升支粗段是 Na^+ 在髓袢重吸收的主要部位，通过 $Na^+ - K^+ - 2Cl^-$ 同向转运体完成（图 8 -7）。同向转运体将 Na^+、K^+ 和 Cl^- 一起转入细胞内；进入细胞内的 Na^+ 被泵入组织间隙，Cl^- 经通道进入组织间液，而 K^+ 则又经管腔膜返回小管液内，再与同向转运体结合，继续参与 $Na^+ - K^+ - 2Cl^-$ 的转运。呋塞米可抑制 $Na^+ - K^+ - 2Cl^-$ 同向转运（与 Cl^- 结合位点结合），所以也抑制 Na^+、Cl^- 的重吸收，导致小管液的渗透压升高，阻碍水的重吸收，产生利尿作用。

远曲小管和集合管对 Na^+ 的重吸收主要受醛固酮调节。

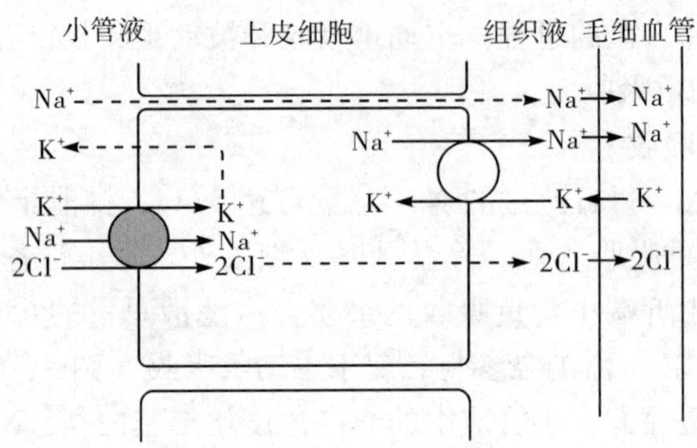

图 8－7 髓袢升支粗段对 Na^+、K^+、$2Cl^-$ 的转运

实心圆表示转运体，空心圆表示钠泵

（2）Cl^- 的重吸收　小管液中绝大部分 Cl^- 是伴随 Na^+ 的主动重吸收而被动重吸收的。在近端小管的前 1/3 段，重吸收的负离子主要是 HCO_3^-（即 HCO_3^- 的优先重吸收）；而在后 2/3 段，伴随 Na^+ 的重吸收，Cl^- 顺电位差和浓度差被动重吸收，即以 Cl^- 的重吸收为主。髓袢升支粗段由于有 $Na^+－K^+－2Cl^-$ 同向转运体参与，故 Cl^- 的重吸收属于继发性主动重吸收。在远曲小管和集合管，Cl^- 的重吸收过程同样也是伴随 Na^+ 的主动重吸收而进行的。

（3）水的重吸收　近端小管对水的重吸收是通过渗透压作用进行的被动重吸收；髓袢升支细段对水不通透，不重吸收水；远端小管和集合管对水的重吸收主要受抗利尿激素调节。

2. K^+ 的重吸收　肾小球滤过的 K^+，绝大部分在近端小管重吸收回血液，而尿中的 K^+ 主要是由远曲小管和集合管分泌的，其分泌量的多少取决于血 K^+ 浓度，并受醛固酮的调节。由于小管液中 K^+ 浓度为 4mmol/L，大大低于细胞内 K^+ 浓度（150mmol/L），因此在管腔膜处 K^+ 重吸收是逆浓度梯度进行的。管腔膜 K^+ 主动重吸收的机制尚不清楚。

3. HCO_3^- 的重吸收　HCO_3^- 是体内主要的碱储备物质，对维持体内酸碱平衡具有重要意义。正常成年人每天从肾小球滤过的 HCO_3^- 几乎全部被重吸收。其中，近端小管的重吸收量约占 85%，其余的由髓袢和远端小管重吸收。小管液中 HCO_3^- 的重吸收是以 CO_2 的形式进行的（图 8－8）。

HCO_3^- 不易透过肾小管上皮细胞的管腔膜，HCO_3^- 的重吸收是通过上皮细胞 $Na^+－H^+$ 交换耦联进行的，H^+ 由细胞分泌到小管液中，与 HCO_3^- 结合生成 H_2CO_3，H_2CO_3 迅速分解为 CO_2 和水。CO_2 是高度脂溶性物质，能迅速通过管腔膜进入细胞内，在上皮细胞内丰富的碳酸酐酶催化下，进入细胞内的 CO_2 与 H_2O 结合生成 H_2CO_3，H_2CO_3 又解离成 H^+ 和 HCO_3^-。H^+ 通过 $Na^+－H^+$ 交换从细胞分泌到小管液中，HCO_3^- 则与 Na^+ 一起转运回血。由于 CO_2 透过管腔膜的速度明显高于 Cl^- 的速度，因此，HCO_3^- 的重吸收率明显大于 Cl^- 的重吸收率。

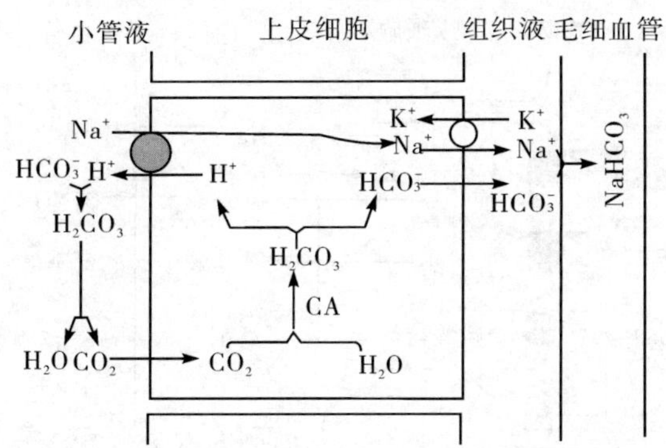

图 8-8　HCO_3^-的重吸收示意图

CA：碳酸酐酶　实心圆表示转运体，空心圆表示钠泵

知识链接

由于肾小管重吸收 HCO_3^-是以 CO_2的形式完成的，因此如果滤过的 HCO_3^-超过了分泌的 H^+，HCO_3^-就不能全部被重吸收。由于它不易透过管腔膜，所以余下的便随尿排出体外。可见肾小管上皮细胞分泌 1 个 H^+就可使 1 个 HCO_3^-和 1 个 Na^+重吸收回血液，这在体内的酸碱平衡调节中起到重要作用。乙酰唑胺可抑制碳酸酐酶的活性，因此，用乙酰唑胺后，H^+ - Na^+交换就会减少，因而 $NaHCO_3$、NaCl 和水的排出增加，可引起利尿。

4. 葡萄糖的重吸收　肾小球滤过液中的葡萄糖浓度与血糖浓度相同，但终尿中几乎不含葡萄糖，这说明葡萄糖全部被重吸收回血。

微穿刺实验表明，重吸收葡萄糖的部位仅限于近端小管（主要在近曲小管）。因此，如果在近端小管以后的小管液中仍含有葡萄糖，则尿中将出现葡萄糖。葡萄糖的重吸收是逆着浓度差进行的继发性主动转运，其重吸收的全过程可分为两个步骤：①由于小管细胞侧膜和管周膜上钠泵的活动，小管细胞内的 Na^+不断被泵到细胞间隙，建立了管腔内与细胞内之间的 Na^+浓度差。小管液中的 Na^+顺此浓度差扩散进入细胞的同时，葡萄糖由同一载体转运进入细胞。所以，葡萄糖通过管腔膜进入细胞的过程是继发于 Na^+的主动转运而实现的。②细胞内的葡萄糖浓度升高后，即顺其浓度差易化扩散到细胞间隙，最后扩散入血（图 8-9）。

近曲小管对葡萄糖的重吸收有一定限度。当血液中葡萄糖浓度超过 8.96 ~ 10.08mmol/L（160 ~ 180mg/100ml）时，部分肾小管对葡萄糖的重吸收已达到极限，尿中开始出现葡萄糖，此时的血糖浓度称为肾糖阈，即尿中不出现葡萄糖的最高血糖浓度。血糖浓度再继续升高，尿中葡萄糖含量也将随之不断增加；当血糖浓度超过约 300mg/100ml 后，全部肾小管对葡萄糖的重吸收均已达到极限，因而葡萄糖滤过量与排出量的差值保持不变，此时的葡萄糖滤过量称为葡萄糖重吸收极限量。人肾的葡萄糖重吸收极限量，在体表面积为 1.73m^2的个体，男性为 20.95mmol/min（375mg/min），女性为 16.78mmol/min（300mg/min）。

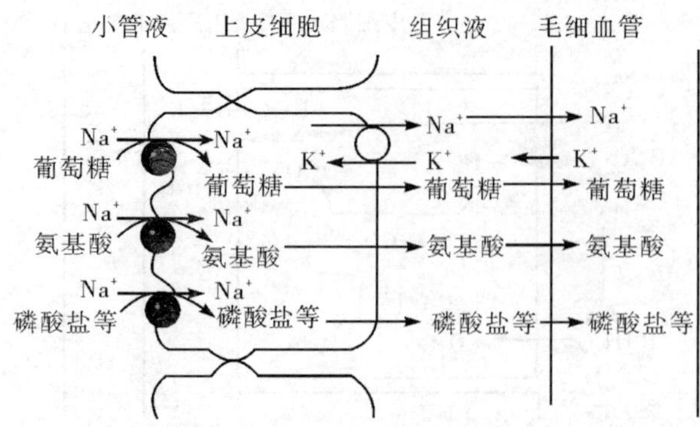

图8-9　近端小管对葡萄糖、氨基酸和磷酸盐等的重吸收示意图

实心圆表示转运体，空心圆表示钠泵

5. 其他物质的重吸收　氨基酸、HPO_4^{2-}、SO_4^{2-}等的重吸收与葡萄糖的重吸收机制相同，也与Na^+同向转运，可能转运体不同。部分尿酸在近端小管重吸收。大部分的Ca^{2+}和Mg^{2+}在近端小管和髓袢升支粗段重吸收。微量蛋白质，在近端小管通过入胞作用将其摄入细胞内，再经溶酶体酶水解成氨基酸后，通过与葡萄糖重吸收相同的机制进入组织液。在近端小管和髓袢升支细段及内髓部集合管，对尿素有不同程度的通透，由于水的重吸收，使小管液的尿素浓度增加，尿素顺浓度差扩散而被重吸收。

（三）影响肾小管和集合管重吸收的因素

☞ **考点：** 影响肾小管和集合管重吸收的因素。

1. 小管液中溶质的含量　小管液的溶质所呈现的渗透压，是对抗肾小管重吸收水分的力量。如果小管液中溶质的含量增多，导致渗透压增高，使水的重吸收减少而发生的尿量增多的现象，称为渗透性利尿。例如糖尿病患者，由于血糖浓度增加，超过肾糖阈，部分葡萄糖不能被近端小管重吸收，小管液渗透压增高，妨碍了水和NaCl的重吸收，而使其排出增多，尿量增多并出现糖尿。临床上有时给某些水肿病人使用的甘露醇和山梨醇，可被肾小球滤过而不被肾小管重吸收，故能提高小管液中的溶质浓度，达到利尿和消除水肿的目的。

2. 肾小球滤过率　无论肾小球滤过率增加或减少，近端小管的重吸收率始终占肾小球滤过量的65%～70%，这种现象称为球-管平衡。其生理意义在于使尿中排出的溶质和水不致因肾小球滤过率的增减而出现大幅度的变动，因此尿量的变化是不大的。而近端小管对Na^+的恒定比率重吸收也与球-管平衡有关。

球-管平衡在某些情况下也可能被打破。如在渗透性利尿时，近端小管重吸收率减少，而肾小球滤过率不受影响，重吸收率小于65%，排出的NaCl和尿量都会明显增加。

三、肾小管和集合管的分泌作用

肾小管和集合管的分泌作用是指小管上皮细胞能将自身产生的物质转运到小管液中的过程；如果将血液中的物质排入小管液中则为其排泄作用。由于二者的物质都是排入管腔，因而通常不严格区分，而统称为分泌。肾小管和集合管主要能分泌H^+、NH_3和K^+，这对保持体内酸碱和Na^+、K^+平衡有重要意义（图8-10）。

（一）分泌H^+

除髓袢细段外，肾小管各段和集合管都有分泌H^+的能力，但主要在近端小管，这对调节细胞外液的酸碱平衡有重要意义。

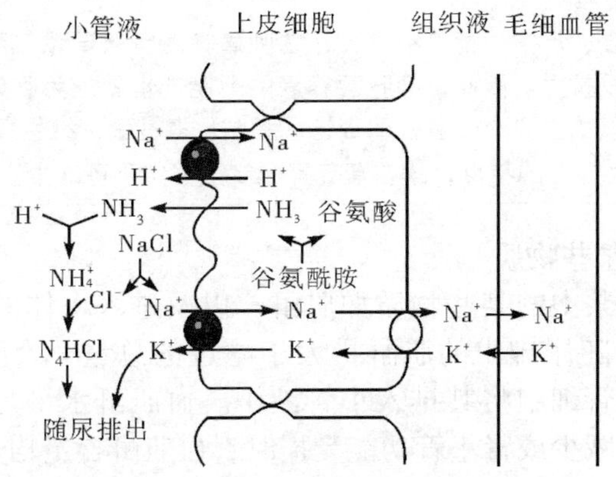

图 8-10　H^+、NH_3、K^+分泌关系示意图

实心圆表示转运体，空心圆表示钠泵

由细胞代谢或由小管液进入小管上皮细胞的 CO_2，在细胞内和 H_2O 在碳酸酐酶的催化下生成 H_2CO_3，H_2CO_3 又可解离成 H^+ 和 HCO_3^-，细胞内的 H^+ 与小管液内的 Na^+ 按 1∶1 的比例，经管腔膜上同一载体进行反向转运。这种 H^+ 的分泌与 Na^+ 的重吸收耦联，称为 H^+ - Na^+ 交换。在细胞内生成的 HCO_3^- 扩散至管周组织液，同其中的 Na^+ 结合生成 $NaHCO_3$ 并入血，$NaHCO_3$ 是体内重要的碱储备。分泌入小管液的 H^+ 与其内的 HCO_3^- 生成 H_2CO_3，后者分解的 CO_2 又扩散入细胞，如此循环往复。

（二）分泌 NH_3

远端小管和集合管能够分泌 NH_3，其细胞内 NH_3 主要来源于谷氨酰胺的脱氨基反应。NH_3 具有良好的脂溶性，能以单纯扩散的方式通过细胞膜，它分泌的动力是细胞与管腔内的 NH_3 浓度差。分泌到小管液中的 NH_3 能与 H^+ 结合为 NH_4^+，其结果降低了管腔内 H^+ 和 NH_3 的浓度，有利于促进 H^+ 和 NH_3 的继续分泌。酸中毒时，近端小管也可以分泌 NH_3。NH_4^+ 可与强酸的钠盐（如 NaCl、Na_2SO_4 等）的负离子结合为酸性的铵盐随尿排出。

（三）分泌 K^+

尿中的 K^+ 几乎全部来源于远曲小管和集合管的分泌。K^+ 的分泌是伴随 Na^+ 的重吸收而进行的，只有当 Na^+ 主动重吸收时，才会有 K^+ 的分泌。Na^+ 的主动重吸收建立了管腔内外的电位差，腔内为负，管壁外为正，此电位差促使 K^+ 从小管上皮细胞和组织间液被动扩散入管腔。K^+ 和 Na^+ 的这种交换称为 K^+ - Na^+ 交换。远曲小管和集合管既存在 H^+ - Na^+ 交换，也存在 K^+ - Na^+ 交换，因此二者之间存在着竞争性抑制作用，其中一个增强时，另一个就会减弱。例如当酸中毒时，H^+ - Na^+ 交换增强，会导致 K^+ - Na^+ 交换减弱，体内出现 K^+ 升高。碱中毒时则相反，可能发生血钾降低。

体内的 K^+ 代谢特点是：多吃多排，少吃少排，不吃也排。故临床上为维持体内的 K^+ 平衡，应对不能进食的病人适当地补 K^+，以免引起血 K^+ 降低。

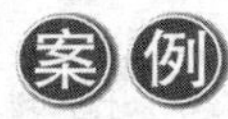

很多大手术后、禁食、严重的营养不良、恶性肿瘤等患者需要依靠静脉输入营养素来维持全身营养，增加患者的抵抗力。因此，静脉营养素的配制，也就成为临床护理工作较常用的一项技术操作。静脉营养素的主要成分包括葡萄糖、脂肪、氨基酸、维生素、微量元素及电解质。因 K^+ 代谢具有“不吃也排”的特点，故在营养素配制过程中不可缺少。

（四）排除血浆中某些物质

肾小管细胞可将血浆中的某些物质如肌酐，以及进入人体的某些异物如青霉素等直接排入小管液。每日随尿排出的肌酐量大于滤过的总量，表明其不但未被重吸收，反而还被肾小管和集合管细胞将其排入小管液中。血肌酐水平是判断肾功能的一个重要指标，肾小球滤过率减少或肾小管功能受损时，血肌酐含量均可增多。

以上重点讨论了肾小管、集合管的重吸收和分泌作用，现将其重吸收和分泌的主要物质总结于图 8－11。

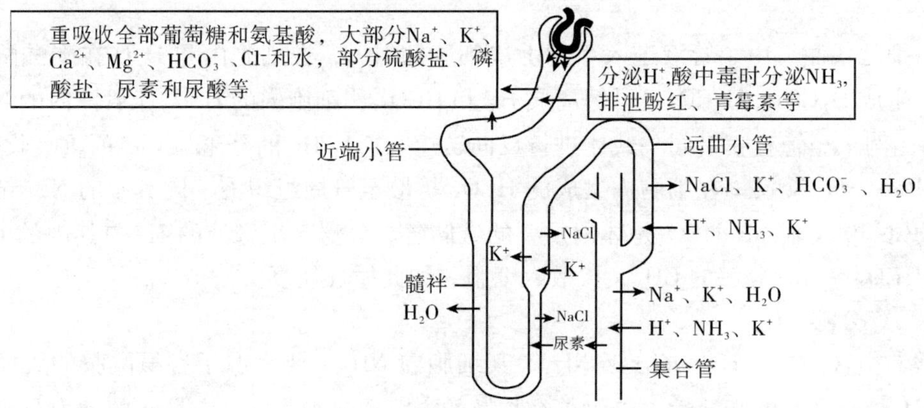

图 8－11　肾小管和集合管的重吸收及其分泌示意图

第三节　尿液的浓缩与稀释

案例

急性肾衰竭是一种可由多种病因引起的急性肾损害，患者的肾功能可在短时间（几小时至几天）内突然下降，因而不能维持水、电解质和酸碱平衡，血液中代谢产物（如肌酐、尿素氮等）异常增多，导致高血钾、代谢性酸中毒及急性尿毒症综合征。此类患者常排低渗尿或等渗尿。请根据本节所学内容解释：

1. 正常人尿液的渗透压如何变化？
2. 急性肾衰竭患者为什么常排低渗尿或等渗尿？

尿的渗透压可以根据机体水平衡的需要发生很大变化，其高低是和血浆的渗透压相比较而言。当机体缺水时，机体排出高于血浆渗透压的高渗尿；若体内水分过剩时，则使尿液稀释，排出低于血浆渗透压的低渗尿。如果肾脏浓缩和稀释尿的功能严重损坏，则无论机体缺水或水分过多，排出的尿的渗透压与血浆的几乎相等，成为等渗尿。

一、尿液浓缩的结构基础

髓袢和直小血管都呈 U 形，在其中流动的液体方向相反，形成逆流，其中髓袢起着逆流倍增的作用，使肾髓质的渗透压梯度得以形成，而直小血管起着逆流交换的作用，使髓质高渗透压梯度得以保持。

（一）肾髓质渗透压梯度的形成

1. 外髓部渗透压梯度的形成　是由于髓袢升支粗段对 Na^+ 的主动重吸收和对 Cl^- 的继发性主动重吸收所致（图 8－12A）。髓袢升支粗段对水不通透，故随着对 NaCl 的主动重吸收，升支粗段内小管液的 NaCl 浓度和渗透压均逐渐降低，而升支粗段管周组织液的渗透压则升高，于是从皮质到近内髓部的组织液形成了一个逐渐升高的渗透压梯度。

2. 内髓部渗透压梯度的形成　是由尿素及其再循环和 NaCl 共同形成的（图8－12A）。

尿素再循环的过程是：远曲小管、皮质部和外髓部的集合管对尿素不通透，但集合管细胞对水易通透。由于水被吸收，小管液的尿素浓度将逐渐增高；内髓部的集合管对尿素易通透，尿素顺浓度差进入内髓部组织液，使其渗透压增高；升支细段对尿素的通透性大，内髓组织液中的尿素顺浓度差扩散至升支细段，经远端小管及皮质部和外髓部集合管，至内髓部集合管时再扩散入组织液，形成尿素的再循环。尿素的再循环有利于尿素滞留在髓质内，故有利于内髓部高渗透压梯度的形成和加强。

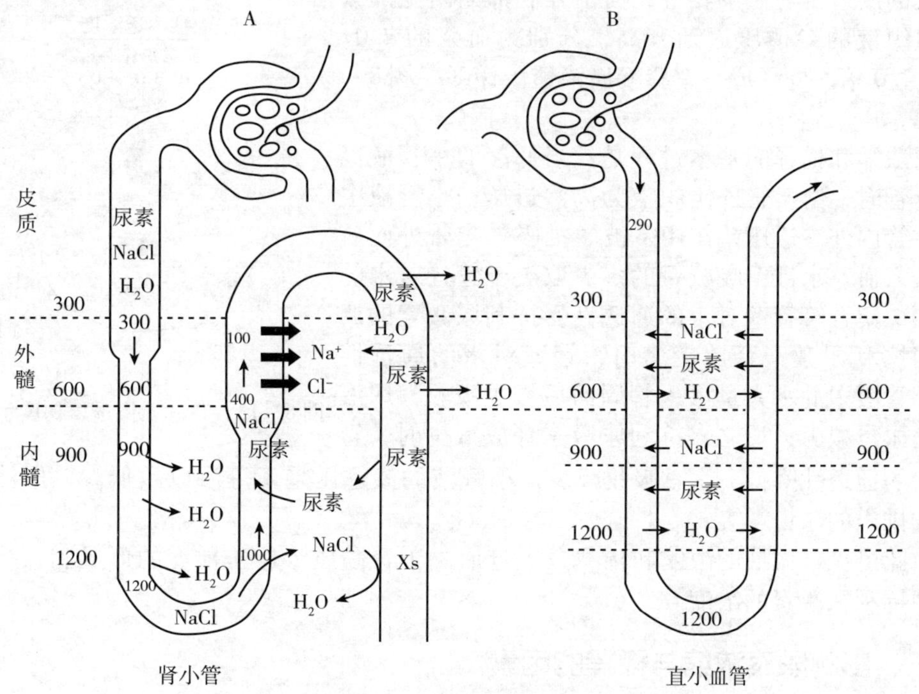

图 8－12　尿浓缩机制示意图

A：髓质渗透压梯度的形成　B：直小血管在渗透压梯度保持中的作用

Xs 表示被重吸收的溶液；图中数字表示渗透压（单位：mmol/L）

NaCl 的扩散发生在内髓部。髓袢降支细段对 Na^+ 不通透，但对水易通透。在内髓部渗透压的作用下，小管液中的水不断进入内髓组织液，使小管液的 NaCl 浓度和渗透压逐渐增高，在髓袢折返部达到最高。在升支细段，管壁对 Na^+ 易通透而对水不通透，NaCl 顺浓度差扩散入组织液，参与内髓部高渗透压梯度的形成。这样，在降支和升支细段就构成了一个逆流倍增系统，使内髓组织液的渗透压由近外髓部至乳头部逐渐增高，形成渗透压梯度。

（二）肾髓质渗透压梯度的保持

肾髓质高渗梯度的维持与直小血管的逆流交换作用有关（图 8－12B）。直小血管也是伸入内髓深部的“U”字形管道，其管壁对尿素、NaCl 和水都具有良好的通透性。直小血管降支内的血液在下行过程中，由于血管外组织间液的溶质浓度是逐渐升高的，故组织间液的 NaCl 和尿素不断扩散进入直小血管降支，而血管内的水则透出到组织间液，愈向内髓部深入，血管降支内的 NaCl 和尿素浓度愈高。而在升支内朝向皮质方向流动的过程中，因血管外组织间液的溶质浓度是逐渐降低的，所以升支血管内的 NaCl 和尿素又不断透到管外，然后再透入血管降支，而组织间液的水则流向升支血管中。这样依靠直小血管的逆流交换作用，NaCl 和尿素就可以在直小血管的升支与降支之间循环运行，而不致被血流大量带走，在水被重吸收的同时保持了髓质组织间液的高渗梯度。

二、尿浓缩和稀释的基本过程

用冰点降低法测定鼠肾的渗透压，观察到皮质部组织液的渗透压与血浆相等，而由外髓部向内髓部深入，组织液的渗透压逐渐升高，分别为血浆的 2.0、3.0 和 4.0 倍，即形成一个肾髓质渗透压梯度（图 8－13）。

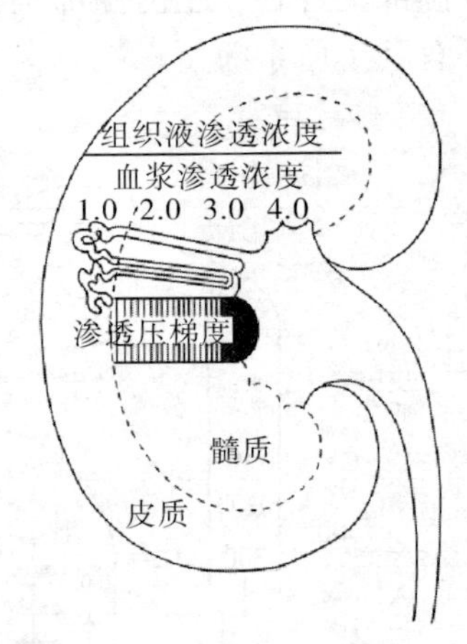

图 8－13　肾髓质渗透压梯度示意图

尿浓缩和稀释的基本过程是：当低渗的小管液流经集合管时，由于管外组织液为高渗透压，小管液中的水在管内外渗透压差作用下被“抽吸”出管外而后重吸收入血。水被重吸收量的多少取决于管壁对水的通透性，集合管管壁对水的通透性受抗利尿激素的调节。当抗利尿激素释放较多时，管壁对水的通透性大，小管液中的水大量渗入管周而后被重吸收，尿液浓缩，尿量减少；反之，抗利尿激素释放减少时，管壁对水的通透性降低，水重吸收减少，小管液的渗透压趋于等渗以致低渗，尿液即被稀释，排出的尿量增多。

由此可见，尿液的浓缩和稀释，关键取决于肾髓质渗透压梯度的形成和保持以及血液中抗利尿激素的浓度。

三、影响尿液浓缩与稀释的因素

（一）影响肾髓质渗透压梯度形成的因素

1. 髓袢的正常结构　是形成髓质渗透压梯度所必需的。例如：婴儿的肾由于髓袢尚未发育成熟，髓袢很短，不能很好地形成肾髓质渗透压梯度，故排出低渗尿；慢性肾盂肾炎导致肾髓质纤维化或肾囊肿使肾髓质萎缩，都将使肾髓质渗透压梯度遭到破坏，从而使尿浓缩的能力降低。

2. 髓袢升支粗段主动重吸收 NaCl 的数量　髓袢升支粗段主动重吸收 NaCl 是形成外髓部肾髓质渗透压梯度的重要因素，因此该部位的 NaCl 吸收量的多少，直接决定了外髓部的渗透压梯度的大小。例如，临床上使用的呋塞米能抑制 $Na^+-K^+-2Cl^-$ 同向转运体，因而抑制髓袢升支粗段对 NaCl 的重吸收，导致外髓部渗透压梯度障碍，内髓部的渗透压梯度也无法形成，故对水的重吸收量减少，排出增多，产生利尿作用。

3. 血液中尿素的浓度　尿素是蛋白质的代谢分解产物，在低蛋白血症时，由于体内尿素生成减少，影响了内髓部高渗透压梯度的建立，导致尿的浓缩力减弱。

4. 直小血管血流速度　当直小血管血流速度过快时，可从肾髓质组织间液中带走较多的溶质，因而高渗梯度不易保持；反之，若血流速度过慢，则水分不能及时被血液带走，高渗透梯度也不易保持。这两种情况均可使尿浓缩能力降低。

（二）影响水重吸收的因素

尿液究竟是浓缩还是稀释，其根本原因是取决于水的重吸收量。水之所以能够被重吸收，前提条件是髓质组织液与小管液之间存在渗透压差，而渗透压差的形成又与肾髓质渗透压梯度密切相关；另外，水的重吸收还取决于该部位的管壁对水是否具有通透性。抗利尿激素的分泌量与远曲小管和集合管对水的通透性密切相关（后面详述）。

第四节　尿液生成的调节

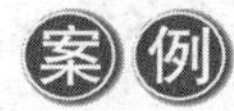

患者，男，28 岁。一天前发生交通事故，伤后昏迷，至今少尿。经头颅 CT 扫描，脑挫裂伤，颅内血肿。化验检查血 Na^+ 及血浆渗透压均降低，诊断为颅脑损伤后抗利尿激素分泌异常综合征。经限制饮水、应用呋塞米及高渗盐溶液治疗后症状减轻。请根据本节所学内容解释：

1. 为什么颅脑损伤会导致少尿、低血钠和低血浆渗透压？
2. 限制饮水、应用呋塞米及高渗盐溶液治疗后为什么症状减轻？

尿生成的过程包括肾小球的滤过作用，肾小管、集合管的重吸收和分泌作用，以及肾对尿的浓缩和稀释作用，尿生成的调节正是通过影响这些作用而实现的。其中，肾小球滤过率的改变虽可以影响原尿的量，但由于存在球－管平衡机制，尿量不会发生大幅度的变化；在远曲小管以前的各段肾小管，对 Na^+ 和水的重吸收属必然性重吸收，对尿量影响也不大；因此，尿量的多少主要取决于远曲小管和集合管，尤其是集合管对 Na^+ 和水的重吸收。

远曲小管和集合管重吸收 Na^+ 和水的功能活动，主要受抗利尿激素、醛固酮和心房钠尿肽等体液因素的调节。

一、体液调节

（一）抗利尿激素

1. 抗利尿激素合成和释放的部位 抗利尿激素（antidiuretic hormone，ADH）又称血管升压素（vasopressin，VP），是由9个氨基酸残基组成的小肽，由下丘脑视上核（为主）和室旁核的神经内分泌细胞合成和分泌，经下丘脑垂体束运输至神经垂体贮存，并由此释放入血。在生理条件下，抗利尿激素的合成和释放量较少。

2. 抗利尿激素的作用及机制 抗利尿激素主要通过提高集合管（对远曲小管的作用可能较弱或缺乏）上皮细胞对水的通透性，增加水的重吸收而发挥抗利尿作用。其机制是抗利尿激素同集合管上皮细胞管周膜上的V_2受体结合，激活膜内的腺苷酸环化酶，使细胞内cAMP生成增多，cAMP激活细胞中的蛋白激酶，使管腔膜上的水通道开放，对水的通透性增大，重吸收的水量增多，使尿液浓缩，尿量减少。

3. 抗利尿激素分泌和释放的条件 血浆晶体渗透压升高、循环血量减少和血压降低，均可刺激抗利尿激素的分泌和释放；反之，抑制其分泌和释放。

（1）血浆晶体渗透压的变化 下丘脑视上核及其附近有渗透压感受器。血浆晶体渗透压的改变可明显影响抗利尿激素的分泌。大量发汗、严重呕吐或腹泻等情况使机体失水时，血浆晶体渗透压升高，对渗透压感受器刺激增强，可引起抗利尿激素分泌增多，使肾对水的重吸收活动明显增强，导致尿液浓缩和尿量减少。相反，大量饮清水后，尿液被稀释，尿量增加，使机体内多余的水排出体外。例如，正常人一次饮用1000ml清水后，约过半小时，尿量就开始增加，到第一小时末，尿量可达最高值；随后尿量减少，2～3小时后尿量恢复到原来水平。如果饮用的是等渗盐水（0.9% NaCl溶液），则排尿量不出现饮清水后那样的变化。这种大量饮用清水后引起尿量增多的现象，称为水利尿，临床上用来检测肾的浓缩和稀释功能（图8－14）。

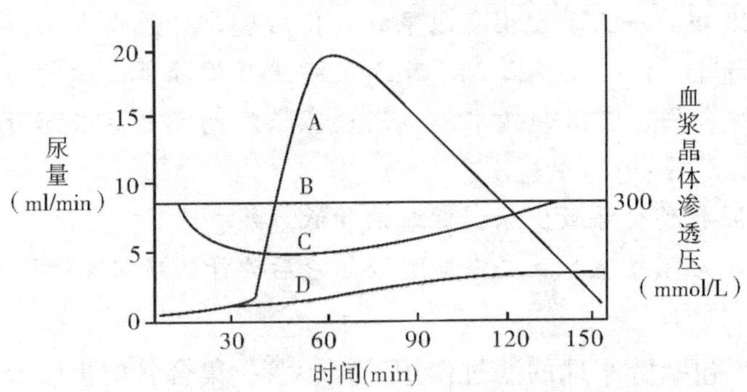

图8－14 饮清水或生理盐水后尿量和血浆晶体渗透压的变化

A、C 饮清水 B、D 饮生理盐水

A、D：尿量 B、C：血浆晶体渗透压

（2）循环血量的改变 血量过多时，左心房被扩张，刺激了容量感受器，传入冲动经迷走神经传入中枢，抑制了下丘脑－垂体后叶系统释放抗利尿激素，从而引起利尿。由于排出了过多的水分，正常血量因而得到恢复。血量减少时，发生相反的变化。

急性失血时，失血量达到机体总血量的5%或以上时，抗利尿激素的合成和释放大量增加，抗利尿激素不仅能促进远曲小管和集合管重吸收大量水分，使丧失的血量得到部分补偿，同时还可使血管平滑肌收缩，血管床容量减少，外周阻力增加，从而使血压不致下降过多。

此外，动脉血压升高，刺激颈动脉窦压力感受器，可反射性地抑制抗利尿激素的释放；弱的寒冷刺激和心房肌合成、分泌的心房钠尿肽可抑制抗利尿激素分泌；血管紧张素Ⅱ、疼痛刺激、精神紧张等则可刺激其分泌。某些药物，如：尼古丁和吗啡，也可刺激血管升压素的分泌；乙醇则抑制抗利尿激素的分泌，故饮酒后尿量可增加。

☞ **考点：** 抗利尿激素。

（二）醛固酮

1. 醛固酮分泌的部位 醛固酮由肾上腺皮质球状带的细胞分泌。

2. 醛固酮的作用及机制 醛固酮的主要作用是促进远曲小管和集合管的细胞重吸收 Na^+、水和 Cl^-，同时促进 K^+ 的排出，所以醛固酮有保 Na^+ 排 K^+、潴水，维持细胞外液量和渗透压稳定的作用。此外，醛固酮还具有加强远曲小管分泌 H^+，同时重吸收 Na^+ 和 HCO_3^- 的作用。

醛固酮进入远曲小管和集合管的上皮细胞后，与胞质受体结合，形成激素－受体复合物；后者通过核膜，与核中的DNA特异性结合位点相互作用，调节特异性mRNA转录，最后合成多种的醛固酮诱导蛋白。醛固酮诱导蛋白可能是：①管腔膜的 Na^+ 通道蛋白，从而增加管腔膜的 Na^+ 通道数量。②线粒体中合成的ATP酶，增加ATP的生成，为上皮细胞活动（Na^+泵）提供更多的能量。③基侧膜的 Na^+ 泵，增加 Na^+ 泵的活性，促进细胞内的 Na^+ 泵回血液和 K^+ 进入细胞，提高细胞内的 K^+ 浓度，有利于 K^+ 分泌。

3. 醛固酮分泌的调节 主要受肾素－血管紧张素－醛固酮系统和血 K^+、血 Na^+ 浓度调节（图8－15）。

（1）肾素－血管紧张素－醛固酮系统　肾素主要是由球旁器中的球旁细胞分泌的，它是一种蛋白水解酶，能催化血浆中的血管紧张素原生成血管紧张素Ⅰ（10肽）。血液和组织中，特别是肺组织中有血管紧张素转换酶，该转换酶可使血管紧张素Ⅰ降解，生成血管紧张素Ⅱ（8肽）。血管紧张素Ⅱ在氨基肽酶作用下降解成血管紧张素Ⅲ（7肽）。血管紧张素Ⅱ和血管紧张素Ⅲ都具有收缩血管和刺激肾上腺皮质球状带合成和分泌醛固酮的作用，但血管紧张素Ⅱ的缩血管作用较强，血管紧张素Ⅲ主要刺激醛固酮分泌。此外，血管紧张素进入脑后，还可以促进抗利尿激素的分泌和引起渴感中枢兴奋。

肾素的分泌受多方面因素的调节。目前认为，肾内有两种感受器与肾素的分泌有关：一是入球小动脉处的牵张感受器，另一个是致密斑感受器。当动脉血压下降，循环血量减少时，肾内入球小动脉的压力也下降，血流量减少，于是对小动脉壁的牵张刺激减弱，这便激活了牵张感受器，肾素释放量因此而增加；同时，由于入球小动脉的压力降低和血流量减少，肾小球滤过率减少，滤过的 Na^+ 量因而减少，到达致密斑的 Na^+ 量也减少，于是激活了致密斑感受器，肾素释放量也可增加。此外，球旁细胞受交感神经支配，肾交感神经兴奋时（如循环血量减少）能使肾素的释放量增加。肾上腺素和去甲肾上腺素也可直接刺激球旁细胞，促使肾素释放增加。

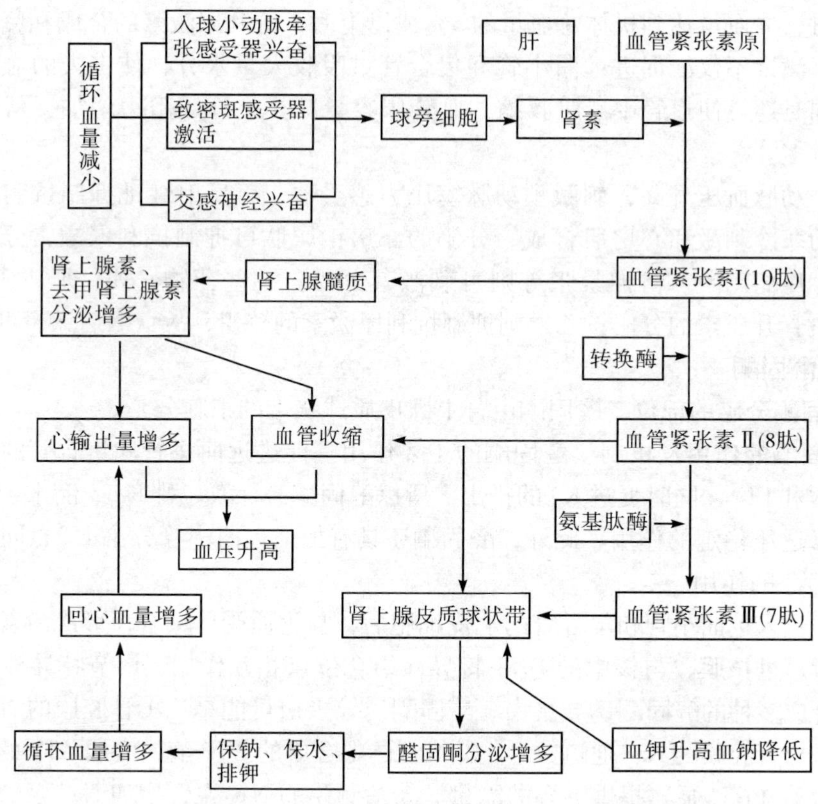

图 8－15　肾素－血管紧张素－醛固酮系统的生成和作用示意图

（2）血 K^+、血 Na^+ 的浓度　血 K^+ 浓度升高和血 Na^+ 浓度降低，可直接刺激肾上腺皮质球状带增加醛固酮的分泌，导致保 Na^+ 排 K^+，从而维持了血 K^+ 和血 Na^+ 浓度的平衡；反之，血 K^+ 浓度降低，或血 Na^+ 浓度升高，则醛固酮分泌减少。醛固酮的分泌对血 K^+ 浓度升高十分敏感，血 K^+ 仅增加 0.5～1.0mmol/L 就能引起醛固酮分泌；而血 Na^+ 浓度必须降低很多才能引起同样的反应。醛固酮的分泌首先受血中的 Na^+、K^+ 浓度的影响，它的作用又调节了血中的 Na^+、K^+ 浓度的平衡。

☞ **考点：** 醛固酮。

（三）心房钠尿肽

心房钠尿肽是心房肌合成的肽类激素。当血容量增加，牵张刺激心房壁时，可使这种肽类激素释放入血。循环中的心房钠尿肽是由 28 个氨基酸残基组成的，它有明显的促进 NaCl 和水排出的作用。其作用机制可能包括：①抑制集合管对 NaCl 的重吸收。心房钠尿肽与集合管上皮细胞基侧膜上的心房钠尿肽受体结合，激活了鸟苷酸环化酶，造成细胞内 cGMP 含量增加，后者使管腔膜上的 Na^+ 通道关闭，抑制 Na^+ 重吸收，增加 NaCl 的排出。②使出球小动脉，尤其是入球小动脉舒张，增加肾血浆流量和肾小球滤过率。③抑制肾素的分泌。④抑制醛固酮的分泌。⑤抑制抗利尿激素的分泌。

（四）其他激素

1. 甲状旁腺激素　能促进远曲小管和集合管对 Ca^{2+} 的重吸收；抑制近端小管对磷酸盐、Na^+、K^+、HCO_3^- 和氨基酸的重吸收。

2. 糖皮质激素　能促进近端小管分泌 H^+ 和 NH_3，抑制其对磷酸盐的重吸收；对远曲小管和集合管重吸收和分泌有轻微的促进作用；降低肾入球小动脉阻力，增加肾小球血浆流量，使肾小球滤过率增多，以及对抗抗利尿激素的作用，二者均有利于水的排出。

3. 肾自身生成的多种局部激素　如缓激肽可使肾小动脉舒张，抑制集合管对 Na^+ 和水的重吸收；NO 可对抗血管紧张素Ⅱ和去甲肾上腺素的缩血管作用；PGE_2 和 PGI_2 能舒张小动脉，增加肾血流量，抑制近端小管和髓袢升支粗段对 Na^+ 的重吸收，导致尿钠排出量增加，对抗血管升压素，使尿量增加和抑制近球细胞释放肾素等。

二、神经调节

肾脏主要受交感神经支配，其节后纤维支配着肾动脉、球旁细胞和肾小管。

（一）肾交感神经对肾脏功能的调节作用

肾交感神经兴奋通过释放去甲肾上腺素影响尿液的生成：①使入球小动脉和出球小动脉收缩，而前者血管收缩比后者更明显，因此，肾小球毛细血管的血浆流量减少和肾小球毛细血管血压下降，肾小球的有效滤过压降低，肾小球滤过率减少。②刺激球旁器中的球旁细胞释放肾素，导致循环中的血管紧张素Ⅱ和醛固酮含量增加，增加肾小管对 NaCl 和水的重吸收。③增加近端小管和髓袢上皮细胞重吸收 Na^+、Cl^-、HCO_3^- 和水。但正常机体在安静状态下，交感神经传出冲动频率较低，对肾生成尿的功能影响较小；在大失血或严重呕吐、腹泻使体液丧失，引起血容量减少和血压降低时，其传出冲动增多，上述作用得以充分发挥。

（二）肾交感神经参与的反射

肾交感神经活动对肾脏功能的调节是通过多种反射实现的。心肺感受器、动脉压力感受器和渗透压感受器受刺激时可引起肾交感神经活动的抑制，增加尿 Na^+ 的排出。

另外，在动物实验中发现，电刺激一侧肾神经的传入端，可引起对侧肾交感神经传出活动增强，降低对侧肾脏尿 Na^+ 和水排出。这种刺激一侧肾脏的传入神经纤维，可反射性地改变对侧肾脏交感神经活动，从而改变肾脏功能的过程，称为肾－肾反射。

第五节　尿液及其排放

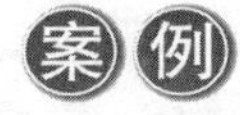

患者，男，50 岁。因汽车翻车不慎将颈部扭伤，当时颈部疼痛剧烈，自觉呼吸困难，四肢不能活动，来我院以颈椎损伤，脊休克，伴高位截瘫收入院。查体：T 36 ℃，P 70 次/分，R 28 次/分，BP 110/70mmHg。颈部水肿，四肢呈软瘫，上肢前臂及双下肢温、痛感觉消失，功能消失，大、小便失禁。请根据本节所学内容解释：

1. 正常的排尿途径及反射中枢是什么？
2. 高位截瘫患者为什么会出现大、小便失禁？

一、尿液

尿液的质和量，主要反映肾本身的结构和功能状态。

（一）尿量

正常成年人尿量为1.0 ~2.0L/d，平均为1.5 L/d。如果每天的尿量长期保持在

2.5 L 以上，为多尿；每天尿量在 0.1 ~ 0.5L，为少尿；每天尿量少于 0.1L，为无尿，均属于不正常尿量。

☞ **考点：** 正常尿量、多尿、少尿及无尿。

（二）尿的理化性质

尿的成分中 95% ~97% 是水，其余是溶解于其中的固体物质。固体物质以电解质和非蛋白氮为主。正常尿中糖、蛋白质的含量极微，临床常规方法检测不到。如用常规方法在尿中检测出糖或蛋白质，则为异常，称为糖尿或蛋白尿。

尿液的酸碱度变动范围很大，pH 介于 5.0 ~ 7.0 之间。尿的酸碱度主要取决于食物的成分，荤素杂食者，尿偏酸性；素食者，尿偏碱性。

正常尿为淡黄色，密度在 1.015 ~ 1.025g/cm^3，最大变动范围为 1.002 ~ 1.035 g/cm^3。若尿的密度长期在 1.010 以下，表示尿浓缩功能障碍，为肾功能不全的表现。

二、排尿

尿的生成是个连续不断的过程，肾生成的尿液经输尿管运送至膀胱。膀胱内贮存的尿达到一定量时，引起排尿反射，尿液经尿道排出体外。

（一）支配膀胱和尿道的神经及其作用

1. 盆神经 起自骶髓 2 ~ 4 侧角，传出纤维属副交感神经，兴奋时使膀胱逼尿肌收缩，尿道内括约肌松弛，促进排尿。

2. 腹下神经 起自脊髓胸 11 ~ 腰 2 侧角，传出纤维属交感神经，兴奋时使膀胱逼尿肌松弛，尿道内括约肌收缩，抑制排尿。但在排尿活动中，该神经作用较弱。

3. 阴部神经 起自骶髓 2 ~ 4 前角，属躯体运动神经，兴奋时使尿道外括约肌收缩。这一作用受意识控制。

三组神经中也有传入纤维。盆神经中有传入膀胱充盈感觉的纤维；腹下神经中有传入膀胱痛觉的纤维；阴部神经中有尿道感觉的传入纤维（图 8 – 16）。

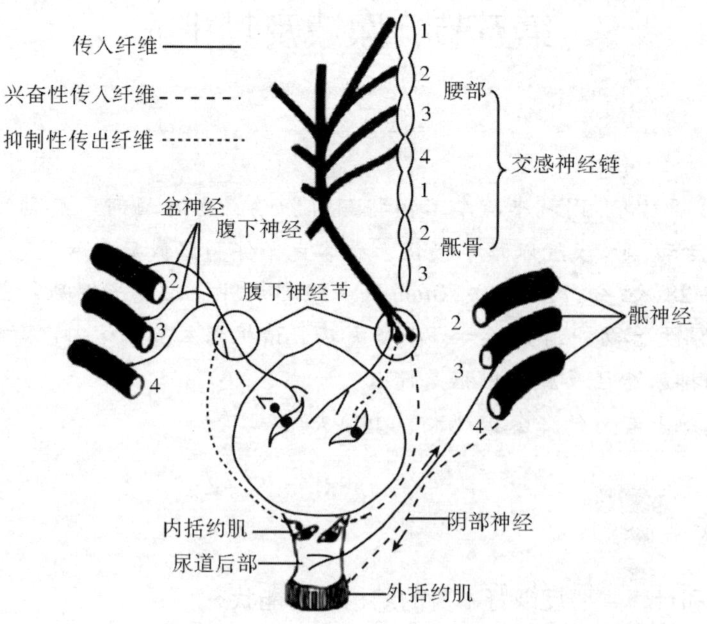

图 8 – 16 膀胱和尿道的神经支配

（二）排尿反射

排尿反射的初级中枢在骶髓，正常成年人该反射受大脑皮质控制。当膀胱尿量充盈到一定程度（400～500ml），内压超过1.0kPa（7.5mmHg）时，膀胱壁的牵张感受器受到刺激而兴奋，冲动沿盆神经传入，到达骶髓的排尿反射初级中枢。同时，冲动也传到脑干和大脑皮质的排尿反射高级中枢，产生尿意。如果条件允许排尿，由高级排尿反射中枢发出的冲动加强初级中枢的兴奋，经盆神经传出冲动增加，腹下神经和阴部神经的活动抑制，引起逼尿肌收缩、尿道内括约肌松弛，尿液进入后尿道，并可刺激后尿道的感受器，冲动沿阴部神经再次传到骶髓初级排尿中枢，进一步加强其活动，再经传出神经使逼尿肌加强收缩，并反射性引起阴部神经抑制，使尿道外括约肌松弛，于是尿液被强大的膀胱内压驱出。尿液对尿道的刺激反射性地加强排尿中枢活动是一种正反馈，它使排尿反射加强，直至尿液排完为止。此外，在排尿时，腹肌和膈肌的强力收缩产生的较高腹内压，有助于克服排尿的阻力。

如果条件不允许，则高级中枢对骶髓初级排尿中枢产生抑制作用，阻止排尿。

小儿大脑发育尚不完善，对初级中枢的控制能力较弱，所以小儿排尿次数多，且易发生夜间遗尿现象。成人后，如发生脊髓横断伤，排尿的初级反射中枢与大脑皮质失去联系，便不能随意抑制排尿，而出现尿失禁。如果骶髓的初级排尿反射中枢或排尿反射弧的其他环节受损时，则排尿反射不能进行，此时膀胱内充满尿液而不能排出，称为尿潴留。

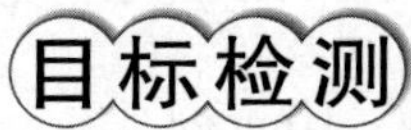

A1 型题

1. 下列不属于肾单位的结构是
   A. 近曲小管　B. 髓袢细段　C. 远曲小管
   D. 集合管　E. 髓袢粗段
2. 可分泌肾素的结构是肾的
   A. 致密斑　B. 球外系膜细胞　C. 间质细胞
   D. 球旁细胞　E. 上皮细胞
3. 在一定血压范围内肾血流量保持相对稳定主要靠
   A. 神经调节　B. 体液调节　C. 自身调节
   D. 多种调节　E. 神经－体液调节
4. 致密斑的主要功能是
   A. 直接释放肾素颗粒　B. 引起入球小动脉收缩
   C. 直接感受入球小动脉收缩
   D. 感受流经远曲小管的 NaCl 浓度变化
   E. 感受流经远曲小管的 KCl 浓度变化
5. 肾小球滤过率是指每分钟

A. 一个肾单位生成的原尿量 B. 左肾生成的原尿量
C. 两肾生成的原尿量 D. 两肾生成的终尿量
E. 右肾生成的原尿量

6. 滤过分数是指
A. 肾小球滤过率/肾血流量 B. 肾血浆流量/肾血流量
C. 肾小球滤过率/肾血浆流量 D. 肾血浆流量/心输出量
E. 肾血浆流量/肾小球滤过率

7. 关于肾小球的滤过，下述哪项是错误的
A. 出球小动脉收缩，原尿量增加
B. 血浆晶体渗透压升高，原尿量减少
C. 肾小囊内压升高，原尿量减少
D. 肾小球滤过面积减小，原尿量减少
E. 入球小动脉收缩，原尿量减少

8. 重吸收葡萄糖的部位是
A. 近端小管 B. 髓袢升支细段 C. 集合管
D. 髓袢升支粗段 E. 远端小管

9. 水的重吸收在下述哪个部位接受 ADH 调节
A. 近曲小管 B. 髓袢降支粗段 C. 髓袢降支细段
D. 远曲小管和集合管 E. 髓袢升支

10. 肾糖阈的正常值接近于
A. 8 ~ 9mmol/L B. 9 ~ 10mmol/L C. 10 ~ 11mmol/L
D. 11 ~ 12mmol/L E. 7 ~ 8mmol/L

11. 不论终尿是稀释尿还是浓缩尿，哪一段小管液始终是低渗的
A. 近曲小管 B. 髓袢降支 C. 髓袢升支
D. 远曲小管 E. 集合管

12. 与外髓部渗透压梯度形成有关的是
A. NaCl B. KCl C. 尿素
D. NaCl 和尿素 E. KCl 和尿素

13. 与内髓部渗透压梯度形成有关的是
A. NaCl B. KCl C. 尿素
D. NaCl 和尿素 E. KCl 和尿素

14. 关于抗利尿激素的描述，下述哪项是错误的
A. 由神经垂体释放
B. 使远曲小管和集合管上皮细胞对水的通透性加大
C. 血浆胶体渗透压升高，刺激渗透压感受器增加其分泌
D. 大静脉和心房扩张时，抗利尿激素分泌减少
E. 下丘脑合成

15. 损毁视上核，尿量和尿浓缩将出现什么变化

A. 尿量增加，尿高度稀释
B. 尿量增加，尿浓缩
C. 尿量减少，尿高度稀释
D. 尿量减少，尿浓缩
E. 无变化

16. 引起血管升压素分泌最敏感的因素是
A. 循环血量减少
B. 疼痛刺激
C. 血浆胶体渗透压升高
D. 血浆晶体渗透压增高
E. 血压降低

17. 关于排尿反射，下述哪项不正确
A. 排尿反射的基本中枢在骶髓
B. 排尿时阴部神经抑制
C. 副交感神经兴奋时膀胱逼尿肌收缩
D. 交感神经兴奋时膀胱逼尿肌收缩
E. 交感神经兴奋时膀胱逼尿肌舒张

18. 醛固酮对远曲小管和集合管的作用是
A. 促进 Na^+ 的重吸收和对 K^+ 的排泄
B. 促进 K^+ 重吸收和对 Na^+ 的排泄
C. 促进 Na^+ 重吸收，抑制 K^+ 排泄
D. 促进 K^+ 重吸收，抑制 Na^+ 排泄
E. 促进 K^+ 和 Na^+ 的排泄

19. 大量饮清水后，尿量增多的主要原因是
A. 血浆胶体渗透压降低
B. 醛固酮分泌减少
C. 肾小球滤过率增加
D. 血管升压素分泌减少
E. 血管升压素分泌增多

20. 人两侧肾脏 24 小时生成的终尿量为
A. 100ml 以下
B. 100ml～500ml
C. 1000ml～2000ml
D. 2500 ml
E. 180L

（曹延平）

第九章 感觉器官

要点导航

感觉器官是人体感知周围事物变化的一类器官。人体有多种感觉器官，例如眼、耳、鼻、舌、皮肤等，本章主要学习眼和耳的生理功能。通过本章的学习，我们能够知道：

1. 感受器的概念，感受器有哪些生理特征？
2. 眼是如何完成折光功能和感光作用的？
3. 外耳、中耳和内耳的功能有哪些？人体听觉和位置觉感受器在哪里？
4. 声波传入内耳的途径有哪些？

各种刺激作用于机体的相应感受器或感觉器官，再转化为神经冲动，沿一定的神经传导通路到达大脑皮质的特定部位，经特定感觉中枢的分析、处理，产生相应的感觉。因此，感觉的产生是由感受器或感觉器官、神经传导通路和皮质中枢三部分共同完成。

第一节 概　　述

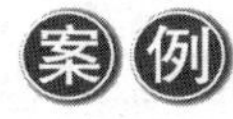

“入芝兰之室，久而不闻其香”是指即使进入满是香草的房间，闻久了也不能闻出香味。请根据本节所学内容解释：

1. 感受器的一般生理特征有哪些？
2. “入芝兰之室，久而不闻其香”是指感受器的哪个生理特征？

一、感受器与感觉器官

感受器是指分布在体表或组织内部的专门感受机体内、外环境变化的特殊结构或装置。如视网膜中的视锥细胞和视杆细胞。

感受器的种类繁多，根据感受器分布的部位不同，可分为外感受器和内感受器。外感受器分布在体表，感受外环境变化，如声、光、触、味等感受器。内感受器存在于身体内部的器官或组织中，感受内环境变化，如颈动脉窦的压力感受器、颈动脉体的化学感受器等。

感觉器官除含有感受器外，还包含有一些附属结构。如眼为视觉器官，其除含有感光细胞外，还包括眼球壁的一些其他结构和眼球的内容物等。感觉器官由于附属结构的存在，使其功能更加灵敏和完善。

二、感受器的一般生理特征

（一）感受器的适宜刺激

一种感受器通常只对某种特定形式的刺激最敏感，称为该感受器的适宜刺激，如一定波长的光波是视网膜感光细胞的适宜刺激。

（二）感受器的换能作用

感受器把作用于它们的各种形式的刺激能量，如声能、光能、热能、机械能等，转换为生物电能，以神经冲动的形式传入中枢，这种特性称为感受器的换能作用。

（三）感受器的编码功能

感受器在把刺激信号转换成动作电位的过程中，不仅仅是发生了能量形式的转换，更重要的是把刺激所包含的环境变化的各种信息也转移到动作电位的序列中，这种现象称为感受器的编码作用。例如，耳蜗受到声波刺激时，不但能将声能转换成神经冲动，还能将声音的音量、音调、音色等信息也转移到动作电位序列中。

（四）感受器的适应现象

当刺激强度持续不变地作用于同一感受器时，其感觉神经纤维上产生的动作电位的频率将随着刺激作用时间的延长而逐渐降低，这种现象称为感受器的适应。如“入芝兰之室，久而不闻其香”就是指嗅觉的适应现象。

☞ **考点：** 感受器的生理特征。

第二节 视觉器官

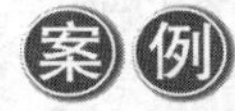

患者，女，21岁。面黄肌瘦，自述白天视力正常而夜间或光线暗弱处则不能见物。诊断：夜盲症。请根据本节所学内容解释：

1. 夜盲症的主要发病机制？
2. 夜盲症的患者应补充哪些药物，如何进行饮食护理？

眼是视觉器官，人的视觉功能是由视觉器官、视神经和视觉中枢的共同活动完成的。眼的适宜刺激是波长为380～760nm的电磁波。据统计，人脑从外界获得的信息中，约有90%以上来自于视觉。

眼内与视觉功能直接有关的结构有两部分：折光系统和感光系统（图9－1）。折光系统的功能是将外界射入眼内的光线经过折射后，在视网膜上形成清晰的物像。感光系统的功能是通过视网膜感光细胞的换能作用，形成动作电位，产生神经冲动，由视神经传入视觉中枢，产生视觉。

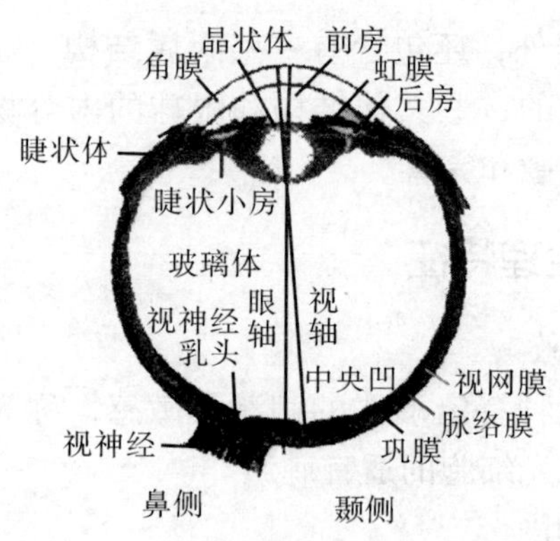

图9-1　眼球的水平切面（右眼）

一、眼的折光功能及其调节

（一）眼的折光与成像

眼的折光系统由角膜、房水、晶状体和玻璃体组成，当光线进入眼内，需通过这四种折光体折射，才能在视网膜上形成物像。各折光体的曲率半径和折光指数都不相同，其中晶状体的折光力最大，又能改变凸度大小，在眼成像中起重要作用。

（二）眼的调节

正常眼视远物（6m以外）时，入眼光线为平行光，成像于视网膜上，不需要调节即可在视网膜上形成清晰物像。若视近物（6m以内）时，由于物距小，入眼光线由平行变为辐射，经折射后聚焦在视网膜后方，需通过适当增加折光系统的折光能力才能使物像落在视网膜上，这一过程称为眼的调节，包括晶状体变凸、瞳孔缩小和双眼球会聚三种方式。

1. 晶状体的调节　晶状体是一个富有弹性的双凸透明折光体，由晶状体囊和晶状体纤维组成，其周边借悬韧带与睫状体相连。

当视远物时，以交感神经兴奋为主，睫状肌松弛，睫状体后移使悬韧带拉紧，晶状体被拉扁平，折光力减弱，远处物体成像在视网膜上。当视6m以内近物时，物像后移，视网膜感受到模糊的物像，传送到视觉中枢后，反射性地引起副交感神经兴奋，使睫状肌收缩，悬韧带松弛，晶状体由于其自身的弹性而变凸（图9-2），折光力增大，从而使物像前移成像在视网膜上，形成清晰的物像。若长时间看近物，睫状体持续收缩，会引起视疲劳。

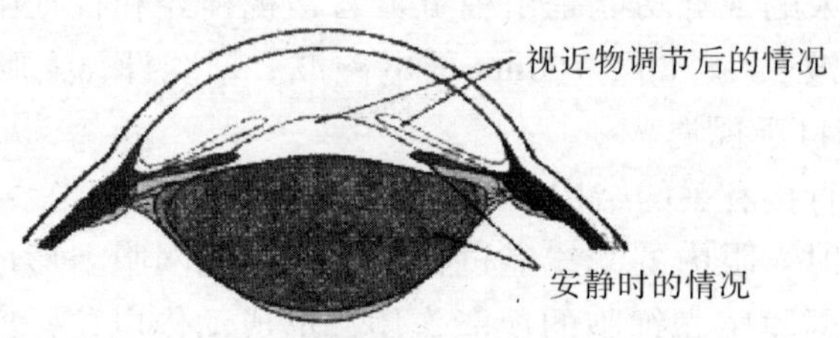

图9-2　晶状体和瞳孔调节示意图

晶状体的调节能力取决于晶状体的弹性，弹性越好，晶状体凸起的能力就越强，所能看清物体的距离就越近。通常将眼作最大调节所能看清物体的最近距离称为近点。近点越近，晶状体的弹性越好，眼的调节能力越强。

晶状体的弹性随着年龄的增长而逐渐减弱，如 8 岁的儿童近点平均为 8.6cm，而 60 岁时可增大到 80cm 或更远。由于年龄的原因造成晶状体的弹性明显下降，以至视近物不清的现象称为老视，俗称老花眼，看近物时需配戴凸透镜予以矫正。

2. 瞳孔的调节　正常人瞳孔直径可变动在 1.5 ~ 8.0mm 之间，其大小可调节进入眼内的光量。当视近物时，可反射性地引起双侧瞳孔缩小，这种现象称为瞳孔近反射。其意义是减少入眼的光量，减少折光系统的球面像差和色像差，使视网膜成像清晰。

瞳孔的大小也可随光线的强弱改变，当光线强时，瞳孔缩小；当光线弱时，瞳孔散大，这种现象称为瞳孔对光反射。其意义是调节进入眼内的光量，使视网膜不致因光量过强而受到损害，也不会因光线过弱而影响视觉。瞳孔对光反射的效应是双侧性的，光照一侧眼时，两眼瞳孔同时缩小，这种现象称为互感性对光反射。瞳孔对光反射的中枢位于中脑，该反射反应灵敏，便于检查，临床上常把它作为判断中枢神经系统病变部位、麻醉深度和病情危重程度的重要指标。

护理应用

瞳孔变化是判断颅内疾病、药物中毒等病情变化的重要指标。①瞳孔直径大于 5mm 常见于中枢性损害、青光眼、颠茄类药物中毒等。②瞳孔直径小于 2mm 常见于有机磷类农药中毒、吗啡、氯丙嗪等药物中毒等。③两侧瞳孔大小不等是颅内病变的指征，如脑肿瘤、脑出血、脑疝等。④瞳孔对光反射无反应多见于病情危重或临终时。

3. 双眼球会聚　当双眼注视一个由远移近的物体时，两眼视轴同时向鼻侧会聚的现象，称为双眼球会聚。其意义是使物体成像在双侧视网膜的对称点上，避免发生复视，从而产生单一清晰的视觉。

☞ **考点**：眼的调节，折光异常和矫正。

（三）眼的折光异常

正常人眼在安静状态下，来自远处的平行光线无需作任何调节即可聚焦在视网膜上，看清远处物像。看近物时，只要物距不小于近点的距离，经过调节也可看清物像，这种眼称为正视眼。若眼的折光能力异常，或眼球的形态异常，使平行光线不能聚焦在视网膜上，则称为非正视眼，也称为屈光不正。包括近视、远视和散光（图 9－3），其主要原因和矫正方法见表 9－1。

表 9－1　三种折光异常的比较

折光异常	产生原因	矫正方法
近视	眼球前后径过长或折光系统的折光能力过强，物体成像在视网膜的前方	配戴合适的凹透镜
远视	眼球前后径过短或折光系统的折光能力过弱，物体成像在视网膜的后方	配戴合适的凸透镜
散光	角膜表面不同方位的曲率半径不相等，在视网膜上成像不清晰	配戴与角膜经纬曲率相反的圆柱形透镜

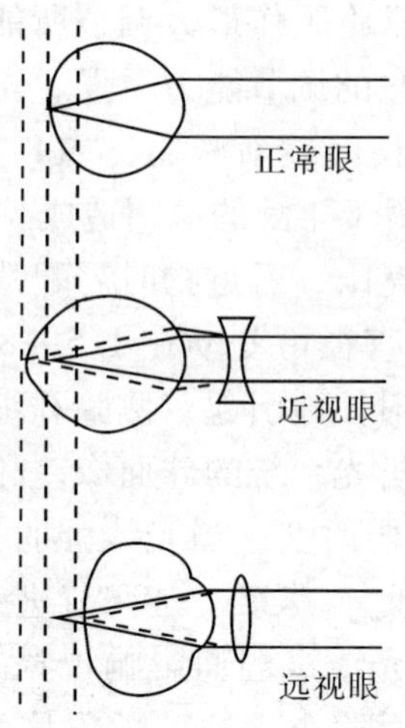

图9-3　眼的折光异常及其矫正
实线为矫正前折射情况　虚线为矫正后折射情况

二、视网膜的感光功能

外界物体的光线，通过折光系统在视网膜上形成物像，只是一个物理学现象。只有物像被视网膜上的感光细胞所感受，并转变成生物电信号传入中枢，经中枢分析处理后才能形成主观意识上的视觉。

（一）视网膜的感光换能系统

眼的感受器是视网膜上接受光线刺激的感光细胞。视网膜上的感光细胞有视锥细胞和视杆细胞（图9-4）。两种感光细胞与双极细胞发生突触联系，双极细胞再和神经节细胞发生突触联系，神经节细胞的轴突汇合成视神经，自视神经乳头处穿出视网膜（图9-5）。由于视神经乳头处无感光细胞，故无感光功能，形成生理性盲点。但正常时由于用两眼看物，一侧盲点可被对侧视觉补偿，并不觉得在自己的视野中有一处无视觉感受的区域。

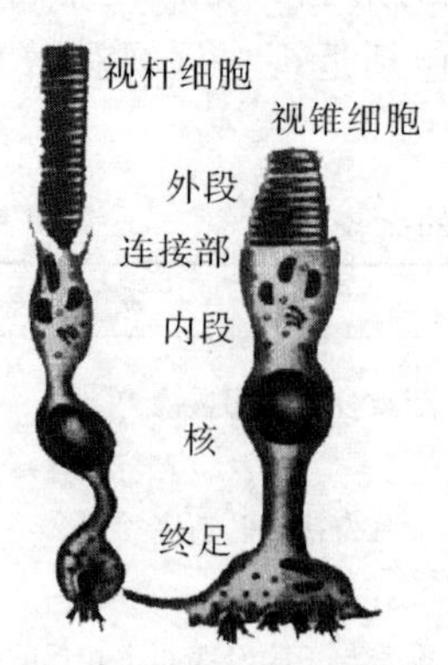

图9-4　视杆细胞和视锥细胞

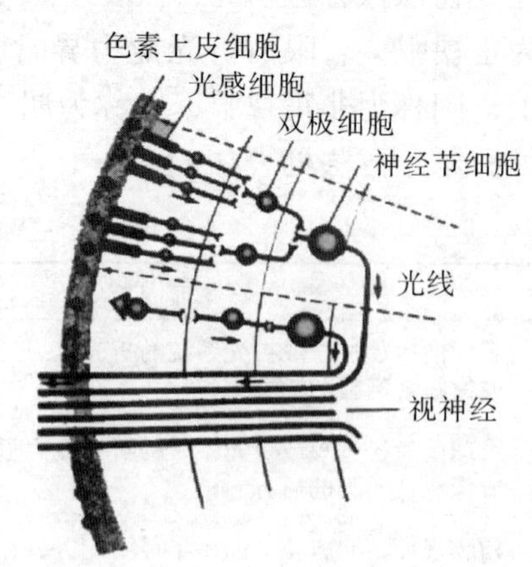

图9-5　视网膜的结构

1. 视锥系统　由视锥细胞和与之相联系的双极细胞和神经节细胞等组成，主要分布在视网膜的中心部位，尤其在黄斑中央凹处的感光细胞几乎均是视锥细胞。其功能特点是：对光线的敏感性较差，只有在强光条件下才能被激活，但视物时可分辨颜色，且对物体的细节及轮廓都能看清，视物精准，具有高分辨能力。在自然界，某些只在白昼活动的动物，如鸡等，其视网膜中仅有视锥细胞而无视杆细胞。

2. 视杆系统　由视杆细胞和与它相联系的双极细胞和神经节细胞等组成，主要分布在视网膜的周边部分。其功能特点是：对光线的敏感度较高，能在昏暗环境中感受弱光刺激而引起视觉，但视物时不能分辨颜色。该系统产生的视觉只有粗略的轮廓，分辨率低。在自然界，某些只在夜间活动的动物，如猫头鹰等，其视网膜中不含视锥细胞而只有视杆细胞。

（二）视网膜的光化学反应

1. 视杆细胞的光化学反应　视杆细胞中所含的感光色素是视紫红质，是由视蛋白和视黄醛构成的一种结合蛋白质。当光照时，视紫红质分解为视蛋白和全反型视黄醛；在暗处时，视黄醛首先由全反型转变为11－顺型，再与视蛋白结合成视紫红质（图9－6）。

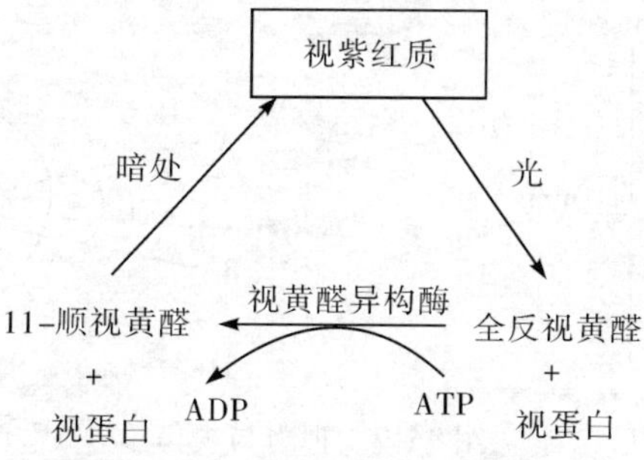

图9－6　视紫红质的光化学反应

视紫红质的光化学反应是可逆的，在光照下迅速分解，在暗处又可重新合成。在视紫红质分解与再合成的过程中有一部分视黄醛被消耗，维生素A与视黄醛的化学结构相似，经代谢可转变成视黄醛，故需要从食物中摄取维生素A来补充。当机体缺乏维生素A时，将导致视紫红质合成障碍，影响暗视觉，发生夜盲症。

知识链接

在夜间或光线昏暗的环境下视物不清，称为夜盲症。按病因分类为：①暂时性夜盲，由于缺乏维生素A，导致视杆细胞没有合成视紫红质的原料而造成夜盲。这种夜盲是暂时性的，多吃猪肝、胡萝卜、鱼肝油等，可补充维生素A，很快痊愈。②获得性夜盲，由视杆细胞营养不良或本身的病变引起。常见于弥漫性脉络膜炎及广泛的脉络膜缺血萎缩等，这种夜盲经有效的治疗会逐渐改善。③先天性夜盲，如视网膜色素变性，视杆细胞发育不良，失去合成视紫红质的功能，而导致夜盲。临床可根据病因对症治疗和护理。

2. 视锥细胞的感光原理与色觉 视网膜上分布有三种不同的视锥细胞，有对红、绿、蓝三种光敏感的感光色素。当某一波长的光线作用于视网膜时，以一定的比例使三种不同的视锥细胞产生不同程度的兴奋，信息经处理后转化为不同组合的神经冲动，传到大脑皮质会产生不同的色觉。例如红、绿、蓝三种视锥细胞兴奋程度的比例为4:1:0时，产生红色色觉；比例为2:8:1时，产生绿色色觉。

色盲是一种对全部颜色或某些颜色缺乏分辨能力的色觉障碍。色盲绝大多数是由遗传因素引起的，只有极少数是由视网膜病变引起。若对某种颜色的识别能力弱，这种色觉异常称为色弱，色弱常由后天因素引起。

三、与视觉有关的几种生理现象

（一）视力

视力也称视敏度，是指眼对物体细微结构的分辨力，一般以眼能分辨两点间的最小距离为衡量标准。通常临床检查视敏度是以视角的倒数来表示，国际标准视力表就是根据这一原理设计的（图9-7）。视角是指物体的两点所发出的光线投射入眼中，通过节点交叉所形成的夹角。眼能辨别的视角越小，表示视力越好。

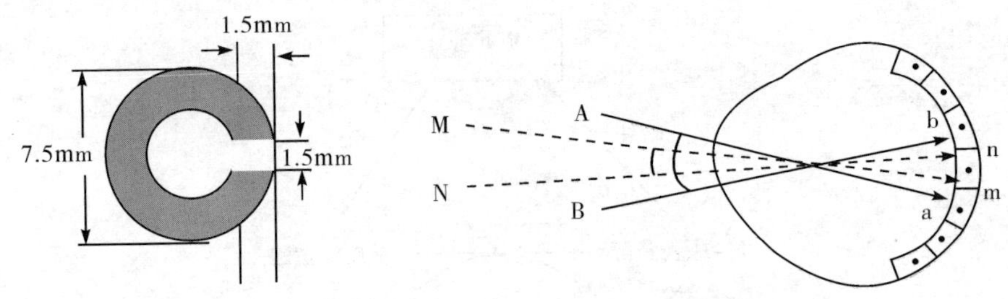

图9-7 视力与视角

分视角（AB两点光线的夹角）时的物像（ab）可兴奋两个不相邻的视锥细胞

视角变小（MN两点光线的夹角）后的物像（mn）只兴奋同一个视锥细胞

（二）视野

单眼固定不动正视前方一点时，该眼所能看到的范围，称为视野。正常人的视野受面部结构的影响，鼻侧和上方视野较小，颞侧和下方视野较大。各种颜色的视野也不一致，白色视野最大，黄色、蓝色次之，红色再次，绿色视野最小（图9-8）。临床上采用视野计检查视野，帮助诊断视网膜或视传导通路等疾病。

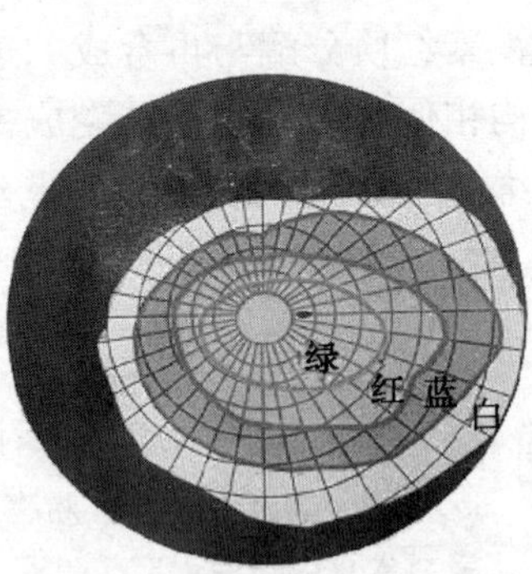

图9-8 不同颜色光的视野

（三）暗适应与明适应

1. 暗适应 从明亮的地方突然进入暗处，最初对任何东西都看不清楚，经过一段时间后，视觉敏感度逐渐升高，在暗处的视觉逐渐恢复。这种突然进入暗环境后视觉逐渐恢复的过程称为暗适应。暗适应的产生机制是在亮处时，由于受到强光的照射，视杆细胞中的视紫红质大量分解，使视紫红质的贮存量很小，不足以引起对暗光的感受，进入暗环境开始时什么也看不清，经过一段时间后，视紫红质合成增加，使视力逐渐恢复。

2. 明适应　从暗处突然来到明亮处，最初只感到耀眼的光亮，看不清物体，需经过一段时间后才能逐渐恢复视觉，这种现象称为明适应。其产生机制是在暗处视杆细胞内蓄积大量视紫红质，到亮处时遇强光迅速分解，因而产生耀眼的光感。待视紫红质大量分解后，视锥细胞发挥感光功能，恢复在亮处的视觉。

第三节　听觉器官

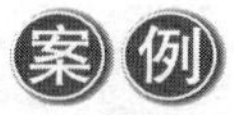

患者，男，45岁。因右耳流脓伴听力下降而就诊，经检查发现右耳鼓膜紧张部穿孔，右耳传导性听力受损。诊断：化脓性中耳炎。请根据本节所学内容解释：

1. 声波传入内耳的途径有哪些？

2. 分析患者听力下降的原因？

耳是听觉的感觉器官，感受20～20000Hz之间的振动频率，尤其对于1000～3000Hz之间的频率最敏感。空气振动传导的声波通过外耳、中耳传至内耳，经内耳的换能作用，使听神经纤维产生神经冲动，再传到大脑皮质的听觉中枢，产生听觉。此外，内耳的三个半规管和前庭是人体维持身体平衡的位置觉器官。

一、外耳和中耳的传音作用

（一）外耳的功能

外耳由耳廓和外耳道组成。耳廓的形状有利于收集声波，还可通过转动头部帮助判断声源的方向。外耳道是声波传导的通路，还起共鸣腔的作用。

（二）中耳的功能

中耳由鼓膜、听骨链、鼓室和咽鼓管等结构组成。中耳的主要功能是将空气中的声波振动高效地传递到内耳淋巴液，其中鼓膜和听骨链在传递过程中起重要作用。

鼓膜为椭圆形半透明薄膜，形如一个浅漏斗，它的振动可与声波振动同步，有利于把声波振动如实地传递给听小骨。

听骨链由锤骨、砧骨及镫骨依次连接而成。三块听小骨形成一个固定角度的杠杆，在能量传递过程中惰性最小，效率最高（图9－9）。

咽鼓管是连通鼓室和鼻咽部的通道。通常情况下，鼻咽部的开口处于闭合状态，在吞咽、打哈欠时开放。咽鼓管的功能是调节鼓室内的压力，使之与外界大气压保持平衡，维持鼓膜的正常位置、形状和振动性能。咽鼓管因炎症被阻塞后，可造成鼓膜内陷，并产生耳鸣，影响听力。

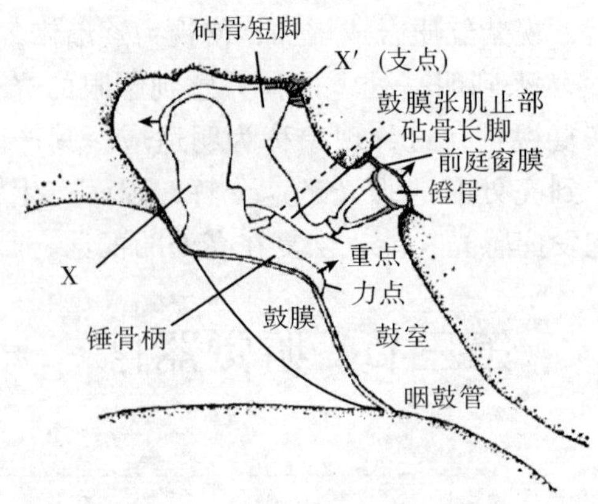

图 9-9　中耳传音功能示意图

X、X′：振动轴　→：振动方向

☞ **考点：** 声波传入内耳的途径。

（三）声波传入内耳的途径

声波传入内耳的途径有气传导与骨传导两种。正常情况下，以气传导为主。

1. 气传导　声波经外耳道引起鼓膜振动，再经听骨链和前庭窗膜传入耳蜗，这种声波传导的途径称为气传导。此外，鼓膜的振动也可引起鼓室内空气的振动，再经蜗窗传入耳蜗，但这种气传导在正常情况下并不重要，只是当听骨链运动障碍时才发挥一定的传音作用，这时的听力较正常时大为降低。

2. 骨传导　声波直接引起颅骨的振动，从而引起耳蜗内淋巴的振动，这种传导途径称为骨传导。骨传导的敏感性比气传导低得多，在正常听觉传导中的作用甚微。

知识链接

由各种原因引起的听觉功能障碍或听力下降称为耳聋。耳聋可分为传音性耳聋、感音性耳聋和混合性耳聋。当鼓膜或中耳病变引起传音性耳聋时，气传导明显受损，但骨传导不受影响，甚至相对增强；当耳蜗病变引起感音性耳聋时，气传导和骨传导会同样受损；混合性耳聋为鼓膜或中耳及耳蜗等病变。临床上通过检查患者气传导和骨传导受损情况判断听觉异常的部位和原因。

二、内耳的感音作用

内耳的耳蜗能把传到耳蜗的机械振动转变为神经冲动，上传至听觉中枢，产生听觉。

（一）耳蜗的基本结构

耳蜗是一个形似蜗牛壳的骨管，被前庭膜和基底膜分隔为三个腔，分别称为前庭阶、蜗管和鼓阶，三个管腔内充满淋巴液（图 9-10）。前庭阶与鼓阶内为外淋巴，在耳蜗顶部有蜗孔相通；蜗管内充满内淋巴。基底膜上有声音感受器，称为螺旋器（也称柯蒂器）。螺旋器由内、外毛细胞及支持细胞组成，每一个毛细胞的顶部表面都有上百条排列整齐的纤毛，称为听毛，较长的一些听毛埋植于盖膜的胶冻状物质中，盖膜悬浮于内淋巴中，毛细胞的底部有丰富的听神经末梢。

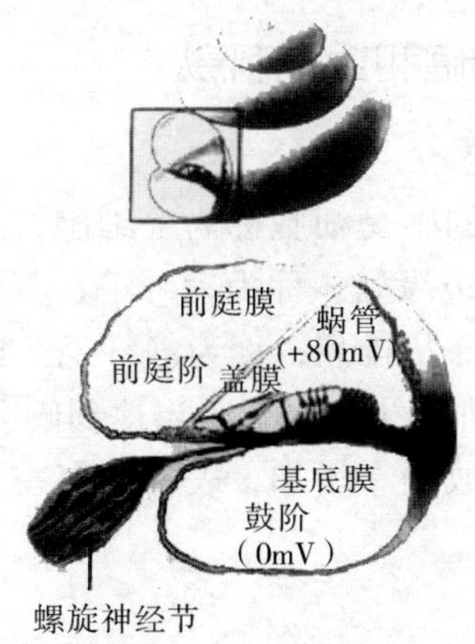

图 9-10　耳蜗模式图

上图：外形　下图：横切面

（二）基底膜的振动和行波理论

当声波振动通过听骨链到达前庭窗膜时，压力变化使前庭窗膜内移，前庭膜和基底膜将下移，鼓阶的外淋巴压迫蜗窗膜，使蜗窗膜外移；相反，当前庭窗膜外移时，上述结构作相反方向的移动，如此反复，形成了基底膜的振动。

振动从基底膜的底部开始，以行波的方式向耳蜗的顶部传播。就像人在抖动一条绸带，有行波沿绸带向远端传播一样。不同频率的声波产生的行波传播远近和最大振幅出现的部位也不同。声波振动频率越高，行波传播越近，引起最大振幅出现的部位越靠近蜗底；反之，声波频率越低，行波传播的距离越远，最大振幅出现的部位越靠近蜗顶。

因此，每一个振动频率在基底膜上都有一个特定的行波传播范围和最大振幅区，位于该区的毛细胞受到的刺激最强，与这部分毛细胞相联系的听神经纤维的传入冲动就最多。起自基底膜不同部位的听神经纤维的冲动传到听觉中枢的不同部位，产生不同的音调感觉。

第四节　前庭器官

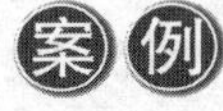

某女，21岁，乘公共汽车时出现上腹不适，继有恶心、面色苍白、出冷汗、眩晕、唾液分泌增多和呕吐。请根据本节所学内容解释：

1. 该女乘车时为何出现上述症状？
2. 前庭器官的功能是什么？

前庭器官由内耳中的三个半规管、椭圆囊和球囊组成，是人体自身姿势、运动状态及头部的空间位置感受器，在保持身体平衡中起重要作用。

一、前庭器官的感受细胞和适宜刺激

（一）前庭器官的感受细胞

半规管、椭圆囊和球囊中的感受细胞称为毛细胞，毛细胞有两种纤毛，其中有一条最长，位于细胞顶端的一侧边缘处，称为动纤毛；其余的纤毛较短，数量较多，每个细胞约有60～100条，呈阶梯状排列，称为静纤毛。如果外力使静纤毛朝向动纤毛一侧偏转时，毛细胞的膜电位即发生去极化，当达到阈电位（约－60mV）水平时，使支配毛细胞的传入神经冲动发放频率增加，表现为兴奋效应；相反，则表现为抑制效应（图9－11）。

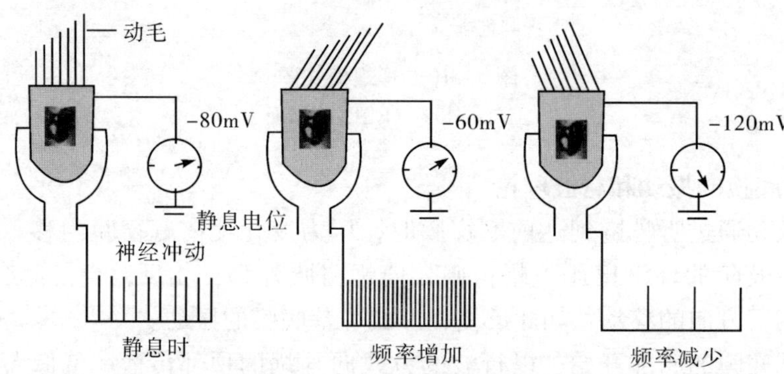

图9－11　前庭器官中毛细胞顶部受力侧弯时对静息电位和神经纤维冲动频率的影响

（二）半规管的功能

人体两侧内耳各有上、外、后三个相垂直的半规管，分别代表空间的三个平面，每个半规管的膨大部分，称为壶腹，其内隆起的结构，称为壶腹嵴。壶腹嵴中含有一排毛细胞，毛细胞的底部与前庭神经末梢相连。

壶腹嵴是旋转变速运动的感受器，当身体围绕不同方向的轴做旋转运动时，由于内淋巴的惯性运动，使顶部纤毛向某一方向弯曲；当旋转停止时，又由于管腔中内淋巴的惯性作用，使顶部纤毛向相反方向弯曲。这些信息经前庭神经传入中枢，引起眼震颤和姿势反射，以调整姿势，保持身体平衡；同时冲动上传到大脑皮质，引起旋转的感觉。

（三）椭圆囊和球囊的功能

椭圆囊和球囊内各有一囊斑，分别称为椭圆囊斑和球囊斑。毛细胞存在于囊斑上，其底部有神经分布。囊斑是头部的空间位置和直线变速运动的感受器。当头部的空间位置发生改变时，由于惯性和重力的作用，引起毛细胞的相对位置发生改变，纤毛发生弯曲、倒向一侧，从而使传入神经纤维发放的冲动发生变化，信息传入中枢后，产生头部空间位置的感觉或直线变速运动的感觉，引起姿势反射，以维持身体平衡。

二、前庭反应

当前庭器官受刺激而兴奋时，除引起一定的位置觉、运动觉以外，还能引起各种姿势调节反射、眼震颤和自主神经功能的改变，这些现象统称为前庭反应。

例如，人在乘电梯时，由于电梯突然上升，肢体伸肌抑制使腿屈曲；电梯突然下降时，伸肌紧张使腿伸直，此即为前庭器官的姿势反射，其意义是维持姿势和保持身体平衡。

前庭器官受到过强或过久的刺激，可引起自主神经系统的功能变化，表现出一系列的内脏反应，如恶心、呕吐、眩晕、皮肤苍白、心率加快、血压下降等。有些人晕车、晕船等症状，即与前庭器官的功能过于敏感有关。

前庭反应中最特殊的是躯体旋转运动时引起的眼球运动，称为眼震颤。眼震颤是眼球不自主的节律性运动，是由半规管受刺激所引起。生理情况下，两侧水平半规管受刺激时，引起水平方向的眼震颤，上、后半规管受刺激时，引起垂直方向的眼震颤。

目标检测

A1 型题

1. 当刺激感受器时，刺激虽在持续，但传入冲动频率已开始下降的现象，称为
   A. 疲劳　B. 抑制　C. 适应
   D. 传导阻滞　E. 衰减传导
2. 在眼的折光系统中，折光力可被调节的结构是
   A. 角膜　B. 房水　C. 晶状体
   D. 巩膜　E. 玻璃体
3. 睫状肌收缩可使
   A. 角膜曲度增大　B. 角膜曲度减小　C. 瞳孔缩小
   D. 晶状体曲度增大　E. 晶状体曲度减小
4. 瞳孔对光反射中枢位于
   A. 脊髓　B. 丘脑　C. 中脑
   D. 脑桥　E. 延髓
5. 声波传入内耳最主要的途径是
   A. 颅骨→耳蜗内淋巴
   B. 外耳道→鼓膜→耳蜗内淋巴
   C. 外耳道→鼓膜→鼓室内空气→蜗窗膜→耳蜗
   D. 外耳道→鼓膜→听骨链→蜗窗膜→耳蜗
   E. 外耳道→鼓膜→听骨链→前庭窗膜→耳蜗

（张晓丽）

第十章 神经系统的功能

要点导航

神经系统是机体功能的重要控制和调节系统，对机体各器官、系统进行调节，使之成为协调统一的整体。通过本章的学习，我们能够知道：

1. 中枢内神经元之间是如何传递信息的？信息传递有何特点？
2. 内脏痛有哪些特点？
3. 什么是牵张反射？它有哪些类型？
4. 小脑对躯体运动有哪些调节功能？
5. 特异投射系统与非特异投射系统分别有什么特点？各有什么功能？
6. 交感神经和副交感神经的主要功能是什么？

神经系统在人体生理功能活动调节中起着主导作用，可以直接或间接地调节各器官、组织和细胞的活动，使之成为统一的整体；还可以通过各种感受器，接受体内外的各种信息，加以分析、整合、调节和控制，使机体更好地适应内、外环境的变化，从而维持生命活动的正常进行。人类的神经系统还具有高级功能如思维、学习、记忆、语言和文字等。在神经系统的功能调节下，人类不但能够被动地适应环境，更重要的是能够主动地认识环境，达到改造环境的目的。

第一节 神经系统功能活动的一般规律

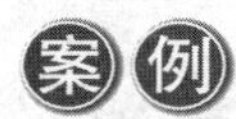

患者，男，36岁，农民。晚饭时自觉头痛头晕，不思饮食，全身出汗厉害，伴呕吐，随之出现大、小便失禁，由家人带至急诊科就诊。经检查双侧瞳孔缩小，心跳明显减慢，家人介绍其下午给果园喷洒农药，经追问得知属于有机磷农药，随即给其用阿托品和解磷定治疗，同时用清水清洗皮肤。请根据本节所学内容解释：

1. 有机磷农药中毒为何会出现全身出汗厉害、大小便失禁、瞳孔缩小和心跳减慢的临床表现？

2. 用阿托品救治的机制如何？

一、神经元和神经纤维

（一）神经元和神经纤维的功能

神经元即神经细胞，是神经系统最基本的结构与功能单位。神经元形态与功能尽管多种多样，但结构上大致都可分成胞体和突起两部分（图10－1）。突起又分树突和轴突两种，一个神经元可有一个或多个树突，但基本只有一个轴突。树突短、分枝多；轴突长、分枝少。轴突的外面包裹上髓鞘或神经膜，称为神经纤维。

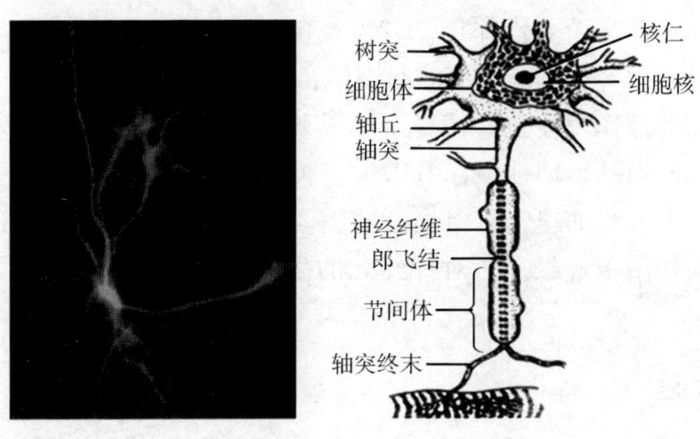

图10－1　神经元结构

神经元的主要功能是接受刺激和传递信息。神经元通过传入神经接受体内外的刺激信息，并对之进行分析、整合，再通过传出神经将指令传到所支配的器官和组织，产生调节和控制作用。有些神经元除能接受传入信息外，还能分泌激素，将神经信号转变为体液信号。

神经纤维的主要功能是传导兴奋。一般把神经纤维上传导兴奋或动作的电位称为神经冲动。神经纤维传导兴奋的速度与神经纤维直径的大小、有无髓鞘、髓鞘的厚度以及温度的高低等因素都有关系。神经纤维直径越大，传导兴奋的速度越快。有髓神经纤维传导兴奋的速度比无髓神经纤维快。在一定范围内，升高温度也可使神经纤维传导兴奋的速度加快。

（二）神经纤维的兴奋传导特征

1. 生理完整性　神经纤维在传导兴奋时，不但其结构要完整，在功能上也要保持完整。神经纤维的完整性一旦被破坏，例如神经纤维被切断，神经冲动就不能进行传导。如果影响了功能的完整性，即使结构上仍保持完整，神经冲动的传导也会发生障碍。在临床上用局部麻醉药注射到神经干周围，使神经冲动的传导被阻止而达到麻醉止痛的目的。

2. 绝缘性　往往在一根神经干内含有许多神经纤维，但多条纤维同时传导兴奋时基本上互不干扰，称为绝缘性。主要原因可能是细胞外液对电流起短路作用，使局部电流主要在一条神经纤维上构成回路。许多条神经纤维同时传导冲动时只沿其本身传导，不会扩展到相邻的纤维，这种特性使神经调节更具精确性。

3. 相对不疲劳性　通过实验发现，神经纤维在体外连续电刺激数小时至十几小时，神经纤维仍能较持久地产生和传导兴奋，不易发生疲劳现象。神经纤维传导兴奋具有相对不疲劳性是与突触传递相比较而言的。

4. 双向性 刺激神经纤维的任何一点，兴奋可沿神经纤维同时向两侧传导，称为双向性。但在机体反射弧中，一般兴奋只能按一定方向传导。

（三）神经的营养性作用

神经对所支配的组织除发挥调节作用外，神经末梢还经常释放一些营养性因子，这些营养性因子能持续调节所支配组织的代谢活动，使其组织结构和生理功能发生改变，神经的这种作用称为营养性作用。营养性因子一般由神经元的胞体合成，借助于轴浆运输流向末梢，再释放到所支配的组织中，影响组织的代谢活动。

虽然神经的营养性作用在正常情况下不易被觉察，但在切断神经后便能明显地表现出来。例如，切断后的运动神经，由于失去神经的营养性作用，所支配的肌肉内糖原合成减慢，蛋白质分解加速，肌肉逐渐萎缩。同样，被神经支配的组织也可产生神经营养因子，也能作用于神经元，对神经元的生长、发育和正常生理功能活动都有促进作用。

二、突触传递

神经元与神经元之间的联系方式十分复杂，信息传递也很频繁，其中最重要、最基本的联系方式是突触，此外，还有非突触性化学传递和电传递，但以突触传递最为常见。

（一）突触的结构

神经元的轴突末梢与其它神经元的胞体或突起相接触并传递信息的部位称之为突触。典型的突触结构由突触前膜、突触间隙、突触后膜三部分组成（图 10－2）。一个神经元的轴突末梢部位会分成许多小支，每个小支的末梢部分呈球状膨大，称为突触小体，贴附在后面一个神经元的胞体或突起的膜表面。轴突末梢膜称为突触前膜，与突触前膜相贴附的胞体膜或突起膜称为突触后膜，两膜之间称为突触间隙。通常在突触小体的轴浆内含有较多的线粒体和大量聚集的囊泡，即突触小泡，突触小泡的直径约为 20～80nm，它们含有高浓度的递质，递质可由突触前膜释放至突触间隙。突触后膜上存在特异性的受体或化学门控通道。一个神经元可以通过轴突末梢的分支与许多神经元相联系；同样它也可以接受许多其他神经元的信息。

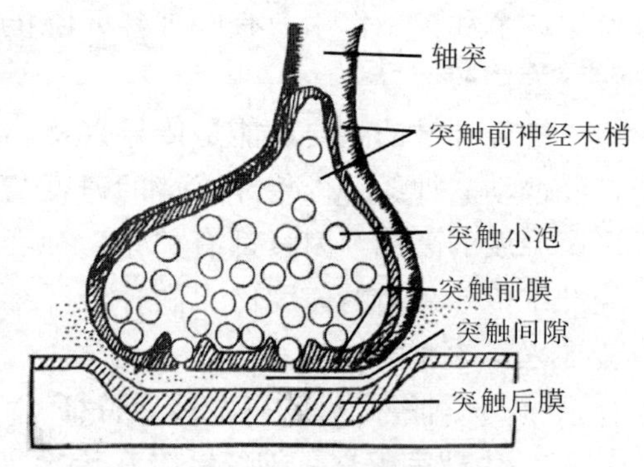

图 10－2　突触结构模式图

（二）突触的类型

突触按接触部位的不同，主要分为三类（图10－3）：①轴突与神经元胞体相接触，简称轴－体突触。②轴突与树突相接触，简称轴－树突触。③轴突与轴突相接触，简称轴－轴突触。也可根据对下一个神经元的影响，将突触分为兴奋性突触和抑制性突触。

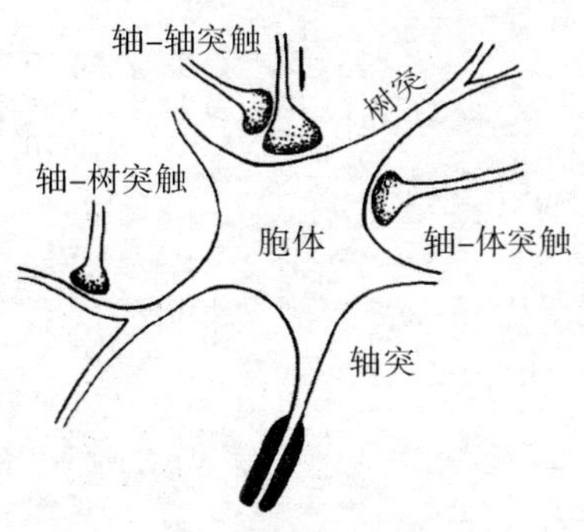

图 10－3　突触的类型

（三）突触传递的过程

经典的突触传递是指突触前神经元的信息传递到突触后神经元的过程。其基本过程如下：当突触前神经元的神经冲动到达轴突末梢时，使突触前膜发生去极化过程，导致 Ca^{2+} 通道开放，细胞外液中的 Ca^{2+} 进入突触前膜，与轴浆中钙调蛋白结合，促进了突触小泡发生位移并与突触前膜接触，随之即发生融合和胞裂而导致神经递质释放进入突触间隙。随后递质通过突触间隙扩散，与突触后膜上的特异性受体结合，引起突触后膜上某些离子通道的开放，最终导致突触后膜发生去极化或超极化的电位变化，即产生突触后电位，实现了将突触前神经元的信息传递到突触后神经元。突触后电位主要有兴奋性突触后电位和抑制性突触后电位两种类型。

1. 兴奋性突触后电位　当神经冲动到达突触前膜时，引起突触前膜兴奋性递质的释放，递质与突触后膜上相应的受体结合，使突触后膜对 Na^+、K^+ 尤其是 Na^+ 的通透性增大而促使 Na^+ 内流，这时突触后膜发生去极化，产生的去极化电位称为兴奋性突触后电位（EPSP）（图 10－4）。EPSP 是一种局部电位，有总和效应，当膜内电位去极化达到阈电位水平时即引起动作电位，突触后神经元呈现兴奋效应。

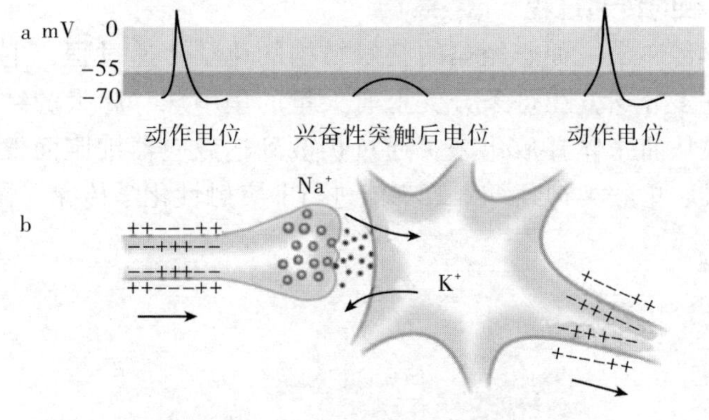

图 10－4　兴奋性突触后电位产生机制

a. 细胞膜电位变化　b. 突触传递

2. 抑制性突触后电位　当神经冲动到达突触前膜时，引起突触前膜抑制性递质的释放，递质与突触后膜上相应的受体结合，主要使突触后膜对 Cl^- 的通透性增大而促进 Cl^- 内流，这时突触后膜发生超极化，产生的超极化电位称为抑制性突触后电位（IPSP）（图 10－5）。IPSP 也是一种局部电位，也有总和效应，使突触后膜的兴奋性降低（抑制），突触后神经元呈现抑制效应。

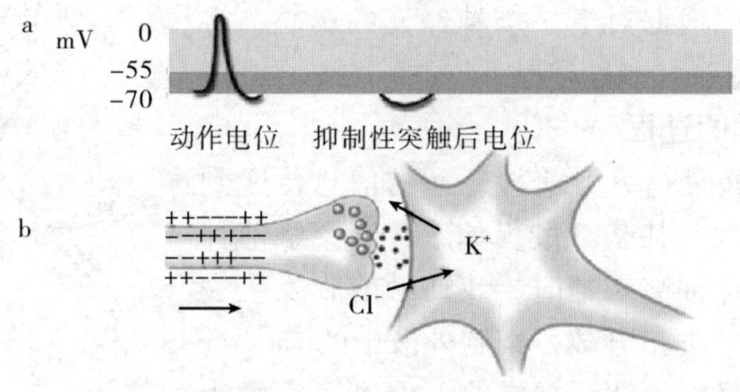

图 10-5　抑制性突触后位

a. 细胞膜电位变化　b. 突触传递

由于一个突触后神经元通常能与多个突触前神经末梢形成突触，因而产生的突触后电位可能有 EPSP，也可能有 IPSP。该神经元是兴奋还是抑制，或兴奋与抑制的程度如何，都取决于神经元上兴奋性与抑制性突触后电位总和的结果。如果总和后使突触后膜去极化达到阈电位水平，突触后神经元就表现为兴奋；如果总和后使突触后膜发生超极化，突触后神经元则表现为抑制。

综上所述，突触传递是一个"电-化学-电"的传递过程，即突触前神经元的生物电变化通过轴突末梢化学递质的释放与作用，最终引起突触后神经元发生生物电变化的过程。

（四）其他突触的传递过程

非突触性化学传递是一种非经典的突触结构的化学传递过程，主要结构特点是神经元轴突末梢有许多分支，在每条分支上有大量的呈串珠状膨大的结构曲张体，内含有大量小泡，递质从曲张体释放出来，通过扩散到达效应器细胞而发挥作用。去甲肾上腺素能神经纤维、单胺类神经纤维等都能进行非突触性化学传递（图 10-6）。

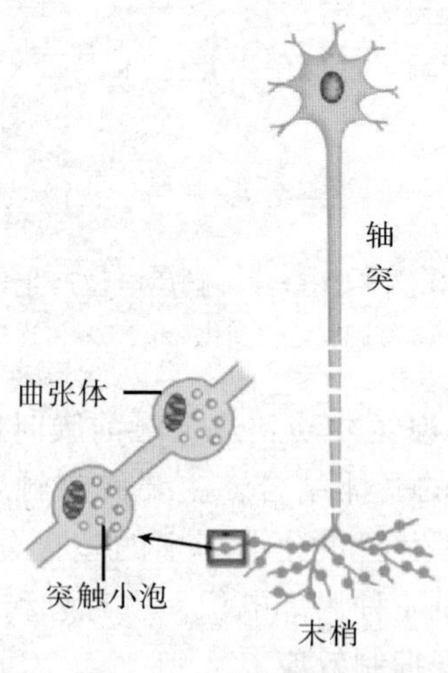

图 10-6　非突触性化学传递

电突触的结构基础是缝隙连接，它不属于化学性传递。其结构特点是缝隙连接处两层细胞膜之间仅相隔 2～3nm，膜两侧细胞质内无突触小泡，在两侧膜上排列许多由

6个亚单位构成的连接体蛋白，两两对接，形成沟通两个细胞胞质的允许带电小离子和直径小于1.0nm的分子通过的水相通道（图10－7）。电突触主要是使一个神经元的兴奋以局部电流的形式直接传递到相邻的神经元，从而引起相邻神经元兴奋。电突触由于电阻低，局部电流可以迅速通过，因而兴奋传递速度快，几乎不存在潜伏期。电突触传递一般是双向的。电突触传递在中枢神经系统和视网膜中广泛存在，有利于促进神经元产生同步化活动。

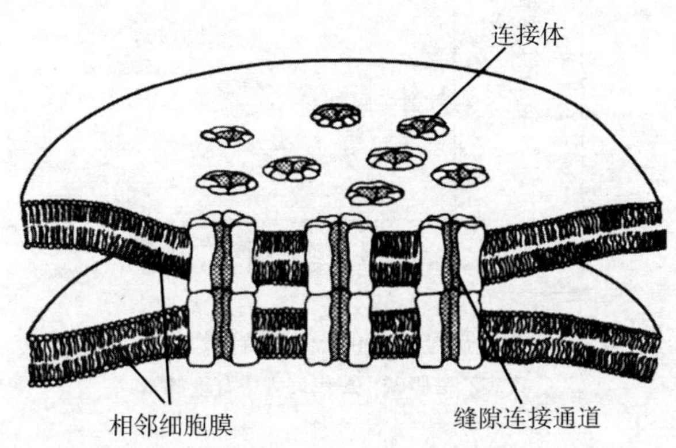

图10－7　电突触

三、神经递质与受体

（一）神经递质

神经递质是指神经末梢释放的特殊化学物质，在神经元之间或神经元与效应器之间发挥信息传递功能。在神经系统内有大量的化学物质，但并不都是神经递质。有一类化学物质也是由神经元产生，但在神经元之间并不起直接传递信息的作用而是调节信息的传递，有增强或减弱递质产生的效应，称为神经调质，其实递质和调质之间并无明显的界限。目前发现，神经递质的种类很多，一般根据其释放的部位不同，分为外周神经递质和中枢神经递质两大类。

1. 外周神经递质　主要有乙酰胆碱和去甲肾上腺素（图10－8），此外，近年来还发现了第三类纤维，其末梢释放的递质是嘌呤类和肽类化学物质，主要存在于胃肠，影响其平滑肌的活动。

（1）乙酰胆碱　凡是末梢能释放乙酰胆碱的神经纤维称之为胆碱能纤维。目前已知交感神经和副交感神经的节前纤维、副交感神经的节后纤维、部分交感神经节后纤维（支配汗腺的交感神经节后纤维和支配骨骼肌血管的交感舒血管神经节后纤维）及躯体运动神经都是胆碱能纤维。但是，不同部位的胆碱能纤维释放乙酰胆碱的效应并不相同，这可能与它们作用的受体性质有关。

☞ **考点：** 外周神经递质的分类。

（2）去甲肾上腺素　凡是末梢能释放去甲肾上腺素的神经纤维称为肾上腺素能纤维。人体内大部分交感神经节后纤维释放去甲肾上腺素，属于肾上腺素能纤维。

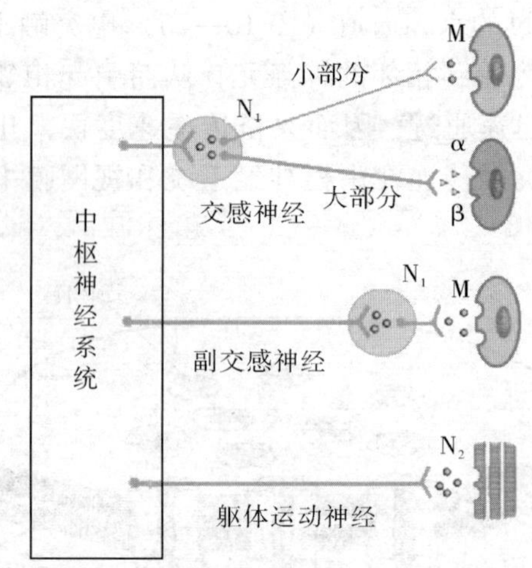

图 10－8　外周神经纤维的分类及释放的递质示意图

○代表乙酰胆碱　Δ 代表去甲肾上腺素

2. 中枢神经递质　中枢神经递质比外周神经递质复杂得多，目前为止，在中枢神经系统内发现了许多化学物质，已确定的主要有乙酰胆碱、单胺类、氨基酸类及肽类。其中乙酰胆碱在中枢分布最为广泛，它几乎参与了中枢神经系统的所有功能，包括学习和记忆、觉醒和睡眠、感觉与运动、内脏活动以及情绪活动等，是中枢神经系统中十分重要的神经递质。

（1）乙酰胆碱　在中枢分布及其广泛，主要分布在脊髓前角运动神经元、脑干网状结构上行激动系统、纹状体和边缘系统的杏仁核与海马体等部位。

（2）单胺类　包括去甲肾上腺素（NE）、肾上腺素（E）、多巴胺（DA）、5－羟色胺（5－HT）和组胺等。NE 主要存在于低位脑干；E 主要分布在延髓；DA 主要分布在黑质－纹状体、中脑－边缘系统和结节－漏斗三个部分。脑内的 DA 主要由黑质产生，但在纹状体储存；5－HT 主要位于低位脑干的中缝核内。

（3）氨基酸类　有兴奋性氨基酸和抑制性氨基酸两类。兴奋性氨基酸主要有谷氨酸和门冬氨酸，其中谷氨酸是脑和脊髓内最主要的兴奋性递质。抑制性氨基酸主要有氨酪酸和甘氨酸，其中氨酪酸是脑内最主要的抑制性递质，甘氨酸主要分布于脊髓和脑干。

（4）神经肽　神经肽种类很多，是分布于神经系统起递质或调质作用的肽类物质，包括速激肽、阿片肽、脑肠肽和下丘脑调节肽等。阿片肽包括脑啡肽、β－内啡肽和强啡肽等；脑肠肽是指在胃肠道和脑内双重分布的肽类物质，有促胃液素、缩胆囊素、血管活性肠肽等。

（5）嘌呤类　主要有腺苷和 ATP，其中腺苷是一种抑制性中枢调质。咖啡和茶对中枢的兴奋作用机制就是由咖啡因和茶碱抑制腺苷而产生的。

（6）气体类　主要包括一氧化氮（NO）和一氧化碳（CO），其中 NO 具有神经递质的某些特征，可通过弥散作用透过细胞膜直接激活鸟苷酸环化酶来发挥其生物学作用；CO 与 NO 相似，也能直接激活鸟苷酸环化酶。

（二）受体

1. 胆碱能受体　能与乙酰胆碱结合的受体称为胆碱能受体，分为毒蕈碱受体和烟碱受体两大类。

（1）毒蕈碱受体（M 受体）　分布于副交感神经节后纤维和交感神经胆碱能节后纤维所支配的效应器细胞膜上。乙酰胆碱和 M 受体结合所产生的生理效应，一般称之为毒蕈碱样作用，简称 M 样作用，表现为自主神经节后胆碱能纤维兴奋的效应：支气管和胃肠道平滑肌、瞳孔括约肌、膀胱逼尿肌等收缩；心脏活动受到抑制；胃肠、胆管、膀胱括约肌表现为舒张；消化腺、汗腺分泌；骨骼肌血管舒张等。这些作用可被阿托品所阻断，阿托品是 M 受体的阻断剂。有机磷农药中毒后会出现 M 样症状，所以用阿托品治疗。

（2）烟碱受体（N 受体）　烟碱受体又分为两种亚型，即 N_1受体和 N_2受体。N_1受体分布于自主神经节突触后膜上，N_2受体分布于骨骼肌的运动终板膜上。乙酰胆碱与 N 受体结合产生的生理效应称之为烟碱样作用，简称 N 样作用，表现为自主神经节后纤维以及骨骼肌的兴奋。六烃多胺主要阻断 N_1受体的功能，是 N_1受体的阻断剂；十烃季胺主要阻断 N_2受体的功能，是 N_2受体的阻断剂；筒箭毒碱可同时阻断 N_1受体和 N_2受体的功能，是 N 受体的阻断剂。箭毒类药物在临床上可作为肌肉的松弛剂。

2. 肾上腺素能受体　能与儿茶酚胺类神经递质（包括肾上腺素、去甲肾上腺素、多巴胺）结合的受体称为肾上腺素能受体，分为 α 肾上腺素能受体（简称 α 受体）和 β 肾上腺素能受体（简称 β 受体）两类。

（1）α 受体　肾上腺素和去甲肾上腺素与 α 受体结合后对平滑肌主要产生兴奋性效应，如血管收缩、妊娠子宫收缩、虹膜辐射肌收缩、瞳孔散大等；但对小肠、腺体则为抑制性效应，使小肠平滑肌舒张、腺体分泌减少。酚妥拉明是 α 受体的阻断剂。

（2）β 受体　β 受体可分为 β_1和 β_2受体两种亚型。β_1受体主要分布在心脏组织内，另外，在脂肪组织内也存在 β_1受体，它与肾上腺素和去甲肾上腺素结合后产生兴奋效应：心率加快，心肌收缩力增强，脂肪分解代谢加快。β_2受体主要分布于支气管、胃、肠、子宫及许多血管平滑肌细胞上，肾上腺素与 β_2受体结合后主要产生抑制效应：冠状血管、骨骼肌血管、支气管等平滑肌舒张。普萘洛尔是 β 受体的阻断剂。

（三）神经递质的代谢

神经递质的代谢是指递质的合成、储存、释放、消除、再摄取以及再合成等过程。递质代谢过程中如果出现障碍，常可产生神经冲动传导功能的紊乱。临床上对某些疾病的治疗就是通过干预递质代谢过程而实现的。因此，了解递质代谢过程有重要的临床意义。

不同递质合成的过程和部位均有差异。乙酰胆碱和单胺类递质一般在胞质内合成，且需要酶的催化，合成后储存在突触小泡内，释放时需要在 Ca^{2+} 的参与下进行。神经肽则在基因调控下在核糖体上翻译合成。递质消除的方式主要有酶降解、重吸收回血液以及神经末梢再摄取等，ACh 的消除是依靠突触后膜上的胆碱酯酶水解，NE 的消除主要通过突触前膜的再摄取，少量通过酶水解，神经肽的消除主要依靠酶降解。

四、反射中枢

（一）中枢神经元的联系方式

中枢神经系统存在着数以亿计的神经元，这些神经元根据在反射弧中所处位置的不同，分为传入神经元、中间神经元和传出神经元三种，其中中间神经元的数目最多。虽然它们之间的联系非常复杂，但主要有辐散式、聚合式、环式和链锁式等几种（图10－9）。

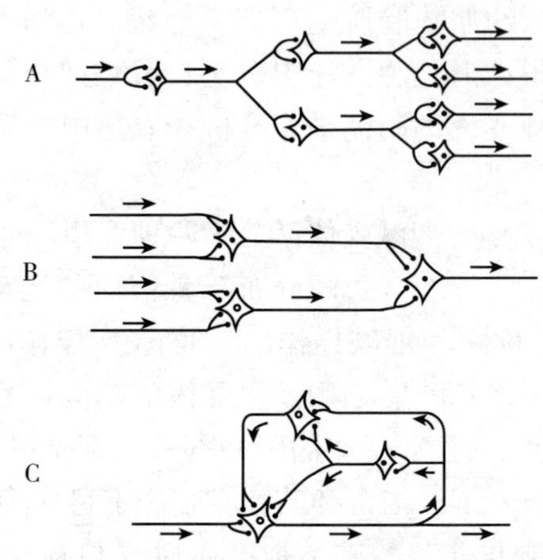

图10－9 中枢神经元的联系方式
A. 辐散式联系 B. 聚合式联系 C. 环式和链锁式联系

1. 辐散式 是指一个神经元的轴突可以通过分支与许多神经元建立突触联系，它能使一个神经元的兴奋引起许多神经元同时兴奋或抑制，在感觉传导途径上多见。

2. 聚合式 是指神经元的胞体与树突可接受许多不同轴突来源的突触联系，这种联系使来自许多不同作用神经元的兴奋和抑制在同一神经元上发生整合，导致后者兴奋或抑制。这种方式在运动传出途径上多见。

3. 环式和链锁式 环式联系是指一个神经元通过其轴突的侧支与中间神经元联系，中间神经元反过来再与该神经元发生突触联系，构成闭合环路。通过环式联系引起正反馈或负反馈。如中间神经元是兴奋性神经元，则通过环式联系使兴奋效应得到增强和时间上的延伸；如中间神经元是抑制性神经元，则通过环式联系使得兴奋效应及时终止。

链锁式为辐散与聚合同时存在的联系方式，兴奋冲动通过链锁式联系，可扩大作用的空间范围。

（二）中枢兴奋传递的特征

中枢内的神经元活动是以突触联系为基础的，兴奋在中枢部分传递时，往往需要通过一次以上的突触接替。由于突触结构和化学递质参与等因素的影响，在反射弧中枢部分的突触传递是比较复杂的，兴奋在中枢的传递不同于在单根神经纤维上的传导，有着自己的特征，主要表现为以下几个方面：

1. 单向传递 兴奋只能由突触前神经元向突触后神经元传递，而不能反方向进行，称为单向传递。单向传递是由突触的性质所决定的，递质由突触前膜释放，而一般在突触后膜上有特异的受体。

2. 中枢延搁　突触传递需要突触前膜释放递质，经过突触间隙的扩散，才能与受体结合产生突触后电位，耗时较长，这一现象称为中枢延搁。反射过程中，通过的突触越多，兴奋传递需要的时间越长。

3. 总和　突触后电位是一种局部电位，具有总和效应。当总和的结果是去极化，一旦去极化达到阈电位水平就爆发动作电位；但抑制性突触后电位的总和，只能使突触后膜的兴奋性降低而呈现抑制效应。

4. 兴奋节律的改变　在反射活动中，传出神经发出的冲动频率与传入神经传入的冲动频率往往并不相同，因为传出神经的兴奋节律，不仅取决于传入神经冲动的节律，还取决于反射中枢的功能状态，可以产生兴奋节律的改变。此外，由于反射中枢中间神经元的存在，当对传入神经的刺激停止后，传出神经仍继续发放冲动，使兴奋节律发生改变。

5. 对内环境变化敏感和易疲劳　由于突触间隙与细胞外液即内环境相通，内环境如果受到某些因素变化的影响，如缺氧、CO_2增加、麻醉剂以及某些药物等，都可改变突触传递的功能或影响递质的释放及与受体的结合，最终影响突触传递。另外，通过实验使用高频脉冲连续刺激突触前神经元，突触后神经元的放电频率逐渐降低，说明突触是反射活动过程中最易疲劳的环节，这一现象的出现可能与递质的耗竭有关。

（三）中枢抑制

在任何反射活动中，中枢内既有兴奋活动又有抑制活动，二者共同作用使反射活动能够协调进行。例如吞咽时呼吸停止，屈肌反射进行时伸肌活动即受抑制。兴奋与抑制都是主动过程，是通过突触传递来实现的。中枢抑制产生的机制复杂，根据中枢抑制产生的部位与机制的不同，抑制可分为突触后抑制和突触前抑制两类。

1. 突触后抑制　哺乳类动物的突触后抑制都是由抑制性中间神经元活动引起的。抑制性中间神经元能够释放抑制性的递质，在突触后膜上产生抑制性突触后电位，导致与其发生突触联系的神经元发生抑制。突触后抑制又分为回返性抑制和传入侧支性抑制两种（图 10－10）。

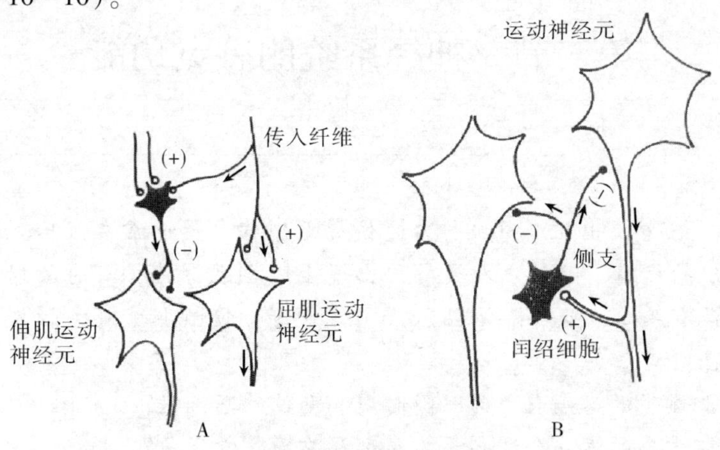

图 10－10　突触后抑制类型

A 传入侧支性抑制　　B 回返性抑制

（1）回返性抑制　是指某一中枢的神经元产生兴奋时，冲动沿轴突外传，同时又经轴突侧支去兴奋一个抑制性中间神经元，该抑制性中间神经元兴奋后，释放出抑制性递质，抑制了原来产生兴奋的神经元及其同一中枢的其他神经元。脊髓前角的运动神经元与闰绍细胞之间的联系就是这种抑制的典型。前角运动神经元发出轴突支配外周的骨骼肌，同时也在脊髓内发出侧支兴奋闰绍细胞，而闰绍细胞是抑制性神经元，其活动经轴突回返，再抑制原来产生兴奋的神经元和其他神经元。这种抑制是一种负反馈控制形式，它能使神经元的活动及时终止，同时也可以促使同一中枢内许多神经元之间的活动能步调一致。这种形式的抑制在大脑的海马体和丘脑内也明显存在。

（2）传入侧支性抑制　是指在一个感觉传入纤维进入脊髓后，不但可以直接兴奋某一中枢的神经元，还可以发出侧支，兴奋一个抑制性中间神经元，再通过抑制性中间神经元的活动转而抑制另一中枢的神经元。例如，屈肌的肌梭感受器兴奋后，冲动传入中枢，直接兴奋了屈肌的α运动神经元，同时还发出侧支兴奋一个抑制性中间神经元，转而抑制伸肌的α运动神经元，出现屈肌收缩而伸肌舒张。这种形式的抑制在脑内也存在，它能使不同中枢之间的活动相互协调统一。

2. 突触前抑制　通过改变突触前膜兴奋的能力，使突触后神经元的兴奋性突触后电位降低，产生抑制效应，其结构基础是轴－轴突触（图10－11）。由于这种抑制是通过改变突触前膜的活动而实现的，因此称为突触前抑制。

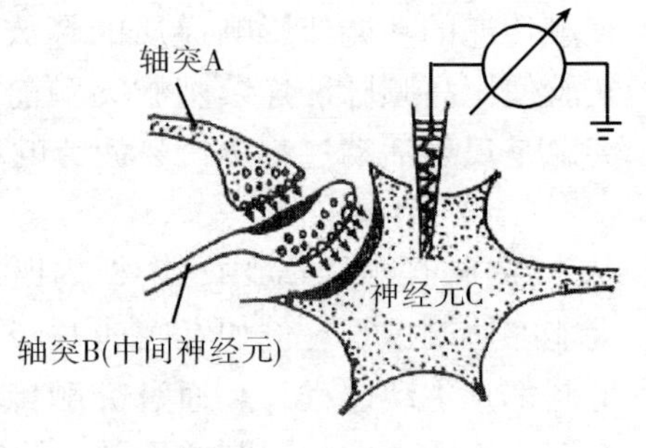

图10－11　突触前抑制

A纤维末梢与B纤维末梢构成轴－轴突触；B纤维末梢又与运动神经元C构成轴－体突触。当刺激先作用于A，则B接受A的刺激发生去极化，而此时B神经元自己的兴奋传到纤维末梢，由于B正在接受A的刺激发生反应，故B释放的递质量减少，使C神经元产生的兴奋性突触后电位减小，不足以使突触后膜产生动作电位，于是B向C的兴奋传递产生了抑制。

第二节　神经系统的感觉功能

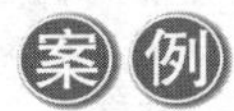

患者，男，36岁，出租车司机。自述饮食无规律，最近常在饭后上腹部或右上腹部出现时隐时现的疼痛。因与友人聚餐，出现上腹剧烈疼痛，有时放射至右肩部和右肩胛骨下角，伴有恶心、呕吐，体温38.3℃。诊断：慢性胆囊炎急性发作。请根据本节所学内容解释：

1. 为什么胆囊炎的疼痛表现为时隐时现和部位的不确定？
2. 为什么胆囊炎的疼痛会放射至右肩部和右肩胛骨下角？

感觉是客观物质世界在人脑中形成的主观印象。感觉的产生是神经系统的一项重要生理功能。人体内、外环境发生变化时，成为刺激信号作用于机体的相应感受器或感觉器官，感受器将刺激信号转变为神经冲动传入脊髓，经过传导通路到达皮质下各级中枢，最终到达大脑皮质的特定部位，大脑皮质通过对传入信息进行精确地分析、整合而形成人类的各种感觉。

一、脊髓的感觉传导功能

脊髓是感觉传导通路中的一个重要的神经结构。来自各种感受器的传入神经冲动，大部分经脊神经后根进入脊髓，分别通过两类传导通路传至大脑皮质而产生各种感觉，一为浅感觉传导路径，另一个为深感觉传导路径。浅感觉传导路径主要传导痛觉、温度觉和轻触觉等，其传入纤维由后根的外侧部进入脊髓，在后角交换神经元，由此发出的纤维在中央管前交叉到对侧，分别经脊髓丘脑侧束（痛、温觉）和脊髓丘脑前束（轻触觉）上行抵达丘脑。深感觉传导路径传导肌肉本体感觉和深部压觉等，其传入纤维由后根的内侧部进入脊髓，经同侧后索上行，抵达延髓下部薄束核和楔束核后更换神经元，由此发出纤维交叉到对侧，经内侧丘系至丘脑。浅感觉传导路径是先交叉后上行，深感觉传导路径是先上行后交叉。在脊髓半离断的情况下，浅感觉的障碍发生在离断的对侧；深感觉的障碍则发生在离断的同侧。

二、丘脑及其感觉投射系统

（一）丘脑的核团

丘脑是大量神经元组成的核团群。各种感觉通路（除嗅觉）都在此交换神经元，然后再向大脑皮质投射。因此，丘脑是各种感觉信息上传的总中转站（图 10－12）。这些核团划分为三类：

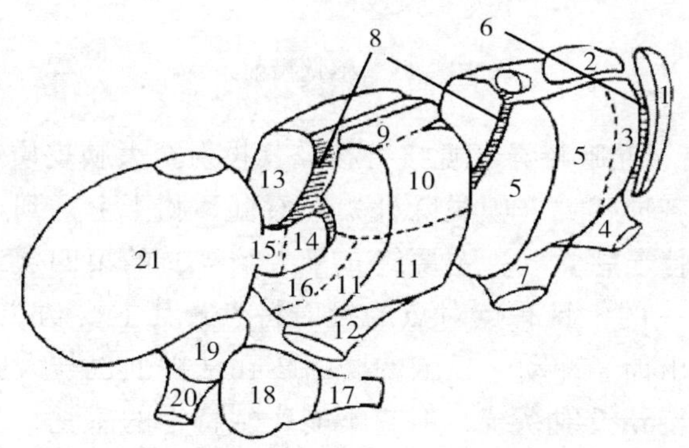

图 10－12　丘脑核团分类

1：网状核（大部分已除去，只显示前面一部分）；2：前核；3：前腹核；4：苍白球传来纤维；5：外侧腹核；6：外髓板；7：小脑传来纤维；8：内髓板及髓板内核群；9：背外侧核；10：后外侧核；11：后外侧腹核；12：内侧丘系；13：背内核；14：中央中核；15：束旁核；16：后内侧腹核；17：视束；18：外侧膝状体；19：内侧膝状体；20：外侧丘系；21：丘脑枕

1. 感觉接替核 主要接受感觉的投射纤维，经过换元后投射到大脑皮质感觉区的特定区域。这些核团是所有特定感觉冲动（除嗅觉外）传向大脑皮质的换元接替站，主要有后腹核的内侧部分与外侧部分、外侧膝状体、内侧膝状体等。

2. 联络核 接受丘脑感觉接替核和其他皮质下中枢的传出纤维（但不直接接受感觉的投射纤维），经过换元，发出纤维投射到大脑皮质的某一特定区域。它们是各种感觉通向大脑皮质的联系与协调部位，主要有丘脑前核、外侧腹核、丘脑枕等。

3. 髓板内核群 这些核团没有直接投射到大脑皮质的纤维，而是通过多突触接替换元后，再弥散地投射到整个大脑皮质。它们对维持和改变大脑皮质兴奋状态起重要作用。

（二）感觉投射系统

由丘脑投射到大脑皮质的感觉投射系统，根据其投射特征的不同分为特异投射系统和非特异投射系统（图 10－13）。

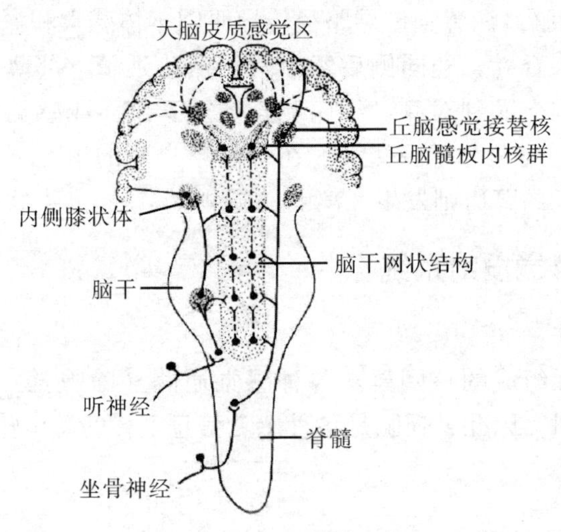

图 10－13 感觉投射系统

1. 特异投射系统 丘脑特异感觉接替核及其投射至大脑皮质特定区域的神经通路称为特异投射系统。各种感觉（嗅觉除外）经脊髓、脑干上升到丘脑感觉接替核换元后，到达大脑皮质的特定感觉区，主要终止于大脑皮质的第四层细胞。每一种感觉的传导投射路径都是专一的，具有点对点的投射特点，其主要功能是引起特定的感觉，并能激发大脑皮质发出神经冲动。丘脑的联络核在结构上也与大脑皮质有着特定的投射关系，因而也属于特异投射系统，但它不能产生特定的感觉，主要起联络和协调的作用。

2. 非特异投射系统 丘脑的髓板内核群及其投射到大脑皮质的神经通路称为非特异投射系统。前面讲述的经典感觉传导纤维在经过脑干时发出许多侧支，与脑干网状结构的神经元发生突触联系，经多次交换神经元，抵达丘脑的髓板内核群，由此再发出纤维弥散地投射到大脑皮质的广泛区域。该系统不具有点对点的投射关系，其纤维进入大脑皮质后反复分支，广泛终止于各层细胞，因而不能产生特定感觉，主要功能是改变大脑皮质兴奋性，维持机体的觉醒状态。

特异和非特异两个感觉投射系统特点各不相同（表10－1），但它们互相配合，使大脑皮质既能处于觉醒状态，又能产生各种特定感觉。

表10－1　特异投射系统与非特异投射系统的比较

项目	特异投射系统	非特异投射系统
传入神经元接替	经较少神经元	经多级神经元
投射范围	大脑皮质的特定区域	大脑皮质的广泛区域
路径情况	每种感觉有专一路径	各种感觉混合后，共同上传
投射特点	点对点投射	弥散性投射（非点对点）
突触联系	突触联系少，不易受药物影响	突触联系多，易受药物影响
主要功能	引起特定感觉，并激发大脑皮质发放传出神经冲动	维持和改变大脑皮质的兴奋状态，保持机体的觉醒

三、大脑皮质的感觉分析功能

大脑皮质是产生感觉的最高级中枢。人类大脑皮质内神经元的数量极大，其类型也很多，神经元之间的联系非常复杂，但是各种神经元在皮质中的分布不是杂乱的，而是具有严格的层次。各种感觉传入冲动最终都到达大脑皮质的代表区，经分析与综合产生不同的感觉。

（一）体表感觉

中央后回是全身体表感觉的投射区域，称为第一感觉区。中央后回的感觉投射规律有：①躯体、四肢的感觉传入冲动向皮质投射具有交叉的性质，即一侧传入冲动向对侧大脑皮质投射，但头面部感觉的投射是双侧性的。②投射区域的空间排列呈倒置排列，即头面部代表区在底部，但头面部内部排列是正立的；上肢代表区在中间部；下肢代表区在顶部（膝部以下的代表区在皮质内侧面）。③投射区域的大小与感觉的分辨精细程度有关，分辨愈精细的部位在中央后回的代表区也愈大。例如，感觉灵敏度高的大拇指、示指和唇的代表区较大，而感觉迟钝的背部代表区则较小（图10－14）。

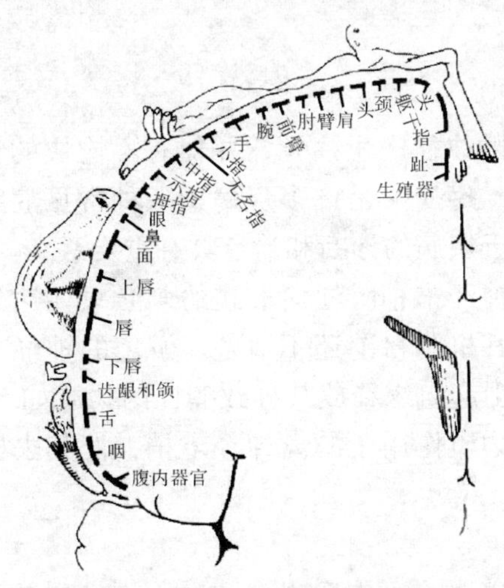

图10－14　中央后回感觉投射规律

人脑中央前回与岛叶之间还有第二感觉区，第二感觉区面积远比第一感觉区小，区内投射为正立和双侧性的空间分布。目前认为第二感觉区与痛觉有较密切的关系，它可能接受痛觉传入的投射。但人类切除第二感觉区后，并不产生显著的感觉障碍。

（二）本体感觉

本体感觉是指来自于肌肉、肌腱、关节等处的位置觉与运动觉。本体感觉的投射区在中央前回，主要接受来自肌肉、肌腱和关节处的感觉信息，可以感知身体在空间的位置、姿势、运动状态以及运动方向。目前认为中央前回既是运动区，也是本体感觉的投射区。

（三）内脏感觉

内脏感觉的投射区在第一和第二感觉区、运动辅助区以及边缘系统等皮质部位，但投射区小且不集中，这可能是内脏感觉性质模糊、定位不准确的原因。

（四）视觉

视觉投射区在皮质内侧面的枕叶距状裂上下两缘。左眼颞侧和右眼鼻侧视网膜的传入纤维投射到左侧枕叶皮质；右眼颞侧和左眼鼻侧视网膜的传入纤维投射到右侧枕叶皮质。视网膜上半部的传入纤维投射到距状裂的上缘；视网膜下半部的传入纤维投射到距状裂下缘；视网膜中央的黄斑区的传入纤维投射到距状裂的后部，视网膜周边区的传入纤维投射到距状裂的前部。

（五）听觉

听觉皮质代表区位于颞横回和颞上回。听觉的投射是双侧性的。一侧皮质代表区接受双侧耳蜗感觉传入投射。耳蜗不同部位的感觉传入冲动投射到听皮质的一定部位，耳蜗底部（低频声感）投射到听皮质前外侧，耳蜗顶部（高频声感）投射到听皮质后内侧。

（六）嗅觉和味觉

嗅觉在大脑皮质的投射区随着进化而日趋缩小。在高等动物，只有边缘叶的前底部（包括梨状区皮质的前部、杏仁核的一部分等）。味觉投射区在中央后回头面部感觉投射区的下侧。

四、痛觉

机体受到伤害性刺激时往往产生痛觉，并伴有不愉快的情绪活动和防卫反应，这对于保护机体是很重要的。疼痛又是许多疾病的一种常见症状，因此在临床上认识疼痛产生的原因和规律，对于疾病的诊断和治疗具有重要意义。

痛觉的感受器是游离神经末梢。任何形式的刺激只要达到一定强度刺激了痛觉感受器，都能引起痛觉，但其机制目前还不清楚。游离的神经末梢本质是一种化学感受器，各种伤害性刺激首先引起组织释放某种致痛性的物质如 K^+、H^+、组胺、5－羟色胺、缓激肽等，这些化学物质作用于游离神经末梢，使其去极化产生传入冲动进入大脑皮质就引起痛觉。

（一）皮肤痛

伤害性刺激作用于皮肤时，可先后出现两种不同性质的痛觉：快痛和慢痛。快痛是一种尖锐而定位清楚的“刺痛”，它在刺激时发生快，撤除刺激后消失也快；慢痛是一种定位不明确的“烧灼痛”，它在刺激后过0.5～1.0秒才能出现，痛感强烈而难以忍受，撤除刺激后还可能持续几秒钟，并伴有情绪反应和心血管、呼吸等方面的变化。但皮肤炎症时，常以慢痛为主。

（二）内脏痛与牵涉痛

1. 内脏痛的特征　内脏痛与皮肤痛相比较有不同的特征：①发生缓慢、持续、定位不清楚，对刺激的分辨能力差，常伴有明显的情绪反应。②对机械性牵拉、痉挛、缺血、炎症等刺激敏感；而对切割、烧灼等刺激不敏感。如果内脏器官发生管道梗阻而出现异常运动、循环障碍、炎症时，往往引起剧烈的疼痛。③有些内脏痛常常伴有牵涉痛。

2. 牵涉痛　有些内脏疾病往往引起身体的某些体表部位发生疼痛或痛觉过敏，这种现象称为牵涉痛。例如，心肌缺血时，可发生心前区和左上臂尺侧的疼痛；胆囊病变时，右肩胛区会出现疼痛；患阑尾炎时，初期可有上腹部或脐区疼痛（表10－2）。发生牵涉痛的部位与真正发生痛觉的患病的内脏部位有一定的关系，了解牵涉痛的部位，对诊断某些内脏疾病有一定的参考价值。

表10－2　常见内脏疾病牵涉痛的部位

患病内脏器官	体表牵涉痛部位
心脏	心前区、左肩、左臂尺侧区
胃、胰	左上腹、肩胛间
肝、胆	右上腹、右肩部
肾、输尿管	腰部、腹股沟区
小肠、阑尾	上腹部或脐周围

关于牵涉痛产生的原因，目前有两种学说：会聚学说和易化学说。会聚学说认为，由于患病的内脏器官和牵涉痛体表区域的部分传入纤维都投射到同一脊髓后角神经元，由同一纤维上行传导至大脑，而在人的日常生活中，较多接受来自体表的痛觉信息，虽然此时的痛觉传入冲动来自患病的内脏，但却被错误的分析为来自皮肤，因而产生了皮肤痛觉。易化学说认为，患病内脏的传入纤维和牵涉痛的体表部位的部分传入纤维由同一后根进入脊髓，在脊髓灰质内同一区域换神经元，因为接近，所以由患病的内脏传来的冲动会提高邻近的躯体感觉神经元的兴奋性，对躯体传入纤维产生易化作用，导致较小的躯体传入冲动也能使相应的脊髓中枢产生较大的兴奋，产生痛觉或痛觉过敏。

第三节　神经系统对躯体运动的调节

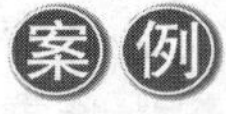

患者，男，28岁。近期无诱因常感觉头晕头痛，时伴有呕吐，走路步态不稳，协调性差，易摔倒，肢体乏力，以右侧为重。经头颅CT和核磁共振扫描检查，诊断：小脑星型胶质细胞瘤。请根据本节所学内容解释：

1. 患者为何走路步态不稳，协调性差？

2. 患者为何出现头痛、呕吐现象？

躯体运动是指全身或局部骨骼肌的运动，是人类最基本的功能之一。人体的躯体运动可以是不受意志控制的反射活动，也可以是按一定目标进行的随意活动。随意活动是在大脑皮质、基底神经节、小脑、脑干和脊髓等共同调控下，通过骨骼肌的收缩和舒张，维持身体姿势或迅速准确地完成各项动作。

一、脊髓对躯体运动的调节

脊髓是调节躯体运动的最基本中枢。脊髓前角存在大量的运动神经元，它们一方面接受来自皮肤、肌肉和关节等信息传入，另一方面接受从脑干到大脑皮质各级中枢的下传信息，发出传出冲动到达支配的骨骼肌，而引发躯体运动。在脊髓前角的神经元有 α 运动神经元和 γ 运动神经元两种，它们的轴突离开脊髓后直达所支配的骨骼肌。α 运动神经元支配梭外肌，由一个 α 运动神经元及其所支配的全部肌纤维组成的功能单位，称为运动单位。梭外肌收缩产生运动。γ 运动神经元支配骨骼肌的梭内肌，主要调节肌梭对牵张刺激的敏感性。在脊髓水平能完成的躯体运动反射主要有屈肌反射与对侧伸肌反射、牵张反射等。

（一）屈肌反射与对侧伸肌反射

当肢体一侧的皮肤受到伤害性刺激时，受刺激一侧肢体关节的屈肌收缩而伸肌舒张，肢体表现为屈曲，称为屈肌反射。屈肌反射可使机体避开伤害性刺激，因而具有保护性意义，但它不属于姿势反射。若刺激强度加大，在同侧肢体发生屈肌反射的基础上出现对侧肢体伸直的反射活动，称为对侧伸肌反射。对侧伸肌反射是一种姿势反射，对于保持身体的平衡具有重要意义。

（二）牵张反射

以脊髓为反射中枢的最基本的躯体运动反射是牵张反射。牵张反射是指骨骼肌受外力牵拉时，引起受牵拉的同一块肌肉发生收缩的反射活动。

1. 牵张反射的类型　牵张反射有肌紧张和腱反射两种类型。

（1）肌紧张　是指缓慢持续牵拉肌腱时发生的牵张反射，往往表现为受牵拉的肌肉发生微弱而持久的紧张性收缩，阻止被拉长。肌紧张是一种多突触反射，表现为同一肌肉不同运动单位发生交替收缩，保持一定的紧张性以维持姿势，能持久进行，不易疲劳，但收缩力量不大，不会引起躯体明显的位移。肌紧张是维持躯体姿势最基本的反射活动，是姿势反射的基础。肌紧张反射弧的任一结构被破坏，都会引起肌张力减弱或消失，表现为肌肉松弛，身体无法维持正常的姿势。

（2）腱反射　是指快速牵拉肌腱时发生的牵张反射，表现为被牵拉的肌肉迅速而明显地缩短。例如膝跳反射，当叩击髌骨下方的股四头肌肌腱时，股四头肌因牵拉而发生快速的反射性收缩。此外，属于腱反射的还有跟腱反射和肘反射等。腱反射是单突触反射，感受器是肌梭。正常情况下腱反射受上位脑的下行控制。临床上常通过腱反射的检查来了解神经系统的某种功能状态。若腱反射减弱或消失，提示腱反射反射弧的完整性受到破坏；若腱反射亢进，说明控制腱反射的高级中枢的作用减弱，病变在高级中枢的某个部位。

☞ **考点**：腱反射检查的临床意义。

2. 牵张反射的反射弧 牵张反射的感受器是肌肉中的肌梭。肌梭的外层为一层结缔组织囊，囊内所含的肌纤维称为梭内肌纤维；囊外的一般肌纤维称为梭外肌纤维。肌梭与梭外肌纤维呈并联关系。梭内肌纤维的收缩成分位于纤维两端，而感受装置位于中间，两者之间呈串联关系。肌梭主要感受肌肉长度、位置和收缩速度的变化，是一种长度感受器。牵张反射的中枢主要在脊髓，传入和传出神经都包含在支配该肌肉的神经中，效应器是该肌肉的梭外肌纤维。当肌肉受外力牵拉时，梭内肌感受装置被拉长而敏感性增高，使脊髓的传入神经冲动增加，继而引起支配同一肌肉的 α 运动神经元兴奋，梭外肌收缩，最终形成一次牵张反射过程。牵张反射反射弧的特点是感受器和效应器在同一块肌肉中（图 10－15）。

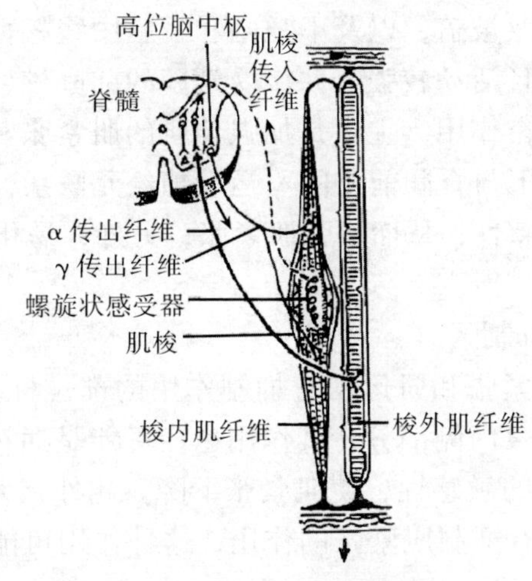

图 10－15 牵张反射示意图

（三）脊休克

脊髓是躯体运动的基本反射中枢，许多反射可以在脊髓水平完成。但在正常情况下，脊髓的功能一般在高位中枢的控制下完成，脊髓的独立功能不容易表现出来。为了单独研究脊髓的功能，一般采用将脊髓与延髓的联系切断的方法来制备实验动物，把这种脊髓与高位中枢离断的动物称为脊动物。当脊髓与高位中枢突然离断后，断面以下的脊髓会暂时丧失反射活动能力而进入无反应状态，这种现象称为脊休克。具体表现为横断面以下的躯体和内脏反射活动减弱或消失，如骨骼肌肌紧张减退甚至消失，外周血管扩张，血压下降，发汗反射消失，排便反射和排尿反射消失，出现大小便潴留现象。脊休克是暂时的，这些反射活动以后可以逐渐恢复，恢复的速度与物种的进化程度有关：低等动物如蛙在脊髓离断后数分钟内反射即恢复；猫、犬等需要几天；人对高级中枢的依赖性最强，恢复最慢，在外伤等原因引起脊休克后数周甚至数月脊髓反射活动才能恢复。恢复的过程是简单的反射如屈肌反射、腱反射先恢复；对侧伸肌反射、搔爬反射等较复杂的反射后恢复。血压也逐渐回升到一定水平，排便反射、排尿反射等内脏反射活动也能部分恢复。但由于脊髓内上行和下行纤维束难以再通，因此离断面水平以下的知觉和随意运动能力将永久丧失。

护理应用

对早期截瘫的患者进行护理时，由于脊休克的存在，断面以下的脊髓会暂时丧失反射活动能力，处于无反应状态，冬季应注意保暖。即使在炎热的夏季，若使用空调也要注意。此外，对此类患者还要注意保持干净和勤翻身，以防褥疮的形成。

二、脑干对肌紧张的调节

脑干对肌紧张的调节主要是通过网状结构的易化区和抑制区的活动来实现的。

（一）脑干网状结构易化区

易化区的范围广泛，主要分布于脑干的中央区，包括延髓网状结构的背外侧部分、脑桥被盖、中脑中央灰质及被盖，以及下丘脑和丘脑中线核群等部位。易化区神经元兴奋性较高，能自发放电且活动较强，并接受延髓的前庭核、小脑前叶两侧部以及后叶中间部等传入冲动的兴奋作用，主要是加强伸肌的肌紧张和肌肉运动。其作用途径可能是通过网状脊髓束向下与脊髓前角的γ运动神经元联系，使γ运动神经元传出冲动增加，提高了肌梭的敏感性，从而增强肌紧张；另外，易化区对α运动神经元也有一定的易化作用。

（二）脑干网状结构抑制区

脑干网状结构中对肌紧张和肌运动有抑制作用的部位称为抑制区。抑制区较小，主要位于延髓网状结构的腹内侧部分。其作用途径可能是通过网状脊髓束经常抑制γ运动神经元，降低了肌梭的敏感性，使肌紧张下降。此外，大脑皮质运动区、纹状体和小脑前叶蚓部等部位也有抑制肌紧张的作用，这种作用可能是通过加强脑干网状结构抑制区的活动来实现的。

正常情况下，肌紧张易化区的活动较强，抑制区的活动较弱，两者在一定水平上保持相对平衡，以维持正常的肌紧张。

（三）去大脑僵直

若在动物的中脑上、下丘之间切断脑干，动物会出现抗重力肌（伸肌）的肌紧张亢进，表现为四肢伸直，头尾昂起，脊柱挺硬，这一现象称为去大脑僵直（图10－16）。在临床上，如果患者出现去大脑僵直表现，即，头后仰，上下肢均伸直，上臂内旋，手指屈曲，往往提示病变已严重侵犯脑干，预后将不良。去大脑僵直是一种增强的牵张反射，表明在脑干网状结构对肌紧张的平衡调节作用中，易化区的活动较抑制区略占优势。

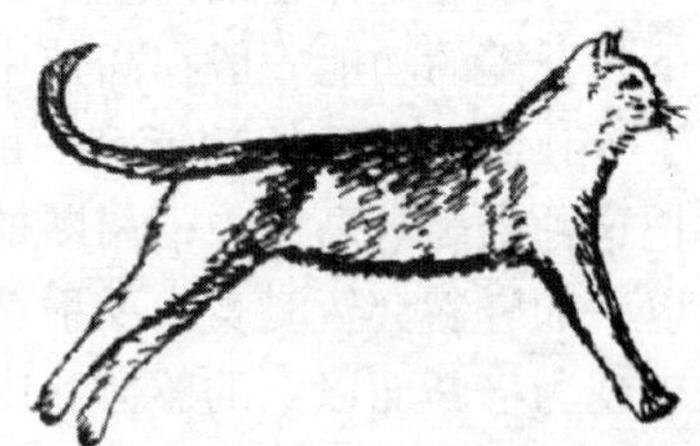

图10－16　去大脑僵直

三、小脑对躯体运动的调节

人体的大量躯体运动都是建立在姿势反射的基础上。在大脑皮质控制下，按一定的目标进行的骨骼肌活动，是由大脑皮质和皮质下各级中枢共同配合完成的。小脑分为绒球小结叶、前叶和后叶，在功能上也称为前庭小脑、脊髓小脑和皮质小脑三个功能部分。小脑与脊髓、脑干、大脑皮质间有广泛的纤维联系，共同协调完成躯体运动（图 10－17）。

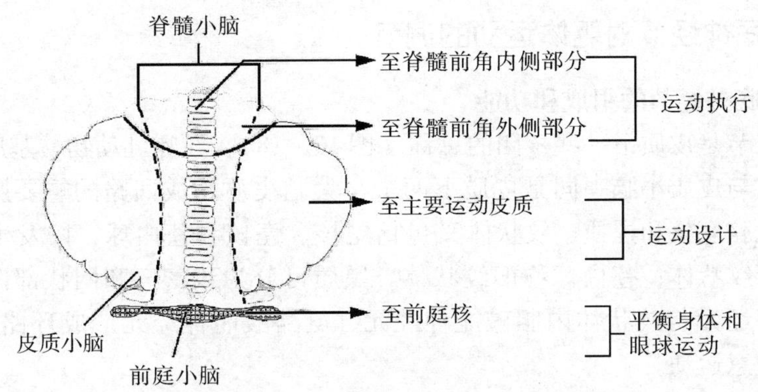

图 10－17　小脑功能分区示意图

（一）维持身体平衡

这主要是前庭小脑的功能。前庭小脑主要由绒球小结叶构成。由于前庭小脑主要接受前庭器官传入的有关头部位置改变和直线或旋转加速运动情况的平衡感觉信息，而传出冲动主要影响躯干和四肢近端肌肉的活动，因此具有维持身体姿势平衡的作用。其反射路径依次为：前庭器官、前庭核、前庭小脑、前庭核、脊髓灰质前角运动神经元、肌肉。如果第四脑室附近肿瘤压迫了绒球小结叶，病人都会有步基宽（站立时两脚之间的距离增宽）、站立不稳、步态蹒跚、容易跌倒等症状。

（二）调节肌紧张

这主要是脊髓小脑的功能。小脑对肌紧张的调节具有抑制和易化双重作用，抑制肌紧张的区域在小脑前叶蚓部；加强肌紧张的区域在小脑前叶两侧部和半球中间部，分别通过脑干网状结构抑制区和易化区发挥作用。此外，脊髓小脑也可调节正在进行过程中的运动，协助大脑皮质对随意运动进行适时地控制。在临床上，脊髓小脑损伤常常表现为肌张力减退，四肢乏力，运动变得笨拙不准确，表现为随意运动的力量和方向以及限度均发生紊乱。例如患者不能完成精巧动作，肌肉在动作进行过程中颤抖以至于把握不住动作的方向，出现意向性震颤；行走时跨步过大而躯干落后，以至于容易跌倒或走路摇晃、步态蹒跚，沿直线行走时更不平稳。这些小脑损伤后的动作性协调障碍，称为小脑性共济失调。

（三）协调随意运动

这主要是皮质小脑的功能。皮质小脑是指小脑半球外侧部，主要参与随意运动的设计和编程。一个随意运动的产生包括运动的设计和执行两个阶段，其中皮质小脑和基底神经节参与随意运动的设计过程，而脊髓小脑则参与运动的执行过程。当大脑皮质发动精巧动作时，首先通过大脑－小脑回路从皮质小脑中提取程序，再将它回输到运动皮质，然后通过皮质脊髓束发动运动，在此过程中，皮质小脑参与了运动计划的形成和运动程序的编制。这个系统是通过“做”来“学习”的。在学习过程中，大脑皮质与小脑之间不断进行联合活动，脊髓小脑也不断地接受感觉传入信息，纠正运动过程中出现的偏差，从而使运动逐步协调和熟练起来。有报道称小脑外侧部受损的患者，可出现运动起始延缓和已形成的快速而熟练动作的缺失等表现。

四、基底神经节对躯体运动的调节

（一）基底神经节的组成和功能

基底神经节是皮质下一些核团的总称（图 10－18）。在哺乳动物，基底神经节为皮质下结构，它与皮质小脑一同是皮质下两个与大脑皮质构成回路的重要脑区，主要包括纹状体、丘脑底核和黑质；纹状体又包括尾核、壳核和苍白球，按发生的先后将尾核和壳核称新纹状体；苍白球称旧纹状体。黑质可分为致密斑和网状部两部分。黑质的多巴胺能神经元与纹状体内胆碱能神经元、氨酪酸能神经元形成环路，相互平衡，共同调节着随意运动。

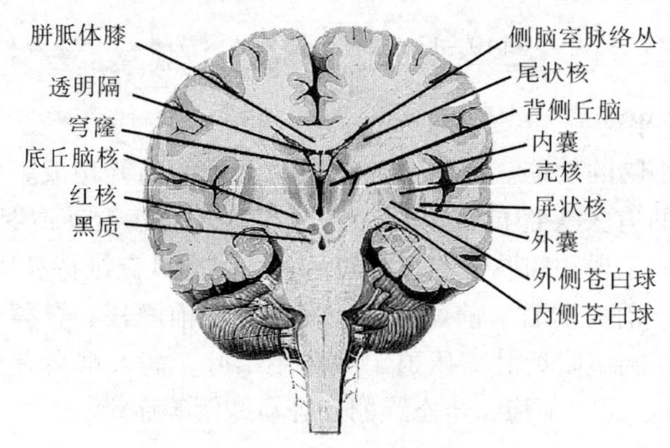

图 10－18　基底神经节的部分核团

基底神经节有重要的运动调节功能：参与随意运动的设计和编程，可以对随意运动的稳定、肌张力的控制、本体感觉传入信息的处理等都产生重要作用。

（二）与基底神经节损伤有关的疾病

基底神经节受损的主要表现分为两类：运动过少而肌张力过强，如震颤麻痹；运动过多而肌紧张不全，如舞蹈病。

1. 震颤麻痹　又称帕金森病。主要表现为肌张力增高，随意运动减少，面部表情呆板，还可伴有静止性震颤，即静止时手部屈肌和伸肌交替发生节律性的收缩，形成“搓泥丸样动作”，或头部震颤性摇动，随意运动减少，入睡后可停止。其产生机制可能是中脑黑质多巴胺能神经元受损，使脑内多巴胺含量减少，导致纹状体内胆碱能神经元功能相对亢进，从而产生症状。临床上常用多巴胺的前体左旋多巴以增加多巴胺的合成，或用 M 受体阻断剂阿托品等阻断胆碱能神经元的作用，能明显改善患者肌肉强直和动作迟缓的症状。上述药物对静止性震颤无明显疗效。

☞ **考点：** 帕金森病产生的原因。

2. 舞蹈病　又称亨廷顿病。主要表现为随意运动增多并伴有肌张力降低等，如不自主的上肢和头部运动过多，随意运动幅度夸大，且伴有一系列无意义的、无法控制的多余动作，或行走时上肢与头部常不停地摆动。舞蹈病的主要病变部位为纹状体，主要机制可能是因为纹状体内的胆碱能神经元和氨酪酸能神经元功能明显减退，因而对黑质多巴胺能神经元的抑制作用减弱，使多巴胺能神经元的活动相对亢进而出现症状。因此，目前临床上主要用利血平消耗掉多巴胺，以缓解患者的症状。

知识链接

老年性痴呆症是以进行性痴呆为主要临床表现的大脑变性疾病，发病原因和发病机制有待阐明，但主要是由于基底核神经元的老化程度过快大量缺失所致。表现为渐进性记忆障碍、认知功能障碍、语言障碍以及人格改变，严重影响职业、社交和生活。随着进入老龄化社会，其发病率呈增高趋势。

五、大脑皮质对躯体运动的调节

大脑皮质是调节躯体运动的最高级中枢。其信息经下行通路最后抵达位于脊髓前角和脑干的运动神经元来调节肌紧张、发动和调节各种随意运动。

（一）大脑皮质的运动区

大脑皮质控制躯体运动的区域称为皮质运动区，主要位于中央前回和运动前区，其功能特征有：①对躯体运动的调节为交叉性支配，即一侧皮质支配对侧躯体的骨骼肌，但在头面部，下部面肌和舌肌主要受对侧支配，其余部分均为双侧支配。当一侧内囊受损后除对侧下部面肌及舌肌麻痹外，头面部多数肌肉活动仍然基本正常。②具有精确的功能定位，皮质代表区域的大小与该部位运动的精细和复杂程度呈正相关。如躯干所占的面积较小，但手和五指及发声部位等所占的面积很大。③运动区定位自上而下的安排是倒置的，头面部肌肉的代表区在底部，但头面部代表区在皮质的安排仍是正立的；下肢的代表区在皮质的顶端，膝关节以下的代表区在半球内侧面；上肢的代表区在中间部（图 10－19）。

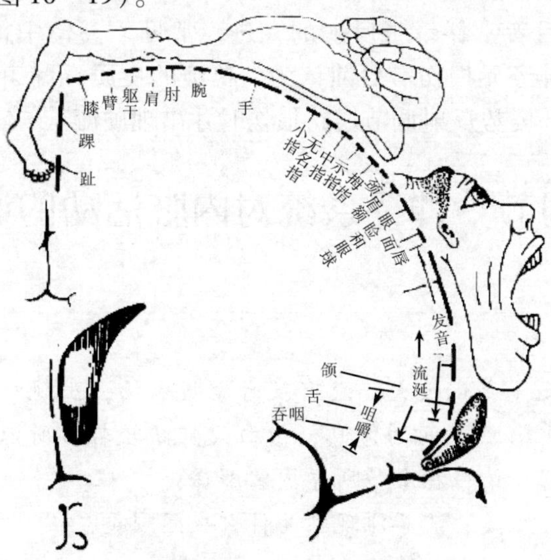

图 10－19　大脑皮质运动区示意图

（二）大脑皮质下行通路及其功能

大脑皮质调节躯体运动的功能是通过锥体系和锥体外系的下行冲动而完成的。

1. 锥体系 包括皮质脊髓束和皮质脑干束，主要功能是发动随意运动，完成精细运动。

（1）皮质脊髓束 主要由皮质发出，经内囊、脑干下行至脊髓前角运动神经元的传导束。皮质脊髓束中约80%的纤维在延髓椎体跨过中线到达对侧，在脊髓外侧索下行，纵贯脊髓全长，称为皮质脊髓侧束。皮质脊髓侧束主要支配四肢远端的肌肉，与精细、技巧性的运动有关。皮质脊髓束其余20%的纤维不跨越中线，在脊髓同侧前索下行，称为皮质脊髓前束。皮质脊髓前束一般只下降到脊髓胸部，大部分纤维在逐个节段经前连合交叉，最终止于对侧的脊髓前角内侧运动神经元，其主要支配躯干和四肢近端的肌肉，尤其是屈肌，与姿势的维持和粗大的运动有关。

（2）皮质脑干束 由皮质发出，经内囊到达脑干内各脑神经运动神经元的传导束，称为皮质脑干束。

皮质脊髓侧束损伤将出现巴宾斯基征阳性体征：以钝物划足趾外侧时，出现拇趾背屈和四趾外展扇形散开的体征。但在正常状态时，由于脊髓受高位中枢的控制，这一反射被抑制而不表现出来，巴宾斯基呈阴性，表现为足趾均发生跖屈。婴儿的皮质脊髓束未完全发育，可出现巴宾斯基征阳性。成年人在熟睡以及麻醉状态下，也可出现巴宾斯基征阳性。临床上常用上述反射活动来检测皮质脊髓侧束功能是否正常。

2. 锥体外系 是指锥体系以外与躯体运动有关的各种下行传导通路，其组成比较复杂，从大脑皮质到脊髓前角运动神经元需经过多次交换神经元，还有反馈回路。锥体外系的主要功能是调节肌紧张，协调肌群的运动。

临床上，当运动传导通路损伤时，可引起人体随意运动的障碍，出现柔软性麻痹（软瘫）和痉挛性麻痹（硬瘫）两种类型表现。除随意运动丧失，前者还伴有牵张反射功能的减退，常见于脊髓和脑运动神经元损伤，如脊髓灰质炎，临床上一般称之为下运动神经元损伤；后者常伴牵张反射的亢进，常见于高位中枢受损，如内囊出血，临床上称之为上运动神经元损伤。目前认为，单纯的皮质脊髓束和皮质脑干束损伤一般可能出现软瘫，合并姿势反射调节通路损伤时才出现硬瘫。

第四节 神经系统对内脏活动的调节

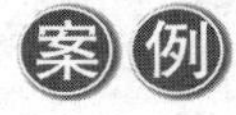

某人，近日因为天气变化较大，没有及时增减衣物，出现咳嗽、咳痰，流鼻涕症状，以夜间为重，严重影响夜间的休息，但白天症状较轻，所以没有及时治疗。此人是受凉引起的普通感冒。请根据本节所学内容解释：

感冒出现的咳嗽、咳痰、流鼻涕现象为什么夜间较重？

神经系统中调节内脏活动的部分称为内脏神经系统，也称自主神经系统。自主神经系统包含传入神经和传出神经，但一般指支配内脏器官的传出神经。

一、自主神经系统的结构和功能特征

自主神经系统按其结构和功能的不同，分为交感神经和副交感神经两部分。它们主要分布至内脏、心血管和腺体，并调节这些器官的功能活动（图 10－20）。

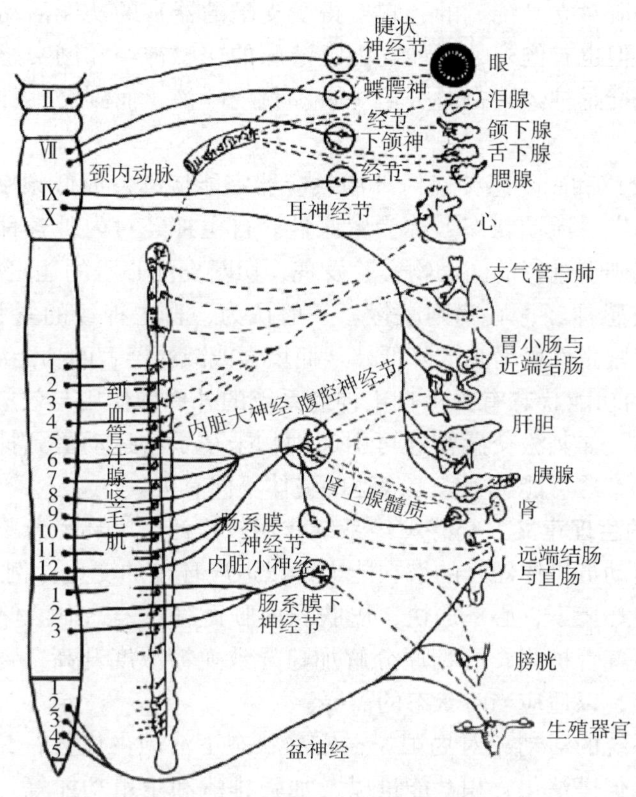

图 10－20 自主神经系统分布

（一）自主神经系统的结构特征

1. 中枢起源不同 交感神经系统起自脊髓胸腰段灰质的侧角；副交感神经的起源比较分散，一部分起自脑干的副交感神经核，另一部分起自脊髓骶段灰质侧角。

2. 神经纤维 自主神经分为节前纤维和节后纤维。节前神经元的胞体位于中枢，其轴突组成节前纤维，从中枢发出后与外周神经节内的节后神经元发生突触联系；节后神经元的轴突组成节后纤维，支配相应的效应器官。交感神经节离效应器官较远，故其节前纤维短，节后纤维长；副交感神经节离效应器官较近，因而其节前纤维长，而节后纤维短。

3. 分布范围不同 交感神经分布广泛，几乎所有内脏器官都受它支配；副交感神经的分布较局限，有些器官无副交感神经支配，如皮肤和肌肉内的血管、汗腺、竖毛肌、肾上腺髓质等；一根交感神经节前纤维可与多个节后纤维联系，因而刺激交感神经节前纤维引起的反应较弥散；而副交感神经节前纤维联系的节后纤维较少，故刺激副交感神经节前纤维所引起的反应则比较局限。

（二）自主神经系统的功能特征

1. 双重支配 人体多数器官都接受交感和副交感神经的双重支配，并且对同一器官的作用常常互相拮抗。例如：心交感神经对心脏有兴奋作用，心迷走神经则对心脏有抑制作用；交感神经使胃肠道平滑肌松弛，迷走神经则促进胃肠道平滑肌收缩。这种相互拮抗作用是既对立又统一的，它使得受支配的器官的功能活动能够适应不同条件下的代谢需要。但也有例外，例如支配唾液腺的交感神经和副交感神经均能促进唾液腺的分泌，只是交感神经兴奋时分泌少量黏稠的唾液，而副交感神经兴奋则分泌大量稀薄的唾液。

2. 紧张性 交感和副交感神经对外周效应器官能持续发放低频率的神经冲动，使效应器经常维持一定的活动状态，称为紧张性。自主神经对内脏各种功能的调节都是在紧张性活动的基础上进行的。动物实验发现，切断支配心脏的迷走神经，心率加快；切断支配心脏的交感神经，心率则减慢。一般认为，自主神经的紧张性来源于中枢，通过中枢控制，其紧张性可增强或降低，从而增强或减弱器官的功能活动。

3. 与效应器的功能状态有关 自主神经系统的外周性作用与效应器本身的功能状态有着密切的关系。如刺激交感神经可引起动物未孕子宫运动受到抑制，而对有孕子宫却可加强其运动，这可能与子宫上表达的受体不同有关。

4. 自主神经的生理意义 交感神经系统作用较广泛。当环境急骤变化时其活动占优势，主要作用是动员机体器官的潜在能力，以适应环境的变化。例如：在剧烈运动、窒息、失血或寒冷环境下，心率加快，皮肤和内脏血管收缩，血液储存库排出血液以增加循环血量，支气管扩张，肝糖原分解加速导致血糖浓度升高，肾上腺素和去甲肾上腺素分泌增加等，以适应当时状态的需要。

副交感神经系统的活动相对局限，在安静状态下活动占优势，其主要功能是保护机体，休整恢复，促进消化，积蓄能量以及加强排泄和生殖功能等，从而保证了机体安静时基本生命活动的正常进行。例如，在机体处于安静状态时副交感神经活动加强，出现心脏活动减弱、瞳孔缩小、消化道运动加强和消化液分泌增多的现象，有利于机体的休整，促进了营养物质的吸收和能量的补充。

二、各级中枢对内脏活动的调节

（一）脊髓

脊髓是调节内脏活动的低级中枢，可以完成基本的血管张力反射、发汗反射、排尿反射、排便反射以及勃起反射等活动的调节，但脊髓的这些反射调节功能是初级的，不完善的，一般均受着高位中枢的控制。因此当脊髓与高级中枢离断后，脊髓对这些反射的调节能力变差，患者会出现体位性低血压、尿失禁、排尿不完全等症状。

（二）低位脑干

延髓可以初步完成如循环、呼吸等基本生命反射的调节，有“生命中枢”之称。如延髓被压迫或受损，可迅速引起呼吸、心跳等生命活动停止，直至导致死亡。中脑存在瞳孔对光反射的中枢，如果瞳孔对光反射消失，这说明病变已侵及中脑，是生命垂危的标志。脑干网状结构中存在着许多与内脏活动调节有关的神经元，其下行纤维支配脊髓，可以调节脊髓的自主神经功能。

（三）下丘脑

下丘脑与边缘前脑及脑干网状结构有紧密的形态和功能联系，共同调节内脏的活动。下丘脑还通过垂体门脉系统和下丘脑－垂体束调节腺垂体和神经垂体的活动。下丘脑可将内脏活动、内分泌活动和躯体活动联系起来，"全方位"地调节机体的摄食、水平衡、体温、内分泌和情绪反应等许多重要的生理功能，具有广泛、综合和多变的特点。因此，下丘脑是较高级的内脏活动调节中枢。

1. 体温调节　体温调节的基本中枢在下丘脑，通过视前区－下丘脑前部的温度敏感神经元，根据传入的温度信息，调节机体的产热和散热活动，保持体温的相对恒定（详见本书第七章）。

2. 水平衡调节　捣毁动物的下丘脑可引起烦渴与多尿，说明下丘脑能调节水的摄入与排出，具有维持机体水平衡的作用。饮水是一种本能行为，是通过渴觉引起的。下丘脑内控制摄水的区域位于下丘脑的外侧区，动物实验时刺激此部位可引起动物饮水增多，破坏此区饮水减少。下丘脑控制水平衡功能的机制是通过调节抗利尿激素的分泌来实现的（详见本书第八章）。

3. 对腺垂体和神经垂体分泌的调节　下丘脑促垂体区的神经内分泌小细胞能合成多种肽类物质，称之为下丘脑调节性多肽，调节腺垂体激素的分泌。此外，下丘脑视上核和室旁核的神经内分泌大细胞能合成血管升压素和缩宫素，经下丘脑－垂体束运输至神经垂体贮存，下丘脑控制其分泌（详见本书第十一章）。

4. 生物节律控制　生物节律是指机体的许多活动按一定的时间顺序发生的周期性的变化过程。人体最重要的生物节律是日周期，如体温、血细胞数、促肾上腺皮质激素分泌等都有日周期的变化。日周期控制的关键部位可能在下丘脑的视交叉上核，动物实验中，如果损毁动物的双侧视交叉上核，动物正常的昼夜节律就消失。

5. 其他功能　下丘脑能产生食欲、性欲等行为的欲望，并能调节相应的行为。另外，下丘脑还可能参与睡眠、情绪等生理反应的调节。动物实验证明，下丘脑存在愉快和痛苦的中枢以及参与机体防御反应的中枢，这些中枢调节了机体在情绪反应时的内脏活动。如在间脑水平以上切除大脑的猫，可出现毛发竖起、张牙舞爪、怒吼、心跳加速、呼吸加快、出汗、瞳孔扩大、血压升高等一系列交感神经活动亢进的现象，好似发怒一样，称为"假怒"现象。

（四）大脑皮质

大脑皮质的边缘叶是指大脑半球内侧面皮质与脑干连接部和胼胝体旁的环周结构，边缘叶连同其密切联系的岛叶、颞极、眶回等皮质，包括杏仁核、隔区、下丘脑、丘脑前核等皮质下结构，统称为边缘系统，是调节内脏活动的重要中枢。刺激边缘系统的不同部位，可引起瞳孔、呼吸、胃肠运动和膀胱收缩等功能反应。另外，边缘系统还与记忆、食欲、生殖、防御及情绪反应等活动密切相关。

电刺激动物的新皮质，不但能引起躯体运动，还能引起内脏活动，如呼吸运动、血管收缩、汗腺分泌、直肠和膀胱活动等的改变。

此外，社会心理因素也可以通过情绪反应，经自主神经系统和内分泌系统影响内脏的活动。一般情况下，交感和副交感神经都具有一定的紧张性活动，使其所支配的内脏器官的活动保持相对的稳定。某些社会心理因素，可以影响交感神经的紧张性活动，导致自主神经功能紊乱，使内脏活动的稳态遭到破坏，甚至导致高血压、冠心病、溃疡病的发生。所以，医护工作者在实践中，应重视病人的心理护理与治疗，注意社会心理因素对内脏功能的影响，使病人保持良好的心理状态，以利于增进和恢复健康。

第五节 脑的高级功能

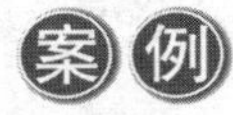

某女，36岁，无工作，从事家务和照顾孩子。近年来因为孩子住校，家务事变少，出现胸闷、心悸、憋气、呼吸紧迫感，还伴有乏力、失眠、头晕等，经各种检查无器质性病变，诊断为心脏神经官能症。给予控制心悸治疗和心理辅导。请根据本节所学内容解释：

1. 心理辅导为什么可以起治疗作用？

2. 何为第一信号、第二信号？第一信号系统和第二信号系统有什么主要区别和临床意义？

人的大脑除了能产生感觉、支配躯体运动和调节内脏活动外，还有更复杂的高级功能。其中，觉醒和睡眠是脑的重要功能活动之一，是人体正常活动中必不可少的两个重要生理过程，对其机制目前了解并不多，可能主要与大脑皮质的活动密切相关，大脑皮质在活动时常伴有生物电的变化，这些生物电的变化可以作为研究皮质功能活动的重要指标之一。

一、条件反射

神经调节的基本方式是反射。巴甫洛夫将反射分为非条件反射和条件反射两类。

（一）条件反射的建立

经典的条件反射的建立是巴甫洛夫在动物实验中总结出来的：给狗吃食物会引起唾液分泌，这是非条件反射；给狗听铃声则不会引起唾液分泌，因为铃声与食物无关，这种情况下铃声为无关刺激。但如果每次给狗吃食物前先出现一次铃声，再给食物，经反复多次后，一听到铃声，狗就会出现唾液的分泌。铃声本是无关刺激信号，因多次与食物结合应用，铃声具有了引起唾液分泌的刺激作用，即铃声已成为进食（非条件刺激）的信号。因此，把铃声称为信号刺激或条件刺激，这样的反射就称为条件反射。可见，条件反射是在后天生活中形成的，形成条件反射的基础就是无关刺激与非条件刺激在时间上的结合，把这个过程称为强化作用。任何无关刺激与非条件刺激结合应用，都可以形成条件反射。但如果反复应用条件刺激却不给非条件刺激强化，条件反射就会逐渐减弱，直至最后完全消失，称为条件反射的消退。条件反射是人和动物在个体的活动过程中，在非条件反射的基础上不断建立起来的，其数量是无限的，可以建立，也可以消退。

（二）两种信号系统

研究动物条件反射的方法，也可用于研究人的条件反射活动。条件反射都是由信号刺激引起的，信号刺激的种类和数目很多，主要分为两大类：一是具体的，称为第一信号，如声音、光线、气味、形状等；二是抽象的，即语言和文字，称为第二信号。

☞ **考点：** 第二信号系统。

在人类，可由具体的信号作为条件刺激建立条件反射，也可由抽象的语词代替具体的信号形成条件反射。巴甫洛夫将人类大脑皮质对第一信号发生反应的功能系统称为第一信号系统，对第二信号发生反应的功能系统称为第二信号系统。人类通过生产活动和社会活动，大脑皮质已经高度发达，人脑具有两个信号系统功能，而动物只有一个。第二信号系统是人类所特有的，是区别于动物的主要特征。第二信号系统是人类进行社会活动的产物，也必然随着生产的发展和社会的进步不断完善，作用也将越显重要。

护理应用

从医学角度看，因为第二信号系统可影响人体的生理和心理活动，因此医护工作者不仅要重视药物、手术等对疾病的治疗作用，还应重视语言、文字对病人的影响。良好的语言、文字沟通，将对病人的生理、心理活动有着积极的影响，有利于健康的恢复。反之，将起消极作用，不仅影响康复，而且可能成为致病因素，给病人带来不良后果。

二、大脑皮质的电活动

利用电生理学方法记录到的大脑皮质电活动有两种形式，一是在无明显刺激的情况下，大脑皮质自发产生的节律性的电变化，称为自发脑电活动。临床上用脑电图机在头皮表面用双极或单极记录法，可以描绘出的脑细胞群自发性电位变化的波形，称为脑电图（EEG）。将颅骨打开，直接在皮质表面安放电极引导所记录的脑电波，称为皮质电图。还有一种是感觉传入系统或脑的某一部位受到刺激时，在皮质某一区域引出的较局限的电位变化，称为皮质诱发电位。

根据自发脑电活动的频率、振幅和生理特征，将脑电波分为α、β、θ、δ四种基本波形。各波形在不同条件下和在不同脑区的表现可有显著差别。

α波是成年人安静时的主要脑电波，常表现为波幅由小变大、再由大变小的反复变化的梭形波，在枕叶皮质最为显著；β波在睁眼视物，或突然听到音响，或思考问题时出现，为新皮质紧张活动时的脑电波，有时可重合于α波之上，在额叶和顶叶较显著。α波在清醒、安静、闭目时出现，睁开眼睛或接受其他刺激时，立即消失而呈现快波（β波），这一现象称为α波阻断。θ波常见于成年人困倦时；δ波则常见于成年人睡眠、极度疲劳或麻醉状态下。

人类安静时的脑电波可随年龄而发生变化。儿童的脑电波一般频率较低，在幼儿常见到θ样波形，青春期才开始出现成年人型α波。不同生理情况下脑电波也有变化。

如体温、血糖和糖皮质激素处于低水平，或动脉血氧分压处于高水平时，α 波的频率减慢；相反，α 波的频率会加快。在临床上发现癫痫或皮质有占位性病变（如肿瘤等）的病人，脑电波会改变。如癫痫患者常出现异常的高频高幅脑电波，或在高频高幅波后跟随一个慢波的综合波形。因此可以利用脑电波改变的特点，结合临床相关资料，协助诊断癫痫或探索肿瘤发生部位。

三、觉醒与睡眠

觉醒与睡眠是一种昼夜节律性生理活动，是人类生存的必要条件。

（一）觉醒

觉醒状态与各种感觉传入有关。脑干网状结构上行激动系统通过传导感觉的非特异投射系统，弥散性投射到大脑皮质广泛的区域，维持和改变大脑皮质的兴奋状态。觉醒状态有行为觉醒和脑电觉醒。行为觉醒表现为对新刺激有探究行为；脑电觉醒不一定表现为觉醒，但脑电波却呈去同步化快波。行为觉醒的维持可能与黑质多巴胺递质系统的功能有关；而脑电觉醒的维持则与蓝斑上部去甲肾上腺素能系统和脑干网状结构胆碱能系统的作用有关。觉醒时脑电波一般呈去同步化快波，当闭目安静时，枕叶可出现 α 波。

（二）睡眠

根据脑电波的不同，睡眠有两种不同时相。

1. 正相睡眠　表现为脑电波主要是 α、θ 和 δ 波，为同步化慢波，故也称为慢波睡眠。正相睡眠表现为骨骼肌反射活动及肌紧张减弱，视、听、嗅、触等感觉功能暂时减弱，并伴有一系列自主神经功能改变，如瞳孔缩小、呼吸及心率减慢、血压下降、尿量减少、代谢降低、体温下降、发汗增强、胃液分泌增多等。正相睡眠期间生长素分泌明显增多，有利于促进生长和体力的恢复。

2. 异相睡眠　表现为脑电波呈现不规则的 β 波，为去同步化快波，也称为快波睡眠。异相睡眠表现为骨骼肌反射活动及肌紧张进一步减弱，肌肉几乎完全松弛，各种感觉进一步减退，可出现间断的阵发性表现，如快速眼球运动、部分肢体抽动、心率加快、血压升高、呼吸加快而不规则等。此外，做梦是异相睡眠期间的特征之一。在异相睡眠中，脑内蛋白质合成加速，有利于促进学习记忆和精力的恢复。

睡眠过程一般是从正相睡眠开始，持续 1～2 小时后进入异相睡眠，维持约半小时后又进入正相睡眠，两种时相不断交替约 4～5 次，越到睡眠后期，异相睡眠的时间相对越长。在觉醒状态下，一般只能进入正相睡眠，不能直接进入异相睡眠，但两种睡眠时相状态均可以直接转入清醒状态。睡眠可促进精力和体力的恢复，利于保持良好的觉醒状态。如果睡眠障碍，可导致大脑皮质的活动失常，出现幻觉、记忆力下降等表现。但人每天所需的睡眠时间，因年龄、个体而不同，一般成年人约需 7～9 小时，儿童需要的睡眠时间比成年人长，新生儿约需 18～20 小时，而老年人所需时间较短，约 5～7 小时。

四、学习与记忆

学习与记忆是两个有联系的神经活动过程。学习是指人或动物依赖于经验来改变自身行为以适应环境的神经活动过程，而记忆则是将学习到的信息进行编码、储存和提取的神经活动过程。

（一）学习的形式

学习可分为非联合型与联合型两种形式。

非联合型学习不需要在刺激和反应之间形成某种明确的联系，是一种简单的学习过程，一般习惯化和敏感化就属于这种类型的学习。习惯化是指当一个不产生伤害性效应的刺激重复作用时，机体对该刺激反射的反应逐渐减弱的过程。例如人们对有规律重复出现的强噪音的反应会逐渐减弱，甚至对它不产生反应。敏感化是指反射的反应加强的过程，例如一个弱伤害性刺激本来仅引起弱的反应，但在强伤害性刺激作用后，弱刺激的反应就明显加强。其实，强刺激与弱刺激之间并不需要建立什么联系。

联合型学习是指在时间上很接近的两个事件重复发生，最后在脑内逐渐形成联系的过程。这种学习形式需要通过在神经系统接受信息并与机体产生反应之间建立某种确定的联系而实现。经典的条件反射和操作式条件反射均属于此类。

从某种意义上讲，学习的过程就是建立条件反射的过程。

（二）记忆的形式与过程

根据记忆的存储和回忆方式，记忆可分为陈述式记忆和非陈述式记忆两类。陈述式记忆与知觉和意识有关，为情景式记忆和语义式记忆，分别是对具体事物或场面，语言和文字的记忆。非陈述式记忆与知觉和意识无关，如记忆某些技巧性的动作、习惯性的行为、条件反射等。

根据记忆保留时间的长短可分为短时记忆、中时记忆和长时记忆等。短时记忆保留几秒钟到几分钟；中时记忆保留几分钟到几天，记忆在脑区进行处理并能转变成为长时记忆。长时记忆可保留几天到数年，甚至终生。

记忆的过程可分为感觉性记忆、第一级记忆、第二级记忆和第三级记忆四个阶段。前面两个是短时记忆，容易遗忘，后两个阶段属于长时记忆。

感觉性记忆是指通过感觉系统获得信息后，首先贮存在脑的感觉区内的阶段，此阶段贮存的时间一般较短，不超过1秒钟。但经过加工处理，把那些不持续的信息整合成新的连续的印象，就可以从短暂的感觉性记忆进入第一级记忆。信息在第一级记忆中停留的时间仍然很短暂，平均约几秒钟，但通过反复运用学习，信息可以在第一级记忆中循环，从而延长信息在第一级记忆中所停留的时间，这样就使信息容易进入第二级记忆之中。第二级记忆是一个大而持久的贮存系统。此时的遗忘，可能是由先前的，或后来的信息的干扰所造成的。有些记忆的痕迹，如自己的名字和每天都在进行操作的手艺等，通过长年累月的运动所形成的痕迹，可随每一次的使用而加强起来，最终可形成一种非常牢固的记忆，这种记忆不易受干扰而发生障碍，是不易遗忘的，贮存在第三级记忆中。

五、大脑皮质的语言活动功能

（一）大脑皮质语言中枢的分区

语言是人类大脑皮质重要的高级功能之一。大脑皮质的一定区域受到损伤，可导致特有的各种语言活动功能障碍。人类大脑皮质存在四个与各种语言功能活动有关的区域，称之为语言中枢（图10－21）。位于中央前回底部之前的语言功能区称语言运动区，此区域的损伤会引起运动失语症，病人可以看懂文字与听懂别人谈话，却不会讲话，不能用语词来口头表达，但与发音有关的肌肉并不麻痹。额中回后部接近中央前回手部代表区的部位为语言书写区，此区域损伤时病人可以听懂别人的谈话，看懂文字，也会讲话，但不会书写，其手部的其他运动并不受影响，这种情况称之为失写症。颞上回后部的损伤，会引致感觉失语症，又称听觉性失语，病人可以讲话及书写，也能看懂文字，能听到别人的发音，而听不懂别人谈话的含义。语言的视觉区在角回，此区域的损伤，病人能说话、写字，能听懂别人的谈话，也能看见文字却看不懂文字的含义（指原来认识字的人），而其视觉却是良好的，其他的语言活动功能仍健全，这种情况称之为失读症。由此可见，语言活动的完整功能是与广大皮质区域的活动有关，各区域的功能是密切相关的。严重的失语症可同时出现上述四种语言活动的功能障碍。

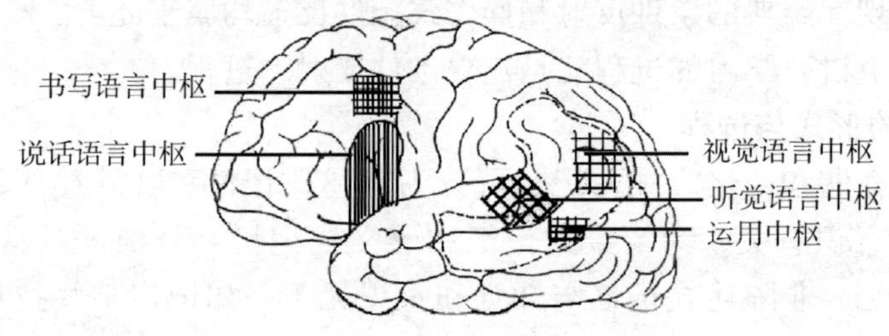

图10－21　语言中枢分布

（二）大脑皮质功能的一侧优势

人类两侧大脑半球的功能是不对等的，语言活动中枢往往主要集中在一侧半球，此称为语言中枢的优势半球。习惯使用右手的成年人，语言活动功能主要由左侧大脑皮质管理，与右侧皮质无明显的关系，语言中枢的优势半球在左侧。一侧优势现象可能与遗传有关，但主要是在后天的生活实践中形成的，这种现象也只存在于人类。

目标检测

A1 型题

1. 神经纤维的主要功能是

   A. 接受体内、外刺激　B. 换能作用　C. 分析、综合作用
   D. 传导兴奋　E. 释放化学递质

2. 关于突触传递的叙述，正确的是

   A. 双向传递　B. 不易疲劳　C. 突触延搁
   D. 不能总和　E. 刺激停止后，传出冲动即停止

3. 突触后电位和终板电位均属于

   A. 静息电位　B. 动作电位　C. 阈电位

D. 后电位　E. 局部电位

4. 用普鲁卡因局麻药镇痛，是影响了神经纤维的

A. 生理完整性　B. 结构完整性　C. 绝缘性

D. 相对不疲劳性　E. 营养性

5. 特异投射系统的特点是

A. 弥散地投射到大脑皮质广泛区域

B. 点对点地投射到大脑皮质特定区域

C. 上行激动系统是通过特异投射系统发挥作用的

D. 其主要功能是改变大脑皮质的兴奋性

E. 对催眠药麻醉药敏感

6. 左侧大脑皮质中央后回受损，引起体表感觉障碍的部位是

A. 左半身　B. 右半身　C. 上半身

D. 下半身　E. 头面部左侧

7. 牵涉痛的临床意义是

A. 判断病因　B. 判断预后　C. 了解内脏痛的程度

D. 了解内脏痛的性质　E. 协助内脏疾病早期诊断

8. 交感神经兴奋可引起

A. 瞳孔缩小　B. 膀胱逼尿肌收缩　C. 胃肠平滑肌收缩

D. 妊娠子宫收缩　E. 心率缓慢

9. 腱反射属于

A. 单突触反射　B. 双突触反射　C. 多突触反射

D. 本体感受性反射　E. 压力感受性反射

10. 下列哪一项是内脏痛的主要特点

A. 刺痛　B. 定位不明确　C. 必有牵涉痛

D. 对电刺激敏感　E. 牵涉痛的部位是内脏在体表的投影部位

11. 对于M受体的叙述，下列哪一项是错误的

A. 属于胆碱能受体　B. 能与毒蕈碱发生特异性结合

C. 存在于副交感神经节后纤维的效应器

D. 存在于神经－肌接头的终板膜上

E. 阿托品是其阻断剂

12. 困倦时出现的脑电波是

A. α 波　B. β 波　C. θ 波

D. δ 波　E. ρ 波

13. 关于条件反射的叙述，错误的是

A. 是后天学习训练获得的　B. 数量无限

C. 形成的基本条件是强化　D. 使机体具有更大的适应性

E. 一旦建立就能终身保留

14. 交感和副交感神经节前纤维释放的递质是

A. 去甲肾上腺素　　B. 乙酰胆碱　　C. 肾上腺素

D. 多巴胺　　E. 5－羟色胺

15. 血管张力反射、排尿反射、发汗反射等的初级中枢是在

A. 脊髓　　B. 延髓　　C. 中脑

D. 脑桥　　E. 下丘脑

（张敏）

第十一章 内 分 泌

要点导航

内分泌系统是除神经系统外机体又一大调节系统，参与人体各种生理过程的调控，如维持新陈代谢，调节生长发育、生殖等。内分泌系统包括内分泌腺和散在分布的内分泌细胞。通过本章的学习，我们能够知道：

1. 激素的运输途径有哪些？
2. 激素作用的一般特性有哪些？
3. 生长素有何生理作用？其分泌不足或过多对不同年龄的人有何影响？
4. 甲状腺激素有何生理作用？其分泌过多、不足对机体有何影响？
5. 机体长期缺碘为什么会引起甲状腺肿大？
6. 糖皮质激素有哪些生理作用？
7. 长期大量应用糖皮质激素的病人为什么不能突然停药？
8. 胰岛素的生理作用有哪些？

第一节 概 述

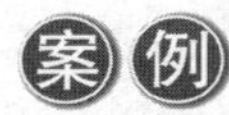

患者，女，62 岁。乏力消瘦，多饮、多食、多尿三个月。体重 3 个月来减轻 5kg，现 160cm，体重 55kg。空腹血糖 13.9mmol/L，餐后 2 小时血糖 20.6mmol/L，尿酮体 +。诊断：2 型糖尿病。请根据本节所学内容解释：

1. 患者罹患糖尿病是由于机体哪一调节系统发生了功能紊乱？
2. 糖尿病患者可用何种激素进行治疗？

内分泌是指内分泌细胞将产生的物质不经导管而直接分泌到体液中的一种分泌形式。激素是指由内分泌腺或内分泌细胞分泌的，以体液为媒介，在细胞间传递信息的高效能生物活性物质。

一、激素的运输途径及分类

（一）激素的运输途径

激素由内分泌细胞分泌后，需以体液为媒介对各器官、组织发挥作用。被激素作用的器官（包括内分泌腺）、组织和细胞分别称为靶器官（靶腺）、靶组织和靶细胞。

激素主要通过以下运输途径来实现其信息传递作用（图 11－1）。①远距分泌：大部分激素分泌后经血液循环到达远距离的靶细胞发挥作用，称为远距分泌。②旁分泌：某些激素通过组织液扩散作用于邻近的靶细胞，称为旁分泌。③自分泌：有些激素经局部扩散后又返回作用于该内分泌细胞自身，称为自分泌。④神经分泌：某些神经细胞能合成和分泌激素，称为神经内分泌细胞。如下丘脑视上核和室旁核的神经元可合成血管升压素和缩宫素，经轴浆运输到神经垂体并由此释放入血。

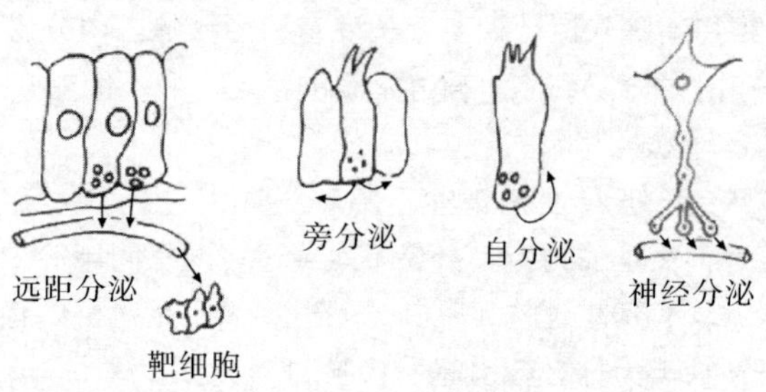

图 11－1　激素传递信息的主要途径

（二）激素的分类

人体内激素种类繁多，体内主要激素及其化学性质如表 11－1 所示。根据激素的化学性质可将激素分为以下两大类。

1. 含氮激素　包括蛋白质类激素、肽类激素和胺类激素。人体内大多数激素属于此类。含氮激素易被消化酶分解、破坏，临床使用此类激素时一般不宜口服，应注射给药。

2. 类固醇激素　体内肾上腺皮质激素（如氢化可的松、醛固酮）和性激素（雌激素、孕激素、雄激素）属于此类。此类激素不易被消化酶破坏，可以口服。

此外，体内的激素还包括胆固醇的衍生物 1,25－二羟维生素 D_3 和脂肪酸衍生物前列腺素等。

表 11－1　主要激素及其化学性质

腺体组织	激　素	英文缩写	化学性质
下丘脑	促甲状腺激素释放激素	TRH	肽类
	促性腺激素释放激素	GnRH	肽类
	生长素抑制激素	GHIH	肽类
	生长素释放激素	GHRH	肽类
	促肾上腺皮质激素释放激素	CRH	肽类
	催乳素释放因子	PRF	肽类

续表

腺体组织	激　素	英文缩写	化学性质
	催乳素抑制因子	PIF	肽类
	促黑（素细胞）激素释放因子	MRF	肽类
	促黑（素细胞）激素抑制因子	MIF	肽类
	血管升压素（抗利尿激素）	VP（ADH）	肽类
	缩宫素	OT	肽类
腺垂体	生长素	GH	肽类
	催乳素	PRL	肽类
	促甲状腺激素	TSH	蛋白质类
	促肾上腺皮质激素	ACTH	蛋白质类
	尿促卵泡素	FSH	蛋白质类
	黄体生成素	LH	蛋白质类
	促黑（素细胞）激素	MSH	肽类
甲状腺	甲状腺素（四碘甲腺原氨酸）	T_4	胺类
	三碘甲腺原氨酸	T_3	胺类
甲状腺C细胞	降钙素	CT	肽类
甲状旁腺	甲状旁腺激素	PTH	肽类
胰岛	胰岛素		蛋白质类
	胰高血糖素		肽类
肾上腺皮质	糖皮质激素（氢化可的松）		类固醇类
	盐皮质激素（醛固酮）		类固醇类
肾上腺髓质	肾上腺素	E	胺类
	去甲肾上腺素	NE	胺类
睾丸	睾酮	T	类固醇类
	抑制素		类固醇类
卵巢	雌二醇	E_2	类固醇类
	黄体酮	P	类固醇类
胎盘	绒毛膜促性腺激素	CG	肽类
松果体	褪黑素	MLT	胺类
胸腺	胸腺素		肽类
心脏	心房钠尿肽	ANP	肽类
肾	1，25二羟维生素D_3		固醇类
胃肠道	促胰液素（胰泌素）		肽类
	缩胆囊素	CCK	肽类
	促胃液素（胃泌素）		肽类
各种组织	前列腺素	PG	甘烷酸

二、激素的作用机制

（一）含氮激素的作用机制——第二信使学说

1965 年 Sutherland 等提出第二信使学说认为：携带调节信息的激素作为“第一信使”先与靶细胞膜上的特异性膜受体结合；激素与受体结合后，激活细胞内的腺苷酸环化酶，腺苷酸环化酶催化 ATP 转变为 cAMP；cAMP 作为“第二信使”使胞质中无活性的蛋白激酶等逐级活化，最终引起生物效应（图 11－2）。

细胞膜受体是镶嵌在细胞膜上的一类特殊蛋白质，含氮激素与其结合后，通过不同的信号转导途径产生调节效应。cAMP 是含氮激素的第二信使，但并不是唯一的，可作为第二信使的还有三磷酸肌醇（IP_3）、二酰甘油（DG）、环磷酸鸟苷（cGMP）和 Ca^{2+} 等。

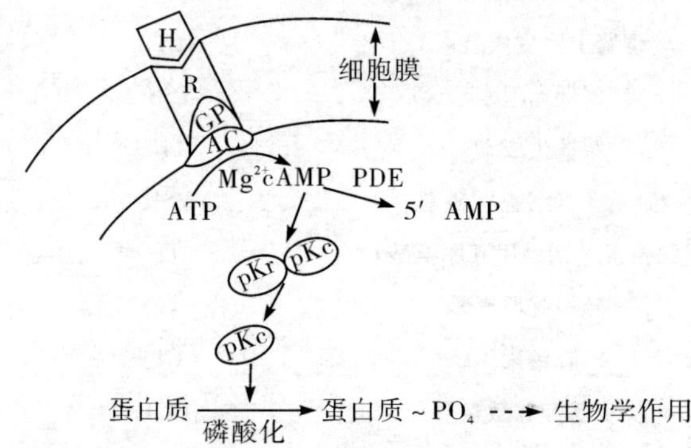

图 11－2 含氮激素作用机制示意图

H：激素；R：受体；GP：G 蛋白；AC：腺苷酸环化酶；cAMP：环磷酸腺苷；PDE：磷酸二酯酶；pKr：蛋白激酶调节亚单位；pKc：蛋白激酶催化亚单位

（二）类固醇激素的作用机制——基因表达学说

类固醇激素是一类脂溶性的小分子物质，能通过单纯扩散自由的通过细胞膜进入靶细胞内。基因表达学说认为：类固醇激素进入细胞后，首先与胞质受体结合形成激素－胞质受体复合物，使胞质受体发生变构获得穿过核膜的能力而进入细胞核内；进入核内的激素随后与核受体结合形成激素－核受体复合物，进而与核内靶基因上的特定片段结合，通过调节靶基因转录以及所表达的产物引起相应的生理效应（图 11－3）。

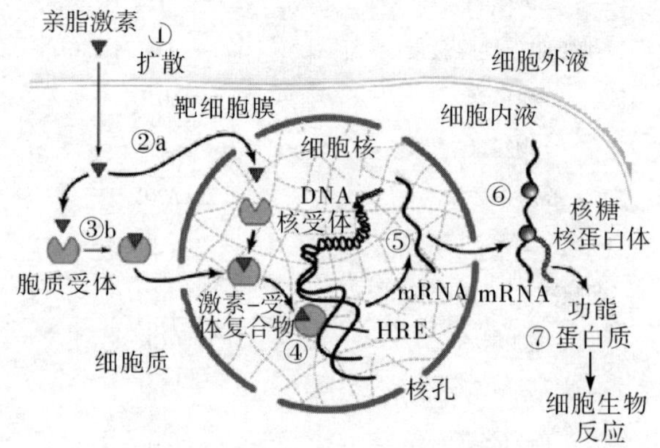

图 13－3 类固醇激素作用机制示意图

HRE：激素反应元件；DNA：脱氧核糖核酸；mRNA：信使核糖核苷酸

三、激素作用的一般特征

（一）特异作用

激素只选择性地作用于某些特定的靶器官、靶组织和靶细胞，称为激素作用的特异性。靶细胞膜上存在着能与激素发生特异性结合的受体，激素作用特异性的本质在于激素与特异性受体的结合能力，即亲和力。体内不同激素作用特异性的强弱有很大的差异，有些激素只局限作用于较少的特定目标，如腺垂体的促甲状腺激素只作用于甲状腺；而有些激素的作用特异性比较弱，作用范围遍及全身，如生长素、甲状腺激素等。

（二）信使作用

激素的主要作用是在内分泌细胞和靶细胞之间进行信息传递，起“信使”的作用。激素作用的本质在于把内分泌细胞发布的调节信息以化学形式传递给靶细胞，启动靶细胞内固有的、内在的生物效应。在此过程中，激素既不引起新的功能活动，也不作为某种反应物质直接参与代谢的具体环节或为代谢提供额外能量。

（三）高效作用

生理状态下，激素在血中的浓度很低，但其与受体结合后，通过引发细胞内信号转导程序，经逐级放大，可产生效能极高的生物放大效应。例如，1mol 胰高血糖素通过引起肝糖原分解，可生成 3×10^6mol 葡萄糖，生物效应放大 300 万倍；1 分子的促甲状腺激素释放激素，可使腺垂体释放 100 000 分子的促甲状腺激素。因此，体内内分泌腺分泌的激素稍有过量或不足，就可引发相应的生理功能显著异常，临床上分别称为内分泌腺的功能亢进或功能减退。

（四）相互作用

体内各激素之间总是彼此关联、相互影响和相互作用。主要表现为以下三个方面。①协同作用：如生长素、糖皮质激素和肾上腺素，虽然各自作用于代谢的不同环节，但都可使血糖升高，在升糖效应上表现为协同作用。②拮抗作用：如胰岛素能降低血糖，与上述生长素等升糖激素的作用相反，表现为拮抗作用。③允许作用：某些激素本身不能对某器官、组织或细胞发挥直接作用，但它的存在却是另一种激素发挥生物效应的必要基础，称为激素的允许作用。如糖皮质激素本身对血管平滑肌并无直接的收缩作用，但只有它存在的条件下，去甲肾上腺素才能充分发挥其缩血管效应。

第二节 下丘脑与垂体

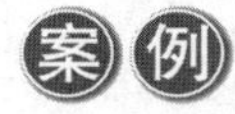

患者，男，43 岁。近年来出现手足进行性增大，嘴唇变厚，下颌突出。辅助检查：血常规正常，生长素显著高于正常人，CT 显示颅内占位性病变，呈圆形的垂体大腺瘤。诊断：肢端肥大症；垂体生长细胞瘤。请根据本节所学内容解释：

1. 患者出现肢端肥大症的原因是什么？

2. 生长素的生理作用有哪些？

一、下丘脑与垂体的功能联系

下丘脑与垂体之间的联系非常密切，按它们的结构和功能特点，可分为下丘脑－腺垂体系统和下丘脑－神经垂体系统（图 11－4）。

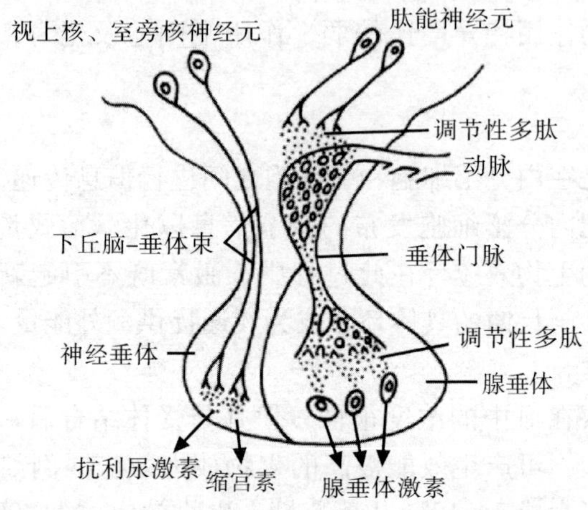

图 11－4　下丘脑－垂体功能结构联系模式图

（一）下丘脑－腺垂体系统

下丘脑与腺垂体之间，没有直接的神经联系，但存在独特的血管系统，即垂体门脉系统。通过垂体门脉系统可实现下丘脑与腺垂体之间的直接沟通，而不需要通过体循环。

下丘脑促垂体区内的小细胞神经元，能分泌多种肽类激素，直接释放到垂体门脉系统的血液中，通过垂体门脉系统到达腺垂体，调节腺垂体的内分泌活动。由下丘脑促垂体区肽能神经元分泌的调节腺垂体活动的肽类物质，统称为下丘脑调节肽。目前已发现的主要有 9 种，其主要作用如表 11－2 所示。

表 11－2　下丘脑调节肽的种类和主要作用

下丘脑调节肽	英文缩写	主要作用
促甲状腺激素释放激素	TRH	促进 TSH 释放，也能刺激 PRL 释放
促性腺激素释放激素	GnRH	促进 LH 和 FSH 释放
促肾上腺皮质激素释放激素	CRH	促进 ACTH 释放
生长素释放激素	GHRH	促进 GH 释放
生长素抑制激素	GHIH	抑制 GH 及其他腺垂体激素的释放
催乳素释放因子	PRF	促进 PRL 释放
催乳素抑制因子	PIF	抑制 PRL 释放

续表

下丘脑调节肽	英文缩写	主要作用
促黑（素细胞）激素释放因子	MRF	促进 MSH 释放
促黑（素细胞）激素抑制因子	MIF	抑制 MSH 释放

（二）下丘脑－神经垂体系统

下丘脑与神经垂体存在直接的神经联系。下丘脑视上核与室旁核大细胞神经元的轴突向下投射到神经垂体，形成下丘脑－垂体束。视上核与室旁核合成的血管升压素和缩宫素经下丘脑－垂体束运输到神经垂体储存，当机体需要时，由神经垂体释放入血。

二、腺垂体

腺垂体是体内最重要的内分泌腺，主要分泌 7 种激素：生长素、促甲状腺激素、促肾上腺皮质激素、尿促卵泡素、黄体生成素、催乳素和促黑激素。

（一）生长素

1. 生长素（growth hormone，GH）的生理作用　GH 可促进生长发育和物质代谢，对机体各器官、组织产生广泛影响，尤其对骨骼、肌肉和内脏器官的作用更为显著，但对脑的影响不大，因此 GH 也称躯体刺激素。

（1）促进生长　机体的生长发育受多种激素的调节，GH 的调节十分关键。实验证明，幼年动物去除垂体后，生长停滞，如及时补充 GH，可恢复生长发育。临床上，幼年期 GH 分泌不足，患儿生长停滞，身材矮小，但智力发育正常，称为侏儒症；如幼年期 GH 分泌过多，则引起巨人症。成年后如果 GH 分泌过多，由于骨骺已闭合，长骨不再生长，但肢端的短骨、颅骨和软组织可出现异常的增长，表现为手足粗大、鼻大唇厚，下颌突出和内脏器官增大等现象，称为肢端肥大症。

GH 的作用机制比较复杂，GH 可直接与靶细胞上的生长素受体结合，产生多种生物效应，包括调节基因转录、代谢物质转运、某些蛋白激酶活性的变化等，从而促进细胞的生长和代谢活动。GH 的部分效应也可通过诱导靶细胞（如肝细胞）生成胰岛素样生长因子而间接实现，胰岛素样生长因子也称为生长素介质，主要作用是促进软骨生长，增强 DNA、RNA 和蛋白质的合成，促进软骨增殖和骨化，使长骨加长。蛋白质缺乏时，GH 不能刺激胰岛素样生长因子的生成，因此营养不良的儿童生长停滞。

（2）调节代谢　①蛋白质代谢：促进蛋白质合成，促进氨基酸进入细胞，加速 DNA、RNA 的合成，减少尿氮，呈氮的正平衡。②脂肪代谢：促进脂肪分解，增强脂肪酸的氧化，使机体的能量来源由糖代谢向脂代谢转移，使机体的脂肪含量减少。③糖代谢：抑制外周组织摄取和利用葡萄糖，减少葡萄糖的消耗，从而升高血糖。临床上 GH 分泌过多，可使血糖升高而引起糖尿，称为“垂体性糖尿”。

2. 生长素分泌的调节

（1）下丘脑对 GH 分泌的调节　GH 的分泌受下丘脑 GHRH 与 GHIH 的双重调节，GHRH 促进 GH 的分泌，而 GHIH 则起抑制作用。整体状况下 GHRH 的作用占优势，一般认为 GHRH 对 GH 的分泌起着经常性的调节作用，而 GHIH 主要在应急刺激引起 GH

分泌过多时才对 GH 的分泌起抑制作用。

（2）反馈调节　血中 GH 浓度的变化可对下丘脑和腺垂体产生负反馈调节作用。实验动物摘除垂体后，血中 GH 浓度降低，可引起下丘脑 GHRH 的分泌增加。

（3）其他因素　①睡眠：正相睡眠时，GH 的分泌增加，转入异相睡眠后，GH 分泌减少，正相睡眠对机体的生长发育和体力的恢复具有重要意义。②代谢因素：能量供应缺乏或耗能增加时，如饥饿、运动、低血糖和应激等，可引起 GH 分泌增加，其中以急性低血糖刺激 GH 分泌的效应最显著。高蛋白饮食和注射某些氨基酸可刺激 GH 分泌，而游离脂肪酸增多时 GH 分泌减少。③某些激素：甲状腺激素、雌激素和睾酮等都可促进 GH 的分泌。在青春期，血中雌激素或睾酮的浓度增加，可刺激 GH 分泌明显增加而引发青春期突长。

（二）催乳素

1. 催乳素（prolactin，PRL）的生理作用　PRL 的作用十分广泛，对乳腺和性腺起重要作用，同时还参与应激、免疫等方面的调节。

（1）对乳腺的作用　PRL 可促进乳腺发育，发动并维持乳腺泌乳。其作用在女性的不同时期有所不同，女性青春期乳腺的发育，是生长素、雌激素、孕激素、糖皮质激素、甲状腺激素和 PRL 协同作用的结果；在妊娠期，PRL、雌激素和孕激素分泌增多，促进乳腺进一步发育，此时的乳腺虽已具备泌乳的能力却不泌乳，是因为血中雌、孕激素浓度过高，抑制了 PRL 的泌乳作用；分娩后，血中雌激素和孕激素的水平明显降低，PRL 才得以发挥其始动、维持泌乳的作用。

（2）对性腺的作用　小剂量的 PRL 对卵巢雌激素和孕激素的分泌有促进作用，但大剂量则有抑制作用。高浓度的 PRL 可负反馈性抑制下丘脑 GnRH 的分泌，减少腺垂体 FSH 和 LH 的分泌，导致卵巢无排卵和激素水平低下，临床上称为闭经溢乳综合征，患者表现为闭经、溢乳与不孕。在男性，PRL 可刺激睾丸间质 LH 受体的增加，提高 LH 受体对 LH 的敏感性，促进男性性成熟，但高 PRL 血症时，性兴奋反而减弱。

（3）其他作用　①参与应激反应：在应激状态下，血中 PRL、ACTH 和 GH 的浓度一同升高，是应激反应中的主要激素之一。②调节免疫功能：PRL 可促进淋巴细胞的增殖，直接或间接地促进淋巴细胞分泌。③PRL 也参与生长发育和物质代谢的调节。

2. 催乳素分泌的调节　PRL 的分泌受下丘脑 PRF 和 PIF 的双重控制。哺乳期，婴儿吸吮乳头的刺激经传入神经到达下丘脑，可使下丘脑 PRF 释放增加，反射性引起 PRL 分泌增多。

（三）促黑（素细胞）激素

促黑（素细胞）激素（melanocyte - stimulating hormone，MSN）的主要作用是刺激黑色素细胞，使细胞内的酪氨酸转化为黑色素，同时使黑色素颗粒在细胞内散开，导致皮肤、毛发颜色加深。因病切除垂体的黑人，其皮肤颜色并不发生改变，可见 MSN 对正常人皮肤的色素沉着并不是必需的。MSH 的分泌受下丘脑 MIF 和 MRF 的双重调节，平时 MIF 的控制占优势，MSH 浓度升高可通过负反馈方式抑制腺垂体 MSH 的分泌。

（四）促激素

腺垂体分泌的促甲状腺激素、促肾上腺皮质激素、尿促卵泡素和黄体生成素，分泌入血后都分别作用于各自的靶腺，再经靶腺激素调节组织细胞的活动，因此将这四种激素特称为“促激素”。促激素的具体内容将在后面的相关内容中阐述。

三、神经垂体

神经垂体不含腺细胞，本身不能合成激素，神经垂体激素实际上是由下丘脑视上核和室旁核合成的。神经垂体激素主要包括血管升压素（vasopressin，VP）和缩宫素（oxytocin，OT）。

（一）血管升压素

生理状态下，血中VP的浓度很低，主要作用于肾脏，产生显著的抗利尿作用。在机体失血、脱水等情况下，VP的释放明显增多，使血管广泛收缩，血压升高。

（二）缩宫素

缩宫素的主要作用是在分娩时刺激子宫收缩和哺乳期促进乳汁分泌，因此过去也称为催产素。

1. 促进乳腺排乳　哺乳期的乳腺可不断分泌乳汁，储存于腺泡中，当婴儿吸吮乳头时，反射性引起OT释放增加，OT使乳腺腺泡周围的肌上皮细胞收缩，腺泡内压力升高，引起乳汁排放。

2. 刺激子宫收缩　OT对子宫的作用与子宫的功能状态有关，对非孕子宫的作用较弱，对有孕子宫的作用则较强，使其强烈收缩。分娩时，胎儿刺激子宫颈可反射性引起OT释放增加，形成正反馈调节，使子宫进一步收缩，起到“催产”的作用。临床上可用缩宫素来加强子宫平滑肌收缩，达到促进分娩和减少产后出血的作用。

第三节　甲状腺

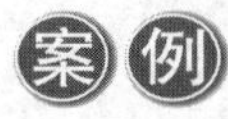

患者，女，37岁。自述近一年多来出现多食、多汗、易怒、心悸、身体消瘦。入院查体：体型消瘦，眼球轻度突出，甲状腺Ⅱ度肿大，心率110次/分，体温37.5℃。甲状腺功能检查：FT_3为7.40pmol/L，FT_4为27.48pmol/L，TSH为0.09mIU/L。诊断：甲状腺功能亢进。请根据本节所学内容解释：

1. 患者为什么出现上述症状和体征？
2. 甲状腺激素的生理作用有哪些？

甲状腺是人体最大的内分泌腺，平均重量为20～30g。甲状腺由许多的滤泡组成，滤泡腔上皮细胞是合成和释放甲状腺激素的部位。滤泡腔内充满胶状质，主要成分是含有甲状腺激素的甲状腺球蛋白，是甲状腺激素的储存库。

一、甲状腺激素的合成和运输

甲状腺激素（thyroid hormone，TH）有三种：甲状腺素，也称四碘甲腺原氨酸

(thyroxin, 3, 5, 3′, 5′-tetraiodothyronine, T_4)、三碘甲腺原氨酸（3, 5, 3′-triiodothyronine, T_3）和逆-三碘甲腺原氨酸，分别占 90%、9% 和 1%。T_3的生物活性约为T_4的 5 倍，是 TH 发挥生理作用的主要形式；逆-三碘甲腺原氨酸不具有生物活性。

（一）甲状腺激素的合成

TH 合成的主要原料是碘和酪氨酸，所需的碘 80%~90% 来源于食物。甲状腺球蛋白由甲状腺滤泡上皮细胞合成，其上的酪氨酸残基经碘化、耦联后形成甲状腺激素，再释放入滤泡腔储存。TH 的合成主要包括三个基本环节：滤泡聚碘、碘的活化与酪氨酸碘化、碘化酪氨酸缩合与甲状腺激素合成。

1. 滤泡聚碘 甲状腺具有极强的聚碘能力，甲状腺内 I^- 的浓度约为血浆的 30 倍。滤泡上皮细胞从血浆中摄取碘是一个主动转运的过程，位于细胞底部的钠-碘同向转运体，通过继发性主动转运形式，逆电-化学梯度将碘聚集在细胞内，再经细胞顶部进入滤泡腔。临床上常用注入碘同位素示踪法来检查与判断甲状腺的聚碘能力及其功能状态。

2. 碘的活化与酪氨酸碘化 摄入滤泡上皮的 I^-，在甲状腺过氧化物酶的作用下，被氧化成“活化碘”，活化碘随即“攻击”甲状腺球蛋白上的酪氨酸残基，取代其苯环上的氢，生成一碘酪氨酸（MIT）和二碘酪氨酸（DIT）。

3. 碘化酪氨酸缩合与甲状腺激素合成 在甲状腺过氧化物酶的催化下，一分子的 MIT 与一分子的 DIT 缩合生成 T_3，两分子的 DIT 耦联生成 T_4。

知识链接

碘与甲状腺疾病关系密切，不论碘缺乏还是碘过剩均可导致甲状腺疾患。碘缺乏可引起单纯性甲状腺肿、甲状腺结节、甲状腺肿瘤等；碘过剩则可出现甲状腺炎，诱发 Grave 病、淋巴细胞性甲状腺炎等。碘的活化、酪氨酸碘化和碘化酪氨酸缩合的过程都是在甲状腺过氧化物酶的作用下完成的，因此，能抑制其活性的硫脲类药物，可阻断甲状腺激素的合成，临床上可用于治疗甲状腺功能亢进症。

（二）甲状腺激素的运输

T_3、T_4入血后，99% 以上与血浆蛋白结合而运输，呈游离形式的 T_4仅占 0.03%、T_3仅占 0.3%。结合形式的 TH 为储运形式，没有生物活性，只有游离的才能进入组织细胞发挥调节作用。TH 的结合型和游离型之间可以相互转化，二者保持动态平衡，以维持血中 TH 浓度的稳态。临床上可通过测定血液中 T_3 和 T_4的含量来了解甲状腺的功能。

二、甲状腺激素的生理作用

甲状腺激素是维持机体功能活动的基础性激素，几乎作用于机体的所有组织，调节生长发育和新陈代谢。

（一）促进生长发育

甲状腺激素是促进机体正常生长发育必不可少的激素，特别对婴幼儿脑和长骨的发育尤为重要。若胚胎期缺碘或婴幼儿期甲状腺功能低下（甲低），患儿脑的发育明显障碍，智力低下，身材矮小，称为呆小症（克汀病）。TH 对胚胎期骨生长并不是必需的，因此甲低的患儿出生时身长基本正常，但脑的发育已受累，一般在出生后数周至 3 ~4 个月后才表现出明显的智力迟钝和长骨生长停滞。

护理应用

人类胎儿生长发育 11 周之前的甲状腺不具备合成 TH 的能力，因此这一阶段胎儿生长发育所需要的 TH 必须由母体提供。所以，缺碘地区的妇女需要适时补充碘，保证足够的 TH 合成，以减少呆小症的发病率。

TH 对脑发育的影响，在出生后最初的 3 ~4 个月内最为重要。因此，治疗甲低患儿必须抓住时机，在此期内给予及时补充，过迟则难以奏效。

☞ 考点：甲状腺功能亢进症与甲状腺功能减退症。

（二）调节新陈代谢

1. 增强能量代谢 TH 有明显的增强能量代谢的作用，可提高绝大多数组织的耗氧量和产热量，体温也相应变动。临床上，甲状腺功能亢进的患者表现为 BMR 升高、喜凉怕热、多汗、体温偏高；而甲状腺功能减退者则 BMR 降低、喜热畏寒、体温偏低。

2. 调节物质代谢 TH 对物质代谢的影响十分复杂。生理水平的 TH 对糖、蛋白质和脂类的合成和分解均有促进作用，而大剂量的 TH 则对物质分解的促进作用更为明显。

（1）糖代谢 TH 能促进肠黏膜对葡萄糖的吸收，增强肝糖异生，也能增强肾上腺素、胰高血糖素、氢化可的松和生长素的升糖作用，使血糖升高；但 TH 同时又加强外周组织对糖的摄取和利用，也可降低血糖。因此，甲亢患者餐后血糖升高，甚至出现糖尿，但随后血糖又能很快降低。

（2）蛋白质代谢 生理剂量 TH 可加速蛋白质的合成，使结构蛋白质和功能蛋白质的合成都增加，有利于机体的生长发育和各种功能活动。TH 分泌不足时，蛋白质合成障碍，组织间黏蛋白沉积，使水分子滞留皮下，引起特殊的、指压不凹陷的黏液性水肿。但 TH 分泌过多时，抑制蛋白质合成，加速蛋白质分解，以骨骼肌为主的肌蛋白质分解加速，肌肉收缩无力，尿酸含量增加，尿氮排泄增加；骨骼蛋白质分解，血钙升高，骨质疏松。

（3）脂类代谢 TH 能加速脂肪代谢，既促进脂肪合成，又促进脂肪分解，但总的作用是分解大于合成。甲亢患者，脂肪代谢增强，总体脂肪减少；甲低患者则脂肪代谢降低，体脂比例升高。TH 既可加强胆固醇的合成，又可促进胆固醇的利用，使更多的胆固醇从血中清除，总的效应是降低血中胆固醇水平，因此，甲亢患者血中胆固醇含量低于正常。

3. 其他作用

（1）对中枢神经系统和肌肉的作用 TH 不仅影响中枢神经系统的发育，对已分化成熟的神经系统也有十分重要的作用，能提高中枢神经系统的兴奋性，还能增强肌细胞对儿茶酚胺的反应。因此，甲亢患者常有烦躁不安、易激动、多汗、多言多动、喜怒无常、注意力分散、失眠多梦和肌肉颤动等中枢神经系统兴奋性升高的表现；相反，甲低患者则可出现言行迟钝、记忆力减退、表情淡漠、少动嗜睡等中枢神经系统兴奋性降低的表现。

（2）对心血管系统的作用　TH 对心血管系统也有显著的影响。TH 可直接作用于心脏，使心率加快、心肌收缩力增强，增加心输出量和心脏做功；还可直接或间接地引起血管平滑肌舒张，使外周阻力降低，增大脉压。甲亢患者可出现心动过速，心脏因做功量增加而出现心肌肥厚，严重者可致心力衰竭。

三、甲状腺功能的调节

（一）下丘脑－腺垂体－甲状腺轴的调节

甲状腺的功能直接受腺垂体分泌的 TSH 调节，形成下丘脑－腺垂体－甲状腺轴调节系统（图 11－5）。

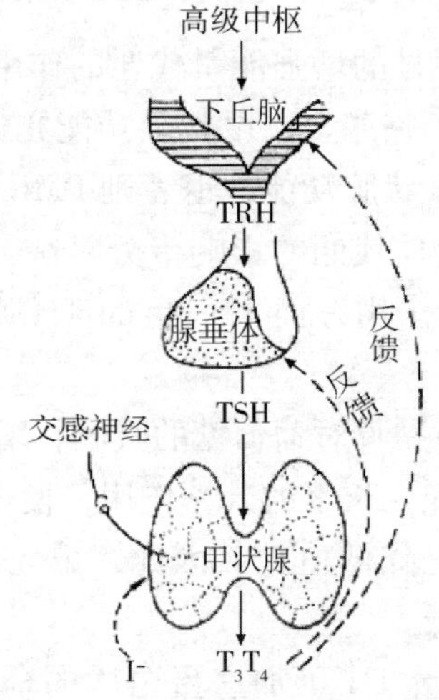

图 11－5　下丘脑－腺垂体－甲状腺轴

实线：促进作用　　虚线：抑制作用

1. 下丘脑－腺垂体对甲状腺的调节　下丘脑神经元释放的 TRH，经垂体门脉系统作用于腺垂体，促进腺垂体 TSH 的合成和释放。TSH 是直接调节甲状腺活动的关键因素，可全面促进甲状腺的功能活动，能刺激甲状腺生长发育，促进甲状腺滤泡增生、腺体增大，同时还可促进甲状腺激素的合成、分泌。

2. 甲状腺激素的反馈调节　血中游离 T_3、T_4水平是调节腺垂体 TSH 分泌的经常性负反馈因素。当血液中 T_3、T_4浓度升高时，负反馈抑制腺垂体，使 TSH 合成和释放减少，最终使 T_3、T_4浓度降至正常水平。

知识链接

地方性甲状腺肿，俗称“大脖子病”，这种病在流行地区很常见，主要发病原因是水和食物中缺碘，碘的摄入量不足，甲状腺激素合成和分泌减少，使血中 T_3、T_4浓度长期降低，从而对腺垂体的负反馈作用减弱，引起 TSH 分泌异常增加，刺激甲状腺滤泡过度增生，继而导致甲状腺组织的代偿性增生肥大。1996 年起，我国实行全民食盐碘化，有效地控制了地方性甲状腺肿。

(二) 甲状腺功能的自身调节

甲状腺在没有神经和体液调节的情况下，能通过自身调节改变摄取碘与合成甲状腺激素的能力，称为甲状腺功能的自身调节。当碘供应过多时，甲状腺聚碘能力下降，使甲状腺激素的合成减少；相反，当碘供应量不足时，甲状腺聚碘能力增强，使甲状腺激素合成增多。临床上可用过量碘产生的抗甲状腺作用来处理甲状腺危象，以缓解病情。

(三) 甲状腺功能的神经调节

甲状腺受交感神经和副交感神经双重神经支配。交感神经可促进甲状腺激素的合成和释放，副交感神经则起抑制作用。

第四节　肾 上 腺

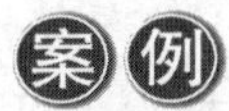

患者，男，9岁。3年来显著发胖，生长发育迟缓，近1年来出现双下肢浮肿，乏力，气喘。入院查体：体型肥胖，面圆，腹部隆起呈球形，“水牛背”。血液检测：胆固醇和三酰甘油含量升高。诊断：库欣综合征（肾上腺皮质功能亢进）。请根据本节所学内容解释：

1. 患者为什么出现上述症状和体征？

2. 肾上腺皮质激素的生理作用有哪些？

人体肾上腺位于两侧肾的内上方，分皮质和髓质两部分，分别占总重量的90%与10%。

皮质和髓质在形态发生、细胞构筑和激素生物效应等方面都是全然不同的两个内分泌腺。

一、肾上腺皮质激素

肾上腺皮质由外向内分为球状带、束状带和网状带。球状带主要合成和分泌盐皮质激素，代表是醛固酮；束状带主要合成和分泌糖皮质激素，如氢化可的松；网状带主要合成和分泌少量的雄激素。这些激素都属于类固醇的衍生物，统称为类固醇激素。

(一) 糖皮质激素的生理作用

糖皮质激素（glucocorticoid，GC）作用广泛而复杂，在维持代谢平衡和对机体功能的全面调节方面都极其重要。

1. 调节物质代谢　GC对糖、蛋白质、脂肪的代谢均有重要作用。

(1) 糖代谢　GC因能显著升高血糖而得名。GC能对抗胰岛素的作用，减少外周组织摄取葡萄糖，并能减少细胞对糖的利用；GC还可促进肝脏糖异生，增强糖原合成过程中所需酶的活性，增加肝脏糖的生成和输出速度，使血糖升高。临床上，糖皮质激素分泌过多，会出现血糖升高，甚至糖尿；相反，肾上腺皮质功能低下的患者则可出现低血糖。

（2）脂肪代谢　GC能促进脂肪的分解和脂肪酸在肝内的氧化，但GC引起的高血糖可继发引起胰岛素分泌增加，反而促进脂肪的合成，增加脂肪沉积。GC对不同部位脂肪代谢的影响存在差异，因此，分泌过多时可引起躯体脂肪的异常分布，呈现特殊的“满月脸”、“水牛背”，躯干部发胖，而四肢消瘦的“向心性肥胖”体形。

（3）蛋白质代谢　GC对肝内和肝外组织的蛋白质代谢影响各有不同。在肝内GC可促进蛋白质的合成；在肝外，GC能抑制肝外多数组织的蛋白质合成，同时促进蛋白质加速分解，如肌肉、骨骼和结缔组织等。因此，当GC分泌过多时，会出现肌肉萎缩、骨质疏松、皮肤变薄，婴幼儿表现为生长减慢。

☞ **考点：** 糖皮质激素的生理作用。

2. 影响水盐代谢　GC有一定的保钠排钾的作用。氢化可的松还可降低肾小球入球小动脉的阻力，增加肾血浆流量，使肾小球滤过率增加；抑制抗利尿激素的分泌，有利于水的排出。因此，肾上腺皮质功能不全时，患者排水能力明显下降，可出现“水中毒”，应用GC治疗可使病情缓解。

3. 影响器官系统功能　GC对器官和系统活动的影响广泛而复杂，主要包括以下几方面。①对血细胞：GC能增强骨髓的造血功能，使红细胞和血小板数量增加，还能增加中性粒细胞数量，但血中嗜酸性粒细胞和淋巴细胞数量减少。②对循环系统：GC对血管没有直接的收缩作用，但能增强血管平滑肌对儿茶酚胺的敏感性（允许作用），从而提高血管紧张度，GC还能降低毛细血管的通透性，有利于维持血容量。③对消化系统：GC能增加胃酸分泌和胃蛋白酶生成，提高胃腺对迷走神经和促胃液素的反应性，因而有诱发和加剧胃溃疡的可能。④GC还有促进胎儿肺表面活性物质分泌、增强骨骼肌收缩力和抑制骨的形成等作用，临床上大剂量使用糖皮质激素可有抗炎、抗毒、抗免疫和抗休克等药理作用。

4. 在应激反应中的作用　应激反应是指当机体遭受创伤、缺氧、手术、疼痛、饥饿、寒冷及精神紧张等伤害性刺激时，血中ACTH和糖皮质激素浓度迅速增加，并随之产生的一系列适应性反应。引起应激反应的刺激称为应激刺激。

在应激反应中，下丘脑－腺垂体－肾上腺皮质系统功能增强，血中ACTH和糖皮质激素浓度显著增加，能提高机体对应激刺激的耐受性和抵抗力。实验动物切除肾上腺皮质后，给予维持量的氢化可的松，虽然可以生存，但遇到伤害性刺激时易导致死亡。可见，糖皮质激素在应激反应中有重要作用。

交感－肾上腺髓质系统也参与应激反应，所以血中儿茶酚胺的含量也增加。此外生长素、催乳素、血管升压素、β－内啡肽、胰高血糖素和类固醇激素等的分泌也同时增多。

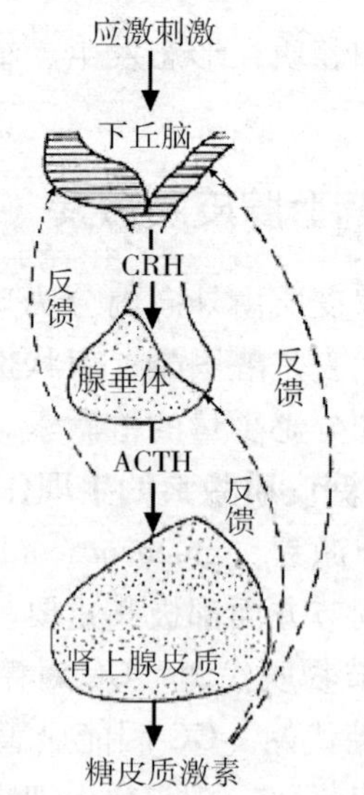

图11－6　下丘脑－腺垂体－肾上腺皮质轴
实线：促进作用　　虚线：抑制作用

（二）糖皮质激素分泌的调节

与甲状腺激素分泌的调节相似，糖皮质激素的分泌受下丘脑－腺垂体－肾上腺皮质轴的调控（图 11－6）。

1. 下丘脑－腺垂体对肾上腺皮质的调节　下丘脑释放的 CRH，经垂体门脉系统作用于腺垂体，促进腺垂体 ACTH 的分泌增多，ACTH 继而对肾上腺皮质的功能进行调节。

ACTH 作用于肾上腺皮质后，能刺激肾上腺皮质合成和分泌糖皮质激素，同时能促使肾上腺皮质增生、肥大。ACTH 对肾上腺皮质束状带和网状带的正常结构和功能的维持具有支持作用，ACTH 分泌减少时，肾上腺皮质萎缩，糖皮质激素分泌明显减少。

在下丘脑 CRH 的控制下，ACTH 的分泌具有日周期性节律，入睡后分泌逐渐减少，午夜最低，随后逐渐增多，至觉醒起床前达到分泌高峰，白天维持在较低水平。糖皮质激素的分泌也随之表现为昼夜周期变化。

2. 糖皮质激素的反馈调节　血中 GC 升高时，可通过负反馈机制调节下丘脑 CRH 和腺垂体 ACTH 的分泌，这是血中 GC 水平保持相对稳定的重要环节。临床上长期大量应用糖皮质激素时，血中 GC 浓度升高，可反馈性抑制腺垂体 ACTH 的分泌，造成肾上腺皮质萎缩，内源性 GC 分泌减少甚至停止。此时如果突然停药，病人将出现急性肾上腺皮质功能减退的危急症状，甚至危及生命。故此类病人停药时，应采取逐步减量停药或间断给予 ACTH 的方法，以防止肾上腺皮质萎缩和促进肾上腺皮质功能逐渐恢复。

二、肾上腺髓质激素

肾上腺髓质嗜铬细胞主要分泌 E 和 NE，它们均属于儿茶酚胺类物质，E 和 NE 的分泌比例为 4∶1。血中的肾上腺素主要由肾上腺髓质分泌，去甲肾上腺素除来自肾上腺髓质外，还来自肾上腺素能纤维末梢的释放。

（一）肾上腺髓质激素的生理作用

肾上腺髓质激素的生理作用十分广泛，这里主要讨论其在应急反应中的作用。

肾上腺髓质受交感神经的控制，在整体功能调节方面，共同构成交感－肾上腺髓质系统。应急反应是指当机体遭遇紧急情况时，如剧烈运动、缺氧、剧痛、失血、脱水、恐惧、焦虑等，交感神经兴奋，肾上腺髓质激素大量分泌，即交感－肾上腺髓质系统作为一个整体被动员起来的一种全身性反应。此时，肾上腺髓质激素水平急剧升高，甚至是基础状态的上千倍。儿茶酚胺作用于中枢神经系统，使机体处于反应机敏和高度警觉的状态；心率加快，心肌收缩力增强，心输出量增加，血压升高；呼吸加深加快，肺通气量增大；代谢增强、皮肤出汗和竖毛肌收缩等，这些都有利于整体功能活动的全面“动员”，克服环境变化对人体造成的“困难”。

“应急”和“应激”既相互区别，又紧密联系。应急反应是以交感－肾上腺髓质系统活动的紧急动员为主，血中 E 和 NE 大量增加，提高机体的“警觉性”和“应变力”，调动各器官的贮备力，克服环境变化对人体造成的“困难”；应激反应则以下丘脑－腺垂体－肾上腺皮质轴活动加强为主，血中 ACTH 和 GC 的浓度明显升高，以增强人体对伤害性刺激的“耐受力”和“抵抗力”，提高生存能力。实际上，引起应激反应的各种刺激也是引起应急反应的刺激，两种反应同时发生，相辅相成，共同提高机体的抵抗力和适应力。

（二）肾上腺髓质激素分泌的调节

肾上腺髓质直接受交感神经节前纤维的支配，只要交感神经系统兴奋，就可引起肾上腺髓质激素分泌。交感神经兴奋时，其神经末梢释放乙酰胆碱，作用于髓质的嗜铬细胞，促进E和NE的分泌。当E和NE的含量达到一定水平时，可以通过自身反馈调节，抑制肾上腺髓质激素的进一步合成。此外，ACTH可通过糖皮质激素间接或直接作用于肾上腺髓质，促进E和NE的分泌。

第五节 胰 岛

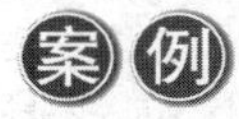

患者，女，66岁。凌晨5点突发头痛、眩晕、心跳加快、大汗淋漓，后神志不清入院。患者有糖尿病、高血压史10余年，长期注射胰岛素和口服硝苯地平治疗，偶发饥饿性人事不知，口服糖水后可缓解。查体：血压150/80mmHg，血糖2.6mmol/L。诊断为低血糖昏迷，立即静脉注射10%葡萄糖250ml，5分钟后患者清醒。请根据本节所学内容解释：

1. 患者昏迷的主要原因是什么？

2. 胰岛素有何生理作用？

胰岛是散在分布在胰腺中的内分泌组织，人胰腺中约有100万~200万个胰岛。人胰岛内有多种不同功能的内分泌细胞：A细胞约占20%，分泌胰高血糖素；B细胞数量最多，约占75%，分泌胰岛素；D细胞约占5%，分泌生长抑素；还有极少量的其他细胞。

一、胰岛素

血中胰岛素以游离和与血浆蛋白结合的两种形式存在，二者保持动态平衡，只有游离形式的才具有生物学活性。

（一）胰岛素的生理作用

胰岛素是全面促进物质合成代谢、维持血糖浓度相对稳定的关键因素。胰岛素的主要靶器官是肌肉、肝和脂肪组织。

1. 糖代谢 胰岛素促进全身组织，特别是肝、肌肉和脂肪组织摄取和利用葡萄糖，同时促进肝糖原和肌糖原的合成和储存；抑制糖异生，减少肝糖释放；促进葡萄糖转为脂肪酸，并储存于脂肪组织中。可见，胰岛素能减少血糖来源，增加血糖去路，使血糖浓度降低。体内胰岛素分泌不足可使血糖升高，超过肾糖阈则引起糖尿。有学者认为，胰岛素是体内唯一能直接降低血糖的激素。

2. 脂肪代谢 胰岛素可促进脂肪的合成，抑制脂肪分解。胰岛素可促进肝合成脂肪酸，并转运到脂肪细胞储存，促进葡萄糖进入脂肪细胞，合成三酰甘油和脂肪酸。胰岛素还可抑制脂肪酶的活性，阻止脂肪的动员和分解。胰岛素缺乏时，糖的氧化利用受阻，脂肪分解增强，产生的大量脂肪酸在肝内氧化成过量酮体，可引起酮血症和酸中毒。

3. 蛋白质代谢 胰岛素可促进蛋白质合成，并抑制蛋白质分解。胰岛素可作用于蛋白质合成的各个环节，促进氨基酸进入细胞、促进 DNA、RNA 的复制和转录、加速核糖体的翻译，使蛋白质合成增加；胰岛素还可抑制蛋白质分解。胰岛素与生长素同时作用时，能产生明显的促生长协同作用，但其单独作用时，促生长作用并不明显。

（二）胰岛素分泌的调节

1. 血糖浓度的调节 血糖浓度是调节胰岛素分泌的最重要因素。血中葡萄糖浓度升高时，可直接刺激胰岛 B 细胞，使胰岛素的分泌明显增加，以降低血糖浓度；当血糖浓度降到正常水平时，胰岛素的分泌也随之恢复到基础水平，从而维持血糖浓度的相对稳定。

2. 氨基酸和脂肪酸的调节 许多氨基酸都能刺激胰岛素的分泌，其中以精氨酸和赖氨酸的作用最强。血中氨基酸和糖对胰岛素分泌的刺激有协同作用，两者同时升高时，可使胰岛素分泌量成倍增加。血中脂肪酸和酮体大量增加也可促进胰岛素分泌。长时间的高血糖、高氨基酸和高脂血症可持续刺激胰岛素的分泌，致使胰岛 B 细胞衰竭而引起糖尿病。临床上可用口服氨基酸后血中胰岛素水平的改变作为判断胰岛 B 细胞功能的检测手段。

☞ **考点：** 胰岛素的生理作用及其分泌调节。

3. 激素调节 促胃液素、促胰液素、缩胆囊素和抑胃肽等胃肠激素均可促进胰岛素的分泌，临床上口服葡萄糖引起的胰岛素反应大于静脉注射引起的反应可能与此有关。生长素、氢化可的松和甲状腺激素可通过升高血糖而间接刺激胰岛素的分泌。胰高血糖素既可直接作用于相邻的 B 细胞，刺激胰岛素分泌，也可通过升高血糖而间接刺激胰岛素分泌。

4. 神经调节 胰岛受交感和副交感神经的双重支配。迷走神经兴奋时，可通过胰岛 B 细胞膜上的 M 受体引起胰岛素分泌，也可刺激胃肠激素的分泌而间接促进胰岛素分泌；交感神经兴奋时，一般以抑制性效应为主。

二、胰高血糖素

（一）胰高血糖素的生理作用

胰高血糖素与胰岛素的作用相反，是促进分解代谢的激素。它能促进肝糖原分解而升高血糖；还可促使氨基酸转化为葡萄糖，抑制蛋白质的合成和促进脂肪分解。

（二）胰高血糖素的分泌调节

血糖水平是调节胰高血糖素分泌的最重要因素，血糖升高能抑制胰高血糖素的分泌，反之，则分泌增加；静脉注射氨基酸可促进胰高血糖素的分泌，其效应与注射葡萄糖相反。此外，胰岛素可直接作用于 A 细胞，抑制胰高血糖素的分泌，也可通过降低血糖间接刺激胰高血糖素的分泌，胰岛素和胰高血糖素是一对相互拮抗调节血糖水平的激素。

第六节 其他激素

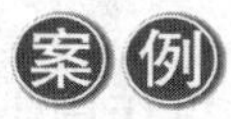

患儿，男，1岁半。8个月开始，出现食欲不振、盗汗、易惊多啼，发稀枕秃等症状，11个月开始出牙，14个月才能行走。查体：体质瘦弱，头颅方大，肋骨外翻，轻度鸡胸。X线摄片示骨干骺端增宽，血钙1.25mmol/L。诊断：佝偻病。请根据本节所学内容解释：

1. 患者罹患佝偻病的主要原因是什么？
2. 维生素D_3有何生理作用？

一、甲状旁腺激素

（一）甲状旁腺激素的生理作用

甲状旁腺激素（parathyroid hormone，PTH）是调节血钙水平最重要的激素，主要效应是升高血钙和降低血磷。实验动物行甲状旁腺切除后，血钙水平逐渐下降，出现低钙抽搐，甚至可导致死亡；而血磷则逐渐升高。临床上进行甲状腺手术时，若误将甲状旁腺摘除，可造成严重后果。PTH的主要靶器官是肾和骨。

1. 对肾的作用 PTH可作用于近端肾小管上皮细胞，促进其对钙的重吸收，减少尿钙排泄，升高血钙；同时，可抑制近端小管对磷的重吸收，促进磷排出，降低血磷。

PTH对肾的另一作用是激活肾内1α-羟化酶，后者可催化25-羟维生素D_3转变为有高度活性的1，25-二羟维生素D_3。

2. 对骨的作用 PTH可促进骨钙入血，使血钙浓度升高，其作用包括快速效应和延迟效应两个时相。快速效应在数分钟内即可产生，其机制是骨细胞膜对Ca^{2+}的通透性增高，骨液中的Ca^{2+}进入细胞，再由钙泵转运到细胞外液，引起血钙升高；延迟效应在12~14小时后出现，经数天甚至数周才达高峰，其作用机制是加强破骨细胞的活动，促进骨基质溶解，使钙、磷进入血液。

（二）甲状旁腺激素分泌的调节

PTH的分泌主要受血钙浓度变化的调节，血钙降低时，PTH分泌增加；反之，PTH分泌减少。长时间的高血钙，可使甲状旁腺发生萎缩；相反，长时间的低血钙，则可使甲状旁腺增生。此外，血磷浓度改变、儿茶酚胺等也可对PTH的分泌产生影响。

二、降钙素

（一）降钙素的生理作用

降钙素的主要作用是降低血钙和血磷，其作用主要通过骨和肾来实现。

1. 对骨的作用 降钙素可抑制破骨细胞的活动，减弱溶骨过程，同时增强成骨细胞活动，使骨组织中钙、磷沉积，血钙和血磷浓度降低。

2. 对肾的作用　降钙素可抑制肾小管对钙、磷的重吸收，使尿钙和尿磷排出增加。

（二）降钙素分泌的调节

降钙素的分泌主要受血钙浓度变化的调节。当血钙升高时，降钙素分泌增加；反之，分泌减少。降钙素与甲状旁腺激素对血钙的作用相反，二者共同调节血钙浓度，维持血钙稳态。

三、维生素 D_3

（一）1，25－二羟维生素 D_3 的生成

维生素 D_3 是胆固醇的衍生物，又称胆钙化醇。人体内有两大主要来源：①在紫外线的照射下，皮肤中的7－脱氢胆固醇可转化为维生素 D_3。②可由肝、乳、鱼肝油等食物中摄取，但维生素 D_3 需经羟化后才有生物活性，首先在肝内25－羟化酶的作用下转化为25－羟维生素 D_3，然后在肾内1α－羟化酶的催化下变成活性更高的1，25－二羟维生素 D_3。

（二）1，25－二羟维生素 D_3 的生理作用

1，25－二羟维生素 D_3 的主要作用是升高血钙、血磷，其可促进小肠上皮细胞对钙和磷的吸收，还可通过增加破骨细胞的数量，增加骨的溶解，使骨钙、骨磷释放入血。另一方面，1，25－二羟维生素 D_3 又能刺激成骨细胞的活动，促进骨钙沉淀和骨的形成，是参与骨重建的重要因素。儿童时期缺乏1，25－二羟维生素 D_3 可引起佝偻病，在成年人则导致骨质疏松症。

☞ **考点：** 佝偻病。

（三）1，25－二羟维生素 D_3 生成的调节

维生素 D、血钙和血磷水平降低时，1，25－二羟维生素 D_3 的转化可增多。PTH 也通过刺激肾内1α－羟化酶的活性促进维生素 D 活化。

目标检测

A1 型题

1. 血中激素浓度低而生理效应明显是因为
   A. 激素的半衰期长　B. 激素的特异性强　C. 激素作用有靶细胞
   D. 激素间有相互作用　E. 激素有高效能放大作用
2. 糖皮质激素本身没有缩血管效应，但能加强去甲肾上腺素的缩血管作用，这称为
   A. 协同作用　B. 致敏作用　C. 增强作用
   D. 允许作用　E. 辅助作用
3. 下列哪种激素不是由腺垂体合成分泌的
   A. 促甲状腺激素　B. 促肾上腺皮质激素　C. 生长素
   D. 缩宫素　E. 黄体生成素
4. 幼儿时生长素分泌不足可导致

A. 巨人症　　B. 呆小症　　C. 侏儒症
D. 向心性肥胖　　E. 肢端肥大症

5. 对婴幼儿脑和长骨的发育最为重要的激素是
A. 生长素　　B. 性激素　　C. 甲状腺激素
D. 促甲状腺激素　　E. 1，25－二羟维生素 D_3

6. T_3、T_4合成的主要原料有
A. 碘和酪氨酸　　B. 碘和亚铁　　C. 铁和酪氨酸
D. 球蛋白和类固醇　　E. 甲状腺球蛋白

7. 婴幼儿时期甲状腺激素分泌不足可产生
A. 侏儒症　　B. 肢端肥大症　　C. 向心性肥胖
D. 呆小症　　E. 糖尿病

8. 以下对 T_3、T_4的描述错误的是
A. 提高机体的产热量　　B. 胆固醇合成大于分解　　C. 提高神经系统的兴奋性
D. 生理剂量下能促进蛋白质的合成
E. 婴幼儿时主要影响脑和长骨的生长发育

9. 关于糖皮质激素对代谢的影响，错误的是
A. 促进肝外组织蛋白质分解
B. 促进肾保钠、排钾、排水
C. 促进糖异生
D. 减少外周组织对葡萄糖利用
E. 促进全身各部位的脂肪分解

10. 降低血糖的激素是
A. T_3、T_4　　B. 生长素　　C. 肾上腺素
D. 胰岛素　　E. 糖皮质激素

（姚丹丹）

第十二章 生　　殖

要点导航

生殖包括有性生殖和无性生殖。人类属于有性生殖，通过两性生殖器官的活动来实现。通过本章的学习，我们能够知道：

1. 雄激素、雌激素与孕激素的生理作用。
2. 男性、女性主性器官的功能。
3. 生殖、月经、月经周期、受精、妊娠、着床、分娩等基本概念。
4. 精子和卵子的产生过程。
5. 月经周期是怎样形成的？
6. 女性月经周期中卵巢激素和子宫内膜有什么变化？
7. 睾丸的功能调节。

生物个体的出生、生长发育、成熟至衰老、死亡是生命现象发展的自然规律，而生殖是维持生命延续和种系的重要生命活动。人从生长发育成熟，到青春期后，能够产生与自己相似子代个体的生理过程称为生殖。生殖活动通过两性生殖器官共同参与才能实现，其过程包括生殖细胞的形成、受精、着床、胚胎发育和分娩等环节。生殖器官包括主性器官和附性器官，本章讨论男、女两性的生殖功能及过程。

第一节　男性生殖

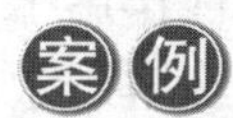

某男，19岁，未婚。自述在睡眠做梦中发生遗精，每月遗精可达2~8次，并无其他异常和不适。请根据本节所学内容解释：

1. 精子的产生器官及过程？
2. 为什么青春期以后男性会产生精子？

男性的主性器官是睾丸，具有生精和内分泌的功能；附性器官包括附睾、输精管、射精管、精囊、前列腺、阴囊、阴茎等，具有储存和输送精子并使之获能等作用。

一、睾丸的功能

（一）睾丸的内分泌功能

睾丸间质细胞分泌雄激素，支持细胞分泌抑制素。

1. 雄激素 是男性的性激素，主要成分为睾酮、双氢睾酮、脱氢异雄酮和雄烯二酮等。正常情况下，20～50 岁男子血中睾酮含量最高，50 岁以后随年龄增长逐渐减少。血中睾酮有结合型和游离型两种，游离型睾酮才具有生物活性。睾酮在肝内灭活，代谢产物大量经尿排出，少量经粪便排出。除睾丸分泌睾酮外，肾上腺皮质和卵巢也可分泌少量睾酮。睾酮生理作用如下。

（1）影响胚胎发育 在雄激素诱导下，含有 Y 染色体的胚胎向男性方面分化，促进内生殖器的发育，而双氢睾酮则刺激外生殖器发育。

（2）促进男性附性器官的生长发育 激发男性副性征出现并维持在正常状态。随着年龄增长，睾酮刺激前列腺、阴茎、尿道等附性器官逐渐发育成熟，进入青春期后，男性和女性在外形上出现一系列与性别有关的身体特征称为第二性特征，也叫副性征。男性主要表现为生长胡须、嗓音低沉、喉结突出、腋毛和阴毛呈男性三角形分布、骨骼粗壮、肌肉发达等。

（3）维持生精作用 睾酮自间质细胞分泌后，可进入支持细胞并转变为双氢睾酮，随后进入精曲小管，促进生精细胞的分化和精子的生成过程。

（4）维持男性正常的性功能 雄激素通过对性神经中枢的影响和对生殖器官的刺激作用，激发人的性欲，提高性的兴奋。如果雄激素没有或过少，人的性欲就会降低，并容易导致阳痿等性功能障碍。睾酮缺乏会导致中老年男性的整体健康水平下降，包括性欲降低、情绪低落、疲劳及勃起功能障碍。

（5）促进红细胞的生成 刺激骨髓，提高造血功能。

（6）对代谢的影响 促进蛋白质的合成，特别是肌肉和生殖器官蛋白质的合成；促进骨骼生长与钙磷沉积；参与水电解质的代谢，有利于水和钠在体内适度潴留。

☞ **考点：** 雄激素的作用。

2. 抑制素 是一种糖蛋白激素，由α和β两个亚单位组成。抑制素可选择性作用于腺垂体，对精子生成素的合成和分泌有很强的抑制作用，而生理剂量对间质细胞刺激素的分泌却无影响。

（二）睾丸的生精功能

精子是睾丸的精曲小管生成的。精曲小管上皮由精原细胞和支持细胞构成。青春期后，在精子生成素和间质细胞刺激素的作用下，精原细胞依次经历初级精母细胞、次级精母细胞、精子细胞及精子各个不同发育阶段，最终发育为成熟精子，这一过程称为睾丸的生精作用。支持细胞为各级生精细胞提供营养、支持和保护的作用。支持细胞构成精子生成的特殊“微环境”，相邻支持细胞间紧密连接限制血液中大分子物质进入精曲小管，确保微环境相对稳定，有利于精子生成。精原细胞发育成为精子约需要两个半月。精子在精曲小管生成后，输送到附睾内进一步成熟。成熟的精子，形如蝌蚪，分为头、尾两部分。在男性性活动中，精子连同附睾、输精管内液体与精囊、前列腺、尿道球腺分泌物一起排出体外，共同构成精液。正常男子每次射出的精液的量为3～6ml，每毫升精液含精子0.2亿～4亿个。精子生成受高温、药物、X线、紧身裤、精神紧张、饮食、酗酒的影响。精子的生成需要适宜的温度，阴囊具有调节作用，阴囊温度比腹腔低2℃左右，适宜精子生成。临床上，隐睾症患者睾丸温度升高，影响精子生成，造成不育。

知识链接

影响精子生成致少精的药物：抗高血压药利血平是治疗高血压的常用药物，可使组织中的儿茶酚胺耗竭而产生显著的镇静作用，从而间接地降低性欲。长期使用利血平会影响丘脑下部的垂体功能，从而抑制精子的产生，使精子减少，甚至无精子，导致不孕不育。

二、睾丸功能的调节

（一）下丘脑－腺垂体－睾丸轴的调节

进入青春期后，下丘脑和垂体发育成熟，下丘脑分泌促性腺激素释放激素增多，经垂体门脉系统运输到腺垂体，使腺垂体分泌的精子生成素和间质细胞刺激素增多，通过血液的运输，精子生成素可以使睾丸的支持细胞分泌抑制素增多、精曲小管生成精子，间质细胞刺激素使睾丸间质细胞分泌的雄激素增多。

（二）睾丸对下丘脑－腺垂体的反馈调节

雄激素对下丘脑及腺垂体激素的分泌，都具有负反馈作用。当血液中雄激素浓度升高到一定程度时，反射性作用于下丘脑使促性腺激素释放激素减少，使腺垂体分泌间质细胞刺激素减少，对睾丸间质细胞的作用减弱，雄激素分泌减少。反之，当血液中雄激素浓度减少，反射性作用于下丘脑使促性腺激素释放激素增多，使腺垂体分泌间质细胞刺激素增多，对睾丸间质细胞的作用增强，雄激素分泌增多，从而维持生精和各种激素水平的稳态。

☞ 考点：睾丸功能的调节。

（三）睾丸内的局部调节

睾丸局部产生的一些细胞因子或生长因子，通过旁分泌或自分泌的方式，参与睾丸功能的局部调节。

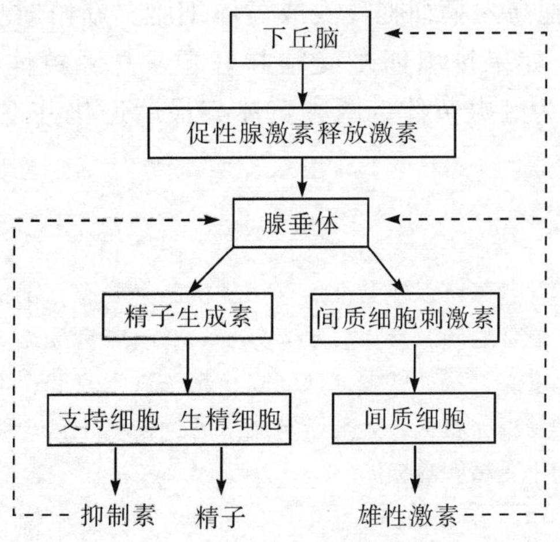

图12－1　睾丸功能的调节

实线：促进作用　　虚线：抑制作用

第二节　女性生殖

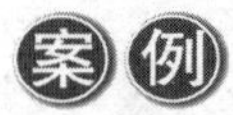

李某，女，28 岁，已婚。自述停经后 6 周左右出现晨起恶心、呕吐、食欲减退和偏食，自觉乳房轻度胀痛，乳房增大，乳头及周围乳晕着色。妇科检查：子宫增大变软，阴道黏膜及子宫颈充血。辅助检查：B 超显示增大的子宫轮廓，其中有圆形妊娠环。请根据本节所学内容解释：

1. 李某的临床表现与什么激素有关？
2. 该激素的分泌有何特点？

女性主性器官是卵巢，产生卵子并分泌性激素；附性器官有输卵管、子宫、阴道、外阴等，主要接纳精子、输送精子与卵子结合及孕育新个体等。

一、卵巢的功能

（一）卵巢的生卵功能

女性出生后两侧卵巢中约有数万个原始卵泡，每个原始卵泡内含有一个初级卵母细胞，周围有单层卵泡细胞组成一个球状结构。自青春期起至围绝经期，在腺垂体促性腺激素的作用下，部分静止的原始卵泡开始发育，经初级卵泡与次级卵泡阶段可发育成为成熟卵泡。在每个月经周期中，通常有 15 ~ 20 个原始卵泡同时发育，却只有一个发育成熟而排卵，大部分的卵泡在发育的各个阶段退化为闭锁卵泡。成熟卵泡在黄体生成素分泌高峰作用下，向卵巢表面移动，卵泡壁破裂，使卵细胞与透明带、放射冠及卵泡液一起排入腹腔的过程称为排卵。排卵发生在一个月经周期的约第 14 天。排卵后残存卵泡内颗粒细胞与内膜细胞转变成黄体细胞，新鲜时呈黄色，形成月经黄体，维持 14 天左右将退化，如果排出卵子受精并妊娠，月经黄体将继续增大，一直维持 5 ~ 6 个月，这种黄体称为妊娠黄体。两种黄体都最后退化并逐渐由结缔组织代替而形成瘢痕称为白体。

知识链接

给予外源性雌激素和孕激素可以使女性避孕，其机制主要有。①抑制排卵：利用雌激素和孕激素的负反馈机制，抑制促性腺激素释放激素分泌。②改变宫颈黏液性质：利用孕激素可使宫颈黏液成分改变，使之变黏，量亦减少，从而阻止精子进入宫腔，不利精子存活。③改变子宫内膜结构，使之不利于受精卵着床：大剂量孕激素通过干扰子宫内膜的正常发育转化，使腺体提早分泌和衰竭，不利于受精卵着床。

（二）卵巢的分泌功能

卵巢主要分泌雌激素、孕激素和少量雄激素。卵泡期主要由颗粒细胞和内膜细胞分泌雌激素，妊娠期的胎盘也可分泌雌激素；黄体及妊娠期的胎盘分泌孕激素。

1. 雌激素　雌激素包括雌二醇、雌酮和雌三醇。雌二醇活性最强，雌酮次之，雌三醇活性最低。雌激素的主要生理作用是促进女性附性器官的生长发育和激发副性征的出现。

（1）促进女性生殖器官发育　促进子宫发育，使子宫内膜发生增生变厚，腺体变大迂曲，提高子宫平滑肌的收缩力，子宫颈分泌黏液变稀薄；促进输卵管发育，增进输卵管节律性收缩，有利于精子和卵子的移动；促进阴道发育，阴道上皮增生和角化，刺激阴道上皮合成大量糖原，使阴道分泌物呈酸性，增强阴道的抗菌能力。

（2）促进女性第二性特征出现并维持　促进女性乳房的发育，乳腺导管延长，脂肪结缔组织增生，乳房增大，乳晕出现；并使全身脂肪和毛发分布具有女性特征，体态丰满，臀部肥厚，骨盆变宽大，音调较高等。

（3）维持正常的性行为和性欲。

（4）代谢影响　雌激素可广泛影响代谢过程，对蛋白质、脂肪、骨和水盐代谢都产生影响。促进水钠潴留；促进肝脏高密度脂蛋白合成，抑制低密度脂蛋白，降低循环中胆固醇水平，具有一定的抗动脉硬化作用；增强骨细胞活动和钙磷沉积，促进骨成熟及骨骺愈合。

2. 孕激素　孕激素主要有孕酮、20α－羟孕酮和17α－羟孕酮，以孕酮的生物活性最强。孕激素主要生理作用是为保证胚泡着床作准备，并维持妊娠。

☞ **考点：** 雌激素生理作用。

（1）对子宫的作用　使处于增生期的子宫内膜进一步增厚，进入分泌期，为受精卵的生存及着床提供适宜环境；降低子宫平滑肌兴奋性，抑制母体对胎儿的排异反应，降低子宫对缩宫素的敏感性；抑制子宫颈内膜黏液分泌，且性状变黏稠。

（2）对乳腺的作用　在雌激素作用的基础上，促进乳腺腺泡和乳腺小叶增生发育，为分娩后泌乳作准备。

（3）对腺垂体激素的负反馈调节作用　抑制垂体促性腺激素的分泌。

（4）对体温的作用　孕激素有升高体温的作用，可使基础体温在排卵后升高0.3～0.5℃，是排卵的重要标志。

（5）对代谢的作用　促进水钠排泄。

3. 雄激素　女性体内有少量的雄激素，主要由卵泡内膜细胞和肾上腺皮质网状带细胞分泌。适量的雄激素可刺激女性阴毛与腋毛的生长，促进蛋白质的合成，促进肌肉和骨骼的发育，促进红细胞的生成。女性雄激素分泌过多时，出现阴蒂肥大，多毛症等男性化特征。

二、月经周期

（一）月经及月经周期

女性自青春期起至绝经期止，在卵巢分泌激素的周期性作用下，使子宫内膜发生每月一次周期性脱落、出血、经阴道流出的现象，称为月经，月经形成的周期性过程称为月经周期。月经周期从上次月经来潮的第一天开始到下次月经来潮的第一天为止，成年女性平均为28天。一般12～14岁开始第一次来月经称为月经初潮，45～50岁月经停止以后的时期称为绝经期。

（二）月经周期中卵巢和子宫内膜的变化

在月经周期中，卵巢分泌的性激素使子宫内膜周期性发生一系列形态和功能变化。根据子宫内膜的变化将月经周期分三期。

1. 月经期 从月经开始到流血停止，即月经周期的第1～4天，出血量50～100ml，称为月经期。排卵未受精，卵巢黄体退化成白体丧失分泌功能，孕激素、雌激素的分泌迅速减少，子宫内膜失去了性激素的支持，子宫内膜缺血坏死，发生脱落出血经阴道流出。月经血呈暗红色，由于脱落的子宫内膜中含丰富的纤溶酶原激活物，可使经血中的纤溶酶原被激活为纤溶酶，故经血不会发生凝固。月经期内，子宫内膜脱落形成的创面容易感染，应注意保持外阴清洁，并避免剧烈运动。

2. 增殖期 从月经停止到排卵为止，即月经周期的第5～14天为增殖期，卵巢中的卵泡处于发育成熟阶段，雌激素不断分泌，促使子宫内膜变厚，血管生长，腺体增生变大，但腺体不分泌。此期末，卵泡发育成熟并排卵。

3. 分泌期 从排卵后到下次月经前，即月经周期的第15～28天为分泌期。卵巢排卵后形成黄体，分泌雌激素和大量孕激素，孕激素排卵后出现高峰，使子宫内膜进一步增厚，血管生长，腺体增大并分泌。子宫内膜为胚泡着床和发育做好充分准备。

（三）月经周期形成的机制

月经周期的形成主要是下丘脑－腺垂体－卵巢轴调节的结果。

青春期前，下丘脑、腺垂体发育尚未完全成熟，促性腺激素释放激素分泌量很少，使腺垂体分泌促性腺激素量很少，卵巢分泌的雌激素和孕激素量处于低水平，使子宫内膜不发生周期性脱落。随着青春期到来，下丘脑、腺垂体发育成熟，激素分泌量达到成年人水平，月经周期表现出来。妇女45～50岁以后，卵巢功能退化，对促性腺激素反应性下降，卵泡发育停止，雌激素和孕激素分泌量减少，子宫内膜不再呈现周期性变化，进入绝经期。月经周期易受社会和心理因素的影响，强烈的精神刺激，急剧的环境变化以及体内严重疾病，往往引起月经失调，月经是女性健康的窗口。

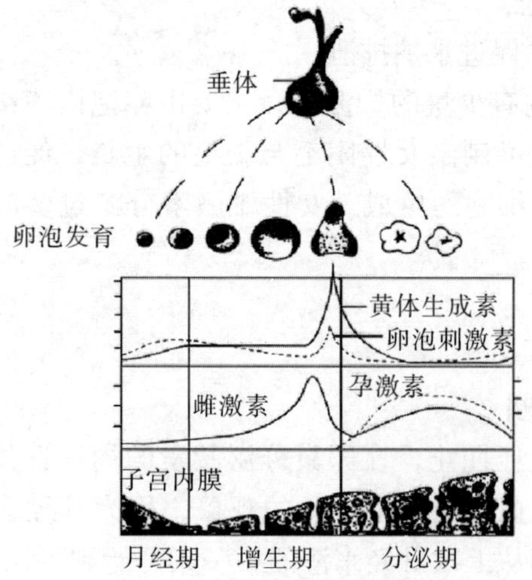

图12－2 月经周期形成示意图

1. 增殖期的形成　女性随青春期的到来，下丘脑分泌的促性腺激素释放激素分泌增多，使腺垂体分泌促性腺激素增多，尿促卵泡素分泌增多，促使卵泡发育成熟，使卵泡分泌雌激素增多，在雌激素作用下子宫内膜发生增殖期变化。在增殖期末，约排卵前一天左右，雌激素在血中浓度达高峰，通过正反馈使黄体生成素形成高峰，引起发育成熟的卵泡排卵。

2. 分泌期的形成　卵泡成熟排卵后，在黄体生成素的作用下，卵泡壁塌陷形成黄体，继续分泌雌激素和孕激素，血中雌激素及孕激素分泌达高峰，使子宫内膜发生分泌期的变化。

☞ **考点：** 月经及月经周期的形成与调节。

3. 月经期的形成　黄体不断增长，雌激素和孕激素分泌不断增加，在排卵后8～10天，其在血中达到高水平，对下丘脑、腺垂体起负反馈作用，抑制促性腺激素释放激素、尿促卵泡素、黄体生成素的分泌，黄体退化为白体，使雌激素和孕激素分泌急剧减少，对分泌期子宫内膜作用减弱，子宫内膜脱落形成月经。

三、妊娠和分娩

胚胎和胎儿在母体内发育成长的过程称为妊娠。卵子受精是妊娠的开始，胎儿及其附属物自母体排出是妊娠的终止。

（一）受精

精子与卵子结合形成受精卵的过程称为受精。正常受精部位在输卵管壶腹部。正常情况下，卵子在排出后6～24小时内具有受精能力，精子进入阴道只能存活1～2天。精子进入阴道后，经宫颈进入子宫腔，在子宫和输卵管内经水解酶作用精子获能，依靠输卵管上皮和精子鞭毛的摆动，到达输卵管壶腹。精子与卵子相遇时，释放顶体酶，穿过放射冠及透明带，与卵母细胞接触开始受精并融合，卵母细胞完成第二次减数分裂，精子和卵子融合成受精卵，完成受精。

（二）着床

受精卵边移动边分裂，在受精后的4～5天，形成桑葚胚或早期胚泡之后进入子宫腔，继续分裂为胚泡，再停留2～3天，胚泡渐渐埋入子宫内膜，在受精后的第10～13天完全埋入子宫内膜。胚泡埋入子宫内膜的过程称为着床，也称植入。着床过程包括以下三个环节：①囊胚定位并附着在子宫特定部位的内膜细胞；②囊胚穿过子宫上皮的基底膜进入内膜基质层；③囊胚最后植入。完成着床的条件：①透明带消失；②囊胚滋养层分出合体滋养层细胞；③囊胚和子宫内膜同步发育并相互配合；④有足够的孕酮。

（三）妊娠的维持

胚泡着床后，其最外层的一部分细胞发育成滋养层，其他大部分细胞发育成胎儿。滋养层细胞发育成绒毛膜，子宫内膜增殖成为蜕膜，绒毛膜和蜕膜共同形成胎盘。胎盘功能：①实现母体与胎儿之间O_2和CO_2的气体交换，替代胎儿呼吸系统功能。②母体内葡萄糖、氨基酸、脂肪酸、电解质等营养物质经胎盘进入胎儿，替代胎儿的消化系统的功能。③胎儿代谢产物如尿酸、尿素、肌酐、肌酸等进入母体后排出体外，替代胎儿泌尿系统功能。④胎盘还具有防御及合成激素等功能。胎盘合成维持妊娠所必需的激素主要有以下几种：

1. 人绒毛膜促性腺激素（human chorionic gonadotropin，HCG） HCG 是一种糖蛋白，胚泡一经着床，即开始分泌，受精 10 日左右即可在母体测到，至妊娠第 8～10 周左右血中浓度达高峰并经尿排出，又迅速下降，并一直维持至分娩。妊娠早期 HCG 刺激月经黄体转变为妊娠黄体，继续分泌大量雌激素和孕激素，维持妊娠；还可抑制淋巴细胞活性，防止母体对胎儿产生排斥反应。测定血中或尿中 HCG 浓度，可作为早期妊娠诊断的可靠指标。

2. 人绒毛膜生长素（HCS） HCS 是一种多肽，主要调节母体与胎儿的糖、蛋白质、脂肪的代谢过程，促进胎儿生长发育。

3. 雌激素和孕激素 在妊娠两个月左右时，妊娠黄体逐渐萎缩，胎盘开始分泌的雌激素和孕激素逐渐增加，接替妊娠黄体功能维持妊娠至分娩。孕激素是由胎盘的合体滋养层细胞分泌的，胎盘分泌的雌激素中，90% 是雌三醇，而雌酮和雌二醇则很少，因此，检测孕妇尿中雌三醇的含量，可反映胎儿在子宫内的情况，如果雌三醇突然减少，则预示胎儿有危险或发生宫内死亡。

4. 人胎盘生乳素（HPL） HPL 在妊娠的第 2 个月开始分泌，随妊娠的进展和胎盘逐渐增大而分泌增多，至妊娠 34～36 周达高峰，直至分娩。主要作用为促进母体乳腺腺泡的生长发育。

（四）分娩

分娩是指成熟胎儿及其附属物自母体子宫娩出体外的过程。分娩时，首先是起源于子宫底部的收缩逐渐向下扩布，胎儿被推向宫颈，使宫颈扩大变薄，时间可长达几小时，然后子宫颈变软并完全开放，胎儿由宫腔经子宫颈和阴道娩出体外，历时 1～2 小时。胎儿娩出后 10 分钟左右，胎盘与子宫分离并排出体外，同时子宫强烈收缩，压迫血管以防止过量出血，分娩过程完成。胎儿对子宫颈的刺激可引起缩宫素的释放和子宫底部肌肉收缩增强，迫使胎儿对子宫颈的刺激更强，从而引起更多的缩宫素分泌及子宫进一步收缩，直至胎儿完全娩出为止，因此是一个正反馈调节。

护理应用

通过推算预产期可知道什么时候分娩。计算方法为：末次月经第 1 日起，月份减 3 或加 9，日期加 7。若为阴历，月份仍减 3 或加 9，但日期加 15。

目标检测

A1 型题

1. 睾丸主要分泌的激素是

A. 促性腺激素释放激素　B. 间质细胞刺激素　C. 精子生成素

D. 雄激素和抑制素　E. 促性腺激素

2. 对雄激素作用的描述错误的是
   A. 刺激附性器官的生长发育
   B. 维持正常的性欲
   C. 增强骨髓造血，使红细胞增多
   D. 促进精曲小管产生精子
   E. 激发并维持副性征出现
3. 对雌激素描述错误的是
   A. 促进女性第二性征出现并维持
   B. 促进子宫发育，使子宫内膜发生增生变厚
   C. 促进乳腺腺泡和乳腺小叶增生发育
   D. 促进阴道发育，阴道上皮增生和角化
   E. 促进肝脏高密度脂蛋白合成
4. 对卵巢描述错误的是
   A. 卵巢分泌雌激素和孕激素
   B. 对于周期性的子宫活动是必需的
   C. 每月都有几个甚至十几个初级卵泡同时发育，通常只有一个发育成熟
   D. 卵巢排卵形成白体
   E. 卵巢在月经周期的增殖期末排卵
5. 子宫内膜周期性脱落形成月经的原因是
   A. 血中孕激素浓度高　B. 血中孕激素和雌激素浓度都高
   C. 血中雌激素浓度低　D. 血中孕激素和雌激素浓度都低
   E. 血中雌激素浓度高
6. 男性的主性器官是
   A. 睾丸　B. 输精管　C. 前列腺
   D. 尿道球腺　E. 卵巢
7. 下列不属于女性副性征的是
   A. 喉结突出　B. 骨盆宽大　C. 臀部肥厚
   D. 音调变高　E. 皮下脂肪丰满
8. 关于睾丸产生精子正确的描述是
   A. 原始的生精细胞为精原细胞　B. 支持细胞生成精子
   C. 间质细胞生成精子　D. X 线可促使精子生成
   E. 精子生成的适宜温度是 37℃
9. 促进骨髓造血和蛋白质合成的激素是
   A. 雌激素　B. 孕激素　C. 糖皮质激素
   D. 醛固酮　E. 雄激素

（单留全）

教学大纲

学时总计：54

序号	教学内容	教学要求	参考学时
1	第一章 绪论	【掌握】 1. 生命活动的基本特征。 2. 内环境及稳态。 3. 人体功能的调节方式及特点。 【熟悉】 1. 反馈的概念、类型及意义。 2. 人体生理学的研究内容。 3. 可兴奋细胞兴奋性的周期性变化。 【了解】 生理学的研究水平。	2
2	第二章 细胞的基本功能	【掌握】 1. 细胞膜物质转运方式及转运特点。 2. 神经细胞静息电位、动作电位的产生机制及意义。 3. 神经细胞动作电位的传导机制（局部电流）。 4. 神经－肌接头处兴奋传递过程及特点。 【熟悉】 1. 骨骼肌的兴奋－收缩耦联。 2. 骨骼肌的收缩形式。 3. 影响骨骼肌收缩的因素。 【了解】 1. 细胞膜的基本结构。 2. 局部反应及特征。 3. 骨骼肌的收缩原理。	6
3	第三章 血液的功能	【掌握】 1. 血液的组成，血浆渗透压的组成及生理作用。 2. 红细胞的正常值、功能。 3. 血小板的正常值、生理特性与生理功能。 4. 凝血因子的特点，血液凝固的基本步骤及类型。 5. ABO 血型系统的分型原则与分型。 【熟悉】 1. 红细胞的生成与破坏。 2. 全血及血浆的比重、黏度，血浆的酸碱度。 3. 红细胞的生理特性。 4. 抗凝血酶Ⅲ及肝素的抗凝机制。 5. 纤溶系统的组成及纤溶过程。 6. 输血的原则与交叉配血。 7. Rh 血型系统。 【了解】 白细胞的正常值、分类及功能。	5

续表

序号	教学内容	教学要求	参考学时
4	第四章 血液循环	【掌握】 1. 心室肌动作电位的分期及产生离子基础。 2. 心肌的生理特性。 3. 心脏泵血过程的分期、各期心室内压变化、心脏瓣膜开闭及血流方向。 4. 动脉血压的正常值、形成及影响因素。 5. 中心静脉压的正常值、意义及影响静脉回流的因素。 6. 微循环血流通路及作用。 7. 组织液生成的动力及影响因素。 8. 颈动脉窦、主动脉弓压力感受性反射的过程及意义。 9. 心血管活动的体液调节。 【熟悉】 1. 自律细胞动作电位的产生机制及特点。 2. 心脏泵血功能的评价及影响因素。 3. 第一心音、第二心音的意义。 4. 微循环血流量的调节。 5. 血量与血量调节。 6. 冠脉循环、肺循环、脑循环的特点。 【了解】 1. 心力储备。 2. 正常心电图波形的组成及意义。 3. 血管的分类与功能特点。 4. 动脉脉搏。 5. 淋巴液的生成与回流的意义。 6. 颈动脉体、主动脉体化学感受性反射的过程及意义。	10
5	第五章 呼吸	【掌握】 1. 呼吸的基本过程。 2. 肺通气的动力、过程及肺通气功能的评价（肺活量、功能残气量、肺泡通气量）。 3. 平静呼吸过程中肺内压的变化。 4. 胸膜腔内压的形成及意义。 5. 肺弹性阻力（肺泡表面张力）和非弹性阻力（气道阻力）。 6. 肺泡表面活性物质的作用。 7. 肺换气的过程、结果及影响肺换气的因素。 8. 氧和二氧化碳在血液中的化学运输形式及特点。 9. 呼吸的化学感受性调节。 【熟悉】 1. 肺通气功能的评价（潮气量、每分肺通气量、残气量、用力呼气量）。 2. 气体交换原理。 3. 组织换气的过程、结果。 4. 氧解离曲线及其影响因素。 5. 呼吸的形式。 【了解】 1. 肺通气功能的评价指标（补吸气量、补呼气量、肺总量）。 2. 呼吸的机械感受性反射。 3. 呼吸节律的形成。	5

续表

序号	教学内容	教学要求	参考学时
6	第六章 消化与吸收	【掌握】 1. 唾液的组成及作用。 2. 胃的运动形式，胃排空及其控制。 3. 胃液的组成及作用。 4. 小肠的运动形式。 5. 胰液、胆汁的组成及作用。 6. 大肠内的消化。 7. 吸收的主要部位。 【熟悉】 1. 消化的方式。 2. 消化道平滑肌的一般生理特性。 3. 自主神经对消化器官的调节作用。 4. 胃肠激素（促胃液素、促胰液素、缩胆囊素）的分泌部位及主要作用。 5. 唾液、胃液、胰液及胆汁分泌的调节。 6. 小肠内主要营养物质的吸收。 【了解】 1. 消化道平滑肌的电生理特性。 2. 咀嚼和吞咽。 3. 壁内神经丛的调节作用。	4
7	第七章 能量代谢与体温	【掌握】 1. 影响能量代谢的因素。 2. 基础代谢。 3. 体温的正常值及生理变动。 4. 皮肤的散热方式。 【熟悉】 1. 体温的调节过程。 2. 基础代谢率。 【了解】 1. 能量的来源、利用。 2. 能量代谢的测定。	2
8	第八章 尿液的生成与排出	【掌握】 1. 肾脏血液循环特点。 2. 尿液生成的基本过程。 3. 肾小球滤过的动力及影响因素。 4. 影响肾小管和集合管重吸收的因素。 5. 肾小管和集合管的分泌作用。 6. 抗利尿激素的分泌部位、释放条件及调节过程。 7. 醛固酮对尿液生成的调节。 8. 正常尿量及临床常见的排尿异常。 【熟悉】 1. 肾脏的结构特点。 2. 几种重要物质在肾小管的重吸收。 3. 髓袢升支粗段肾小管重吸收的特点。 4. 影响尿液浓缩与稀释的因素。 5. 自主神经对尿液生成的调节。 6. 尿的理化性质。 【了解】 1. 肾髓质高渗梯度的形成机制。 2. 直小血管的逆流交换作用。 3. 尿液浓缩与稀释的基本过程。	6

续表

序号	教学内容	教学要求	参考学时
9	第九章　感觉器官	【掌握】 1. 感受器的一般生理特征。 2. 眼的调节。 3. 眼的折光异常及矫正。 4. 视网膜感光细胞的种类及感光特点。 5. 声波的传导途径。 【熟悉】 1. 与视觉有关的生理现象（视力、视野、明适应与暗适应）。 2. 内耳的感音功能。 【了解】 1. 眼的折光与成像。 2. 前庭器官的组成及主要功能。	2
10	第十章　神经系统的功能	【掌握】 1. 神经纤维传导兴奋的特征。 2. 突触的概念、结构及突触传递过程。 3. 外周神经递质及受体。 4. 中枢兴奋传布的特征。 5. 丘脑感觉投射系统的组成及生理作用。 6. 皮肤痛与内脏痛的特点。 7. 牵张反射的概念及类型。 8. 小脑的功能。 9. 自主神经系统的结构与功能特征。 10. 觉醒与睡眠。 【熟悉】 1. 突触后抑制与突触前抑制。 2. 中枢神经元的联系方式。 3. 脊髓的感觉传导功能及大脑皮质的感觉分析功能。 4. 屈肌反射和对侧伸肌反射。 5. 脊休克。 6. 脑干对肌紧张的调节。 7. 锥体系和锥体外系的功能。 【了解】 1. 中枢神经递质。 2. 舞蹈病与震颤麻痹。 3. 各级中枢对内脏活动的调节。 4. 学习与记忆，大脑皮质的语言活动功能。 5. 条件反射与脑电活动。	6
11	第十一章内分泌	【掌握】 1. 激素的概念、激素作用的一般特征。 2. 生长素、甲状腺激素、糖皮质激素、胰岛素的生理作用及分泌调节。 【熟悉】 1. 激素的分类。 2. 下丘脑与垂体的功能联系。 3. 肾上腺髓质激素。 4. 催乳素、缩宫素的生理作用。 5. 甲状旁腺激素、维生素 D_3 和降钙素的作用及分泌调节。 【了解】 1. 激素的信息传递方式。 2. 甲状腺激素的合成与代谢。 3. 胰高血糖素的作用及分泌调节。	4

续表

序号	教学内容	教学要求	参考学时
12	第十二章 生殖	【掌握】 1. 睾丸的功能及雄激素的生理作用。 2. 卵巢的功能及雌激素、孕激素的生理作用。 3. 月经周期及形成机制。 【熟悉】 1. 睾丸功能的调节。 2. 妊娠过程。 【了解】 分娩。	2

参考答案

第一章

1. A　2. C　3. B　4. B　5. B　6. D　7. D

第二章

1. A　2. E　3. B　4. B　5. C　6. C　7. C　8. B　9. B　10. E　11. B

第三章

1. E　2. D　3. B　4. C　5. D　6. D　7. D　8. C　9. C　10. C

第四章

1. A　2. C　3. D　4. A　5. C　6. A　7. A　8. B　9. E　10. B　11. C　12. B　13. B
14. B　15. B　16. C　17. A　18. C　19. B　20. B

第五章

1. C　2. C　3. A　4. C　5. B　6. D　7. E　8. A　9. E　10. E

第六章

1. C　2. C　3. E　4. D　5. D　6. C　7. B　8. D　9. A　10. B

第七章

1. C　2. B　3. D　4. E　5. E　6. D　7. E

第八章

1. D　2. D　3. C　4. D　5. C　6. C　7. B　8. A　9. D　10. B　11. D　12. A　13. D
14. C　15. A　16. D　17. D　18. A　19. D　20. C

第九章

1. C　2. C　3. D　4. C　5. E

第十章

1. D　2. C　3. E　4. A　5. B　6. B　7. E　8. D　9. A　10. B　11. D　12. C　13. E
14. B　15. A

第十一章

1. E　2. D　3. D　4. C　5. C　6. A　7. D　8. B　9. E　10. D

第十二章

1. D　2. D　3. C　4. D　5. D　6. A　7. A　8. A　9. E

主要参考文献

[1] 朱大年. 生理学 [M]. 第7版. 北京: 人民卫生出版社, 2008.
[2] 白波, 高明灿. 生理学 [M]. 第6版. 北京: 人民卫生出版社, 2009.
[3] 姚泰. 生理学. 第六版. 北京: 人民卫生出版社, 2003.
[4] 朱大年, 王庭槐. 生理学. 第8版. 北京: 人民卫生出版社, 2013.
[5] 小泽瀞司, 福田康一郎. 标准生理学. 第7版. 东京: 医学书院, 2009.
[6] Guyton AC, Hall JE. Textbook of Medical Physiology. 12th ed. Philadelphia: Saunders, 2011.
[7] 彭波. 生理学 [M]. 北京: 人民卫生出版社, 2003.
[8] 孙庆伟, 李良东, 蒋绍祖. 生理学 [M]. 北京: 中国医药科技出版社, 2013.
[9] 钟国隆. 生理学 [M]. 北京: 人民卫生出版社, 2002.
[10] 刘玲爱. 生理学. 第5版. 北京: 人民卫生出版社, 2003.
[11] 贺伟, 李光辉, 张洁琼. 正常人体机能 [M]. 武汉: 华中科技大学出版社, 2011.
[12] 徐玲. 人体机能学基础及护理应用 [M]. 北京: 科学出版社, 2007.
[13] 张德兴, 董艳芳. 人体结构生理学 [M]. 第2版. 北京: 中国医药科技出版社, 2012.
[14] 夏海鸥. 妇产科护理学. 第2版. 北京: 人民卫生出版社, 2006.